Gesunde Netze pflegen

Annika Urban

Gesunde Netze pflegen

Öffentlichkeitsarbeit für Kliniken,
Praxen und Pflegeeinrichtungen

Ausgezeichnet mit dem

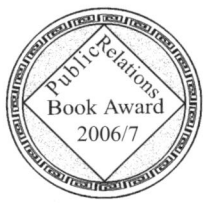

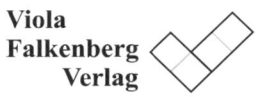

Bibliografische Information der Deutschen Bibliothek
Die Deutsche Bibliothek verzeichnet diese Publikation in der Deutschen
Nationalbiografie; detaillierte bibliografische Daten sind im Internet abruf-
bar unter http://dnb.ddb.de.

Annika Urban

Gesunde Netze pflegen

Öffentlichkeitsarbeit für Kliniken,
Praxen und Pflegeeinrichtungen

ISBN 3-937822-54-2
ISBN 978-3-937822-54-9

© 1. Auflage 2007   Viola Falkenberg Verlag, Bremen
                           Fliederstraße 3, D - 28207 Bremen
                           Telefon: 0421 - 789 13
                           www.falkenberg-verlag.de

Umschlag   Thomas Schäfer, Bremen
Lektorat und Satz   Viola Falkenberg, Bremen
Design Award-Plakette   Petra Brandt, Bremerhaven

Inhaltsverzeichnis

Vorwort

Das Buch von Annika Urban ist ein „Muss" für jeden, der im Gesundheitswesen Verantwortung trägt. Und das nicht nur, weil es tief in die Praxis der Kommunikation von Kliniken, Praxen und Pflegeeinrichtungen einführt. Es ist vor allem ein Beleg dafür, wie wichtig professionelle Public Relations in diesem Bereich ist. Kommunikation, das zeigt Annika Urban überdeutlich, kann man nicht so nebenbei erledigen. Wer nachhaltigen Erfolg sucht, benötigt speziell in dieser Branche Fachleute. Das sollte gerade auf einem derart ausspezifizierten Feld offensichtlich sein. Kein Herzchirurg würde die Zähne seiner Familie richten wollen oder dem Zahnarzt in die Wahl des Bohrers hereinreden. Wenn ihm am Wohl seiner Klinik gelegen ist, sollte er die PR-Fachkraft ebenso anerkennen.

Annika Urban zeigt auch, dass Public Relations im Gesundheitswesen ein spannendes Thema ist und für PR-Schaffende viele Chancen bietet. Enge und kontrovers diskutierte politische Rahmenvorgaben die ein weitgehend privatwirtschaftlich betriebenes System aus unterschiedlichsten Dienstleistern reglementieren, eine Vielfalt von Professionen beziehungsweise Berufs- und Standeskulturen, divergierende Interessen der Teilnehmer am „System Gesundheit", rascher und unkalkulierbarer Wandel. Das alles bedingt eine enorme Komplexität für die Kommunikation. Zu all dem kommen letztendlich noch die Menschen, für deren Bedürfnisse all das zusammenpassen muss, und die in oft schwierigen Lebenssituationen stehen und dabei ein Recht auf höchste Ansprüche an Kommunikation haben. Die Anforderungen an die PR sind derart vielfältig, dass man beinahe von einem eigenen Kosmos sprechen könnte.

Eine Kommunikation, die sich diesen Herausforderungen erfolgreich stellt, ist aber auch das Paradebeispiel für den Anspruch der Öffentlichkeitsarbeit zur Wertschöpfung beizutragen. Public Relations als das Management von Kommunikationsbedürfnissen beziehungsweise die Moderation von Ansprüchen zahlreicher Stakeholder ist hier in besonders hoher Professionalität gefordert. Umgekehrt ist die Verantwortung auf diesem Feld immens. Fehler können hier Werte vernichten und Schicksale zum Schlechten verändern.

In diesem Sinne begrüße ich das Werk von Annika Urban als einen wesentlichen Beitrag für die Professionalisierung der Public Relations und für unsere Gesellschaft.

Ulrich Nies
Präsident der Deutschen Public Relations Gesellschaft

Die Zukunft gestalten bei neuen Strukturen

Der deutsche Gesundheitsmarkt wandelt sich rasant. Zunehmender Konkurrenzdruck und verschärfter Wettbewerb, neue Gesetze und veränderte Kostenstrukturen führen zu neuen Bedingungen für Krankenhäuser, Praxen und Pflegeeinrichtungen. Fest steht, dass sich alle Einrichtungen im Gesundheitswesen intensiver mit dem Markt und den Interessen der Marktteilnehmer auseinandersetzen wollen und müssen. Krankenhäuser befinden sich beispielsweise in einem ausgeprägten Verdrängungswettbewerb, der noch zunehmen und wohl die Schließung von Kliniken zur Folge haben wird. Auf der anderen Seite entstehen neue Strukturen, wie Ärztehäuser und medizinische Versorgungszentren, in denen Facharztpraxen und Therapeuten kooperieren. Sie erfüllen die gesundheitspolitische Forderung „ambulant vor stationär" oftmals besser als etablierte Institutionen. Gleichzeitig verschärft dies den Wettbewerb zwischen den Einrichtungen. Vor allem durch den finanziellen Druck durch die Gesundheitsreform und die Diagnostic Related Groups (DRG) sind deren Angebote keine „Selbstläufer" mehr. Wer wirtschaftlich überleben will, ist zu marktgerechtem und zielgruppenorientiertem Verhalten geradezu gezwungen.

Gleichzeitig interessieren sich die Menschen heute mehr für Gesundheitsthemen als noch vor einigen Jahren. Sie sind bereit – und nicht nur durch die Gesundheitspolitik gezwungen – mehr Verantwortung für ihre Gesundheit zu übernehmen. Darauf reagieren die Medien mit zahllosen Berichten, Beiträgen und Sonderausgaben. Das Internet ist für viele eine zusätzliche Informationsquelle. Gleichzeitig zweifelt die interessierte Bevölkerung an der Verlässlichkeit der Informationen der Medien und möchte möglichst mehrere Meinungen vergleichen können. Damit steigt das Informationsbedürfnis der Patienten, der Medien und der medizinischen Fachkräfte. Der große Vorteil von Gesundheitseinrichtungen dabei ist, dass sie als fachkundige Institutionen über die Fakten hinaus auch über eigene Leistungen informieren können – ob bei Fachveranstaltungen oder mit Informationsmaterial beispielsweise zu verbreiteten Krankheiten.

Das Selbstbewusstsein der Patienten gegenüber Ärzten, Therapeuten und Pflegenden ist gewachsen. Die kompetente medizinische, therapeutische und pflegerische Versorgung setzen sie heute ebenso voraus wie die Fachkollegen. Die ist damit kein besonderes Auswahl- und Qualitätskriterium mehr. Immer wichtiger für die Auswahl und Empfehlung von Krankenhäusern, Praxen und Pflegeheimen werden deren Profile und Positionierungen. Ihre Angebote werden zunehmend anhand der Kriterien Service, Dienstleistungscharakter, Offenheit, Transparenz und Umfang der Informationen bewertet. Damit ist es entscheidend geworden, ein glaubwürdiges Image zu entwickeln, das für alle verlässlich und nachprüfbar ist, die zum Krankenhaus, zur Praxis oder Pflegeeinrichtung Kontakt aufnehmen.

Weil jedes Image durch Kommunikation aufgebaut wird, ist es für Gesundheitseinrichtungen so wichtig geworden, die Beziehungen zu verschiedenen Gruppen im und außerhalb des Unternehmens bewusst zu pflegen. Damit beginnt dann auch die Presse- und Öffentlichkeitsarbeit. Als wichtiges Instrument der Unternehmensführung hat sie weitreichende Folgen für die öffentliche Wahrnehmung des Unternehmens – und damit auf dessen Erfolg. Diese Public Relations, in Industrieunternehmen seit langem etabliert, rückt durch den Wettbewerb zunehmend auch auf dem Gesundheitsmarkt in den Blick und erhält allmählich auch in dessen Organisationsstrukturen einen festen Platz: mal als ausgewiesene Stelle, mal durch die Zusammenarbeit mit Agenturen.

Denn Einrichtungen des Gesundheitswesen pflegen zu vielen Gruppen Kontakt: Einweisende Stellen, Kostenträger, Behörden, Politikerinnen, Journalisten, Träger und Eigentümer von Einrichtungen wollen ebenso informiert werden wie Mitarbeitende und Auszubildende, Nachbarn und Anwohner, Patienten, Angehörige und Besucher. Hinzu kommen die Beschäftigten der Rettungsdienste und Krankentransporte sowie die Fachkollegen. Wer erfolgreich in seiner Kommunikation sein will, muss zusätzlich die demografische Entwicklung berücksichtigen, das also immer mehr Menschen älter werden. Dabei sind die Älteren und Alten keine homogene Gruppe, die lediglich eine Informationsvermittlung benötigt, die ihre Bedürfnisse berücksichtigt: Den sehr agilen, interessierten und mit den neuen Medien vertrauten Älteren stehen kranke und körperlich beeinträchtigte Menschen gegenüber, die nur bedingt Zugang zu den für sie wichtigen Informationen haben; da sie nicht mobil genug sind, ihnen die technischen Möglichkeiten oder Fertigkeiten fehlen.

Zusammen haben diese Einflüsse in den letzten Jahren zu der Erkenntnis geführt, dass Medizin und Pflege Dienstleistungen sind, die wirtschaftlich und patientenorientiert erbracht werden müssen. Es geht um Produkte, die erklärungsbedürftig sind und in dessen Mittelpunkt die Gesundheit, die Gesunderhaltung, die Prävention und letztlich das Leben selbst steht. Das Gesundheitswesen ist jedoch komplex, hat zahlreiche Leistungserbringer und unterschiedliche Finanzierungsmöglichkeiten. Hinzu kommt die Schwierigkeit medizinische Zusammenhänge zu verstehen. Erklärungsbedürftig sind auch die im Gesundheitswesen eingeführten Qualitätsmanagementsysteme. Denn Zertifikate, Prüfsiegel und Gutachten stehen für komplexe Informationen, die sich nicht von selbst erschließen. Wer diese als Wettbewerbsvorteil nutzen möchte, muss daher zuerst deren Inhalte verständlich vermitteln.

Gleichzeitig ist gerade wegen der besonderen Bedingungen des Gesundheitswesens – ergänzend zur Marketingorientierung – vor allem die professionelle Presse- und Öffentlichkeitsarbeit im Wettbewerb um Mittel und Patienten unverzichtbar geworden. Und das, obwohl es bisher kaum Fachliteratur, Studien, Forschungen und Fachveranstaltungen zu diesem speziellen PR-Bereich gibt und die Möglichkeiten und Grenzen der Presse- und Öffentlichkeitsarbeit im Gesundheitswesen noch vielen unbekannt sind. Eine Ursache dafür ist die unklare Abgrenzung zu den Nachbargebieten Werbung und Fundraising, eine andere das Missverständnis, Presse- und Öffentlichkeitsarbeit sei vorwiegend Pressearbeit. Denn das Arbeitsgebiet ist erheblich umfangreicher und vielschichtiger als die meisten vermuten. So muss sie systematisch geplant und kontinuierlich umgesetzt werden, damit ein Image erarbeitet wird, das glaubwürdig ist und zur Einrichtung passt. Sie wirkt dabei mittel- bis langfristig und zielt – im Gegensatz zu Marketing oder Werbung – weniger auf kurzfristige Effekte.

Mit diesem Buch soll nun praxisnah und anhand von Beispielen das umfangreiche Instrumentarium der PR-Arbeit vorgestellt werden, das Krankenhäuser, Praxen und Pflegeeinrichtungen einsetzen können, um ihre internen und externen Beziehungen zu pflegen. Es soll als alltagsorientierter Leitfaden zugleich Handlungsanleitung und Ideenpool für Einrichtungen des Gesundheitswesens sein. Im Vordergrund steht die PR-Arbeit, die die Arbeitsbedingungen und besonderen Themen des Gesundheitswesens realistisch berücksichtigt – seien es die speziellen Bedingungen des Heilmittelwerbegesetzes, die Strukturen des Gesundheitswesens oder die besondere Verantwortung durch Themen wie Leben, Gesundheit und Tod. Im ersten Teil des Buches geht es um die Grundlagen und Instrumente der PR-Arbeit im Gesundheitsbereich, wie die Konzeption der PR-Arbeit, die Zusammenarbeit mit Dienstleistern, die Bedingungen der internen Kommunikation und die rechtlichen Vorgaben.

Im zweiten Teil stehen jeweils gesondert die Besonderheiten der Öffentlichkeitsarbeit von Kliniken, Praxen und Pflegeeinrichtungen im Mittelpunkt. Behandelt werden die speziellen Themen und Probleme der Bereiche – sei es die Organisation der PR-Abteilung einer Klinik, die PR-Instrumente von Gemeinschaftspraxen und medizinischen Versorgungszentren oder die Angehörigeninformation und die Krisenkommunikation von Pflegeeinrichtungen. Damit der Anhang Anregungen zur Vertiefung bietet und zugleich Arbeitsinstrument ist, enthält er neben kommentierten Literaturtipps auch die Anschriften der wichtigsten Branchenmedien und Verbände sowie ein Glossar.

1 Public Relations für Gesundheitseinrichtungen

1.1 Vom Leitbild zum Kommunikationskonzept

Für Winfried Berner, Unternehmensberater aus München und langjähriger Mitarbeiter der Boston Consulting Group sind die meisten heute entwickelten Leitbilder Schönwetter-Themen, die vor allen Dingen in „verwöhnten Unternehmenskulturen entstehen, denen es über Jahrzehnte zu gut gegangen ist. Niemand weiß mehr so recht, wozu man eigentlich noch nütze ist. Es gibt eine gewisse Orientierungslosigkeit, aber wenn nicht schon der Kittel brennt, dann behilft man sich halt mit schönen Sprüchen, die vor allem eines sein müssen: losgelöst von der geschäftlichen Realität".[1]

Er meint, Leitbilder sollten stattdessen vor allem Orientierung geben. Und Orientierung geben, heißt führen. Zu viele Führungskräfte seien aber, so Berner, zu harmoniesüchtig und verwöhnt, um sich noch klaren Führungsaufgaben zu stellen. Sie ließen lieber Leitbilder in gruppendynamischen Prozessen abstimmen, was er in der Praxis für so ziemlich das Dümmste hält, was man rund um das Leitbild anstellen könne: „Wozu braucht man einen Chef, wenn der nicht mehr die klaren Linien vorgibt? Das ist seine Pflicht, das ist sein Job."[2] In einer Benchmarkstudie zu deutschen Banken befand Lothar Rolke, Professor für Betriebswirtschaft und Unternehmenskommunikation, dass zwar rund 70 Prozent der Banken ein Leitbild haben, aber es nur die Hälfte als Richtschnur für die Kommunikation nutzt. Die andere Hälfte leide offenkundig unter „abgestorbenen Leitbildern" von denen keine Kraft mehr ausgehe, sondern nur noch „der Verwesungsgeruch eines zerfallenden Kadavers aus nicht gelebten Regeln".[3] Das sei schlimmer, als kein Leitbild zu haben.

Dass auch im Gesundheitswesen viele Leitbilder nach ihrer Erstellung in den Schubladen verschwinden und nie wieder hervorgeholt werden, scheint Berner und Rolke Recht zu geben. Zumindest erreichen diese das von Meinolf Dierkes formulierte Ziel nicht: Leitbilder „sollen aus einem Problem eine konkrete Möglichkeit machen. Und sie sollen die Herzen und Seelen der Menschen erreichen"[4], so der Professor am Wissenschaftszentrum Berlin für Sozialforschung. Um dies zu erreichen wird in einem Leitbild konkret festgelegt, wer man ist und wohin man will. Worthülsen und Selbstverständlichkeiten wie „Wir gehen offen und vertrauensvoll miteinander um", gelten dabei schon mal als „Geisterbeschwörung, Voodoo ohne besonderen Wert".[5] Denn nur klar formulierte Regeln und Ziele bieten im Alltag Orientierung. Mit einem Leitbild legt sich die Unternehmensführung fest, steckt die Möglichkeiten und Grenzen für sich und die Mitarbeiter ab. Nicht nur Stiftungen und Konzerne mit Häusern an mehreren Standorten, aus verschiedenen Traditionen und mit unterschiedlichen Schwerpunkten vermitteln mit einem Leitbild über alle Unterschiede hinweg, wie das Unternehmen sich selbst sieht, was seine Ziele sind und mit welchen Vorgaben auf deren Erreichung hingearbeitet wird.

Im Idealfall sind im Leitbild konkrete Leitlinien benannt, an denen sich Mitarbeiter orientieren können und die Öffentlichkeit das Handeln der Einrichtung messen kann. Im Sinne von „wir meinen, was wir sagen und tun es auch"[6] werden darin die Mitarbeiter aller Hierarchieebenen auf Verhaltensregeln verpflichtet. Ernst genommen werden dies nur, wenn Verstöße dagegen ohne Ansehen der Person und ihrer Position sanktioniert werden. Die Vorgabe können außer auf das Verhalten beispielsweise auch auf konkrete Unternehmensziele bezogen sein, auf inhaltliche Schwerpunkte, auf künftige Entwicklungen, auf das Qualitätsmanagement und Führungsgrundsätze.

Inhaltlich basieren Leitbilder auf der Unternehmenskultur der Vergangenheit und Gegenwart. Mit ihnen wird allerdings auch eine Vision für die Zukunft des Unternehmens entworfen, also wo dieses in fünf oder zehn Jahren konkret stehen möchte. Um diese zu erreichen werden Regeln für den Umgang miteinander und mit anderen festgelegt sowie die Werte und Normen, die das Unternehmen charakterisieren. Die Unternehmenskultur beeinflusst es dabei sowohl, wenn sich die Unternehmensführung und Mitarbeitenden am Leitbild orientieren, als auch wenn sie dies nicht tun. Da sich Werte und Verhalten über die Jahre stets ändern sowie Unternehmenskultur und Leitbild einander ständig gegenseitig beeinflussen, kann kein einmal geschaffenes Leitbild endgültig sein. Es muss vielmehr regelmäßig aktualisiert werden um geänderte Anforderungen berücksichtigen zu können.

Das Leitbild jedes Unternehmens ist dabei so einzigartig wie das Unternehmen selbst. Für die Erstellung gibt es kein Patentrezept. Im Idealfall schafft die Unternehmensführung damit einen konkreten und verbindlichen Rahmen, der aus der Corporate Identity abgeleitet ist und die Unternehmensziele festlegt. Die Ableitung aus der Corporate Identity soll sicherstellen, dass sich alle an den festgelegten Normen orientieren, an den Grundprinzipien des Verhaltens, den Grundsätzen der Mitarbeiterführung und dem einheitlichen Erscheinungsbild des Unternehmens und zum Erreichen der festgelegten Ziele beitragen.

Das Leitbild wird allen Mitarbeitern und Interessierten meist in Form einer Broschüre zur Verfügung gestellt. Neue Mitarbeiter erhalten es am ersten Arbeitstag von Vorgesetzten oder Kollegen um zu Beginn ihrer Tätigkeit zu erfahren was die Schwerpunkte des Unternehmen sind. Über das Leitbild wird auch die Öffentlichkeit informiert, sei es im Internet oder im Jahres- oder Geschäftsbericht. Das birgt durchaus ein gewisses Risiko. Denn es passiert immer häufiger, dass bei Beschwerden Auszüge des Leitbildes beigelegt werden. Werden diese öffentlich, kann es unangenehm werden. Deshalb sollten besonders Unternehmen des Gesundheitsbereichs ihr Leitbild nicht nur sorgfältig ausarbeiten sondern auch danach handeln.

Für die PR-Arbeit sind vor allem die Vorgaben im Leitbild von Bedeutung, die sich auf die interne und externe Kommunikation beziehen. Denn in ihrer Arbeit orientiert sie sich an den festgelegten Grundsätzen des Unternehmens. Der Krankenhauskonzern Helios Kliniken formuliert dies so: „Die Abteilung Unternehmenskommunikation & Marketing sorgt für die Öffentlichkeits- und Pressearbeit der HELIOS Kliniken GmbH und für ein zielgruppengerechtes Informationsangebot sowie ein einheitliches Erscheinungsbild im Außenauftritt des Unternehmens. Sie unterstützt die Kliniken, indem sie bei der Erstellung von Druckerzeugnissen das Agentur- und Herstellungsmanagement übernimmt und sie bei der Informationsaufbereitung und in Fragen des Marketings berät ... Die Presseabteilung der HELIOS Kliniken GmbH sorgt für ein einheitliches Erscheinungsbild in der Öffentlichkeit und liefert durch ihre Arbeit eine dem Unternehmensziel dienende Transparenz und Offenheit des Konzerns."[7]

Corporate Identity – Die Unternehmensidentiät

Ein Begriff taucht seit geraumer Zeit ständig in Gesprächen und Diskussionen in Führungsetagen und Managementseminaren auf: Die Corporate Identity. Es handelt sich dabei um eine Weiterentwicklung der seit langem bekannten Unternehmenskultur, also der Denk- und Verhaltensmuster, Werte und Normen, Entscheidungen und Aktivitäten, die ein Unternehmen prägen. Eine Unternehmenskultur ist dabei immer vorhanden, ob gezielt oder zufällig. Will eine Einrichtung oder Organisation ihre Unternehmenskultur verändern, beginnt sie mit der Entwicklung einer Corporate Identity – sei es, weil es die Entwicklung zur kundenorientierten Dienstleistung erfordert oder der Wettbewerb. Den spüren mittlerweile auch die Einrichtungen des Gesundheitswesens. Vor allem in Krankenhäusern wird seit Mitte der 1990er Jahre darauf reagiert, indem Leitbilder entwickelt werden.

Das englische „Corporate" bedeutet übersetzt Kooperation, Verein, Gruppe, Unternehmen, Zusammenschluss. Es steht auch für vereint, gemeinsam und gesamt. „Identity" bedeutet Identität, wird aber auch mit Gleichheit, Übereinstimmung und Persönlichkeit übersetzt. Entstanden ist der Begriff „Corporate Identity" in den 1960er Jahren in England und den USA. Gemeint war damit zunächst nur das äußere Erscheinungsbild von Unternehmen – heute „Corporate Design" genannt.

In den 1970er Jahren wurde die Bedeutung erweitert. Seitdem ist damit das Selbstverständnis eines Unternehmens und seine unternehmerische Philosophie gemeint. Eine verbreitete Definition stammt von Dieter Herbst: „Corporate Identity ist das Management von Identitätsprozessen einer Organisation. Das Unternehmen erkennt bewusst und in einem systematischen Prozess seine Identität (sein gemeinsames Selbstverständnis) und vergleicht sie mit Wünschen und Erwartungen von Mitarbeitern und Umfeld. Auf dieser Basis entscheidet sich das Unternehmen, ob es sein gemeinsames Selbstverständnis verändern muss und wie es sein soll. Diese angestrebte Identität wird durch das Erscheinungsbild (Corporate Design), Kommunikation (Corporate Communications) und Verhalten (Corporate Behaviour) nach innen und außen vermittelt."[8]

Dabei ist jedes Unternehmen – selbst bei äußerlich gleichen Bedingungen – einzigartig: Jedes hat eine unverwechselbare Geschichte, in jedem Haus arbeiten Menschen mit anderen Erfahrungen und Charakteren, gibt es andere Werte und Normen. In der Corporate Identity müssen diese Besonderheiten berücksichtigt werden. Unternehmen können sich dabei ebenso wenig eine beliebige Wunschidentität geben, wie die Identität eines Menschen nicht beliebig konstruiert werden kann. Stattdessen müssen vorhandene Erfahrungen, Einstellungen, Werte und Normen als Ausgangsbasis akzeptiert und darauf aufbauend schlüssig weiterentwickelt werden.

So wie Menschen ihre Identität durch ihr Verhalten, ihr Aussehen, ihre Kommunikation und ihre Beziehungen prägen, tun dies auch Unternehmen. Und sie tun dies zunehmend bewusst, zielgerichtet und planvoll. Denn ähnlich wie bei einem Menschen, merkt man auch bei ihnen, ob sie glaubwürdig sind, ihre Worte und Taten zusammenpassen, Haltung und Ausstattung harmonieren. Um Widersprüche zu vermeiden werden die Aspekte eines Unternehmens deshalb von der Leitung auf eine gemeinsame stimmige Identität hin ausgerichtet. Da das Kommunikationsmanagement die Aufgabe der PR-Abteilung ist und diese die Identität nach innen und außen widerspruchsfrei vermitteln soll, ist deren Einbindung in die Entwicklung der Corporate Identity besonders wichtig.

Beispiele Widersrpüche

Beschreibt sich eine Pflegeeinrichtung als modern und innovativ, macht es stutzig, wenn sie keinen Internetauftritt hat oder dieser wirkt, als hätte sich im Webdesign seit zehn Jahren nichts geändert. Es ist ein deutlich wahrnehmbarer Widerspruch, wenn es in der Selbstdarstellung eines Krankenhauses heißt, dieses sei besonders familienfreundlich und die Mitarbeitenden berichten, dass es dort keine Teilzeitstellen gibt.

Corporate Design – Die visuelle Erscheinung

Mit dem Corporate Design kann sich ein Unternehmen in der Öffentlichkeit am deutlichsten wahrnehmbar von anderen unterscheiden. Es umfasst in der Regel Bilder, Zeichen und Schriften. Je eindeutiger das visuelle Bild eines Unternehmens gestaltet ist, desto weniger Worte sind notwendig, damit dieses mit allen Merkmalen erkannt wird – das zeigen Marken wie Nivea, Tempo und Maggi. Die Zielgruppen der unternehmerischen Kommunikation identifizieren optische Kennzeichen nur dann mit der Einrichtung, wenn diese konsequent und kontinuierlich eingesetzt werden. Durch ständige Wiederholung verinnerlichen sie diese – manchmal erst über Jahre und Jahrzehnte.

Das Corporate Design besteht aus Gestaltungselementen wie dem Logo, den Hausfarben und -schriften, typographisch gestalteten Slogans, dem Gestaltungsraster sowie Vorgaben für Abbildungen, Fotos und Grafiken. Diese Elemente müssen konstant bei jeder Gestaltung verwendet werden: Auf dem Briefpapier, in Broschüren und der Internetseite ebenso wie bei der Architektur, der Beschilderung, der Gebäudebeschriftung und sogar auf der Arbeitskleidung.[9]

Alle Gestaltungselemente – wie Hausfarbe, zu verwendende Schriften und Gestaltungsraster – werden in einem Corporate Design-Handbuch, auch Manual genannt, zusammengefasst. Damit stehen die wichtigsten Gestaltungsinformationen auch den Mitarbeitenden und den Dienstleistern stets zur Verfügung. Das Corporate Design sollte immer von Gestaltungsprofis entworfen und überarbeitet werden; auch um die klare Einbindung in die Corporate Identity und das durchgehend professionelle Erscheinungsbild sicherzustellen.

Dass die Arbeit an der Corporate Identity häufig auf die am Design reduziert wird, beide Begriffe irrtümlich sogar gleichgesetzt werden, geschieht nicht ohne Grund: Das Corporate Design können Agenturen zügig erstellen, es ist im Unternehmen zügig umsetzbar und Ergebnisse deutlich sichtbar. Zusätzliches Personal oder strukturelle Änderungen sind nicht erforderlich.

Dennoch gilt: Ein Corporate Design kann die Identität eines Unternehmens nach innen und außen transportieren, aber es kann sie nicht erschaffen. Denn das Erscheinungsbild kann nur die Form sein, nie der Inhalt: Wie eine Nationalflagge nur das Symbol für die Identität eines Landes sein kann, macht nicht der Stern Mercedes berühmt, sondern Mercedes den Stern.[10]

Corporate Communications – Botschaften ohne Widersprüche

Corporate Communications wird meist mit Unternehmenskommunikation übersetzt. Sie umfasst alle Kommunikationsinstrumente und -maßnahmen, die ein Unternehmen nutzt, soll strategisch geplant sowie nach innen und außen ohne Widersprüche sein. Sie ist ein weiteres wichtiges Instrument, um die Unternehmensidentität zu vermitteln.

Zur Unternehmenskommunikation gehört die Werbung ebenso wie die Public Relations, das Sponsoring und das Fundraising. Deshalb müssen diese Bereiche jedoch noch nicht in einer zentralen Abteilung zusammengefasst werden. „Dies ist – zumindest nach bisherigen Erfahrungen – häufig weder sinnvoll noch machbar, besonders für Firmen, die in mehreren Märkten tätig oder komplex aufgebaut sind.“[11] Viel wichtiger ist, dass die Botschaften und Inhalte mit aufeinander abgestimmten Instrumenten kommuniziert werden. Beispielsweise dürfen die Inhalte in einer Imagebroschüre denen in der Mitarbeiterzeitung nicht widersprechen. Auch sollten in der Broschüre einer Pflegeeinrichtung, die sich als teamorientiert und interdisziplinär vorstellt, nicht ausschließlich Beschäftigte aus der Verwaltung zu Wort kommen. Steht im Leitbild einer Praxis, dass auf das partnerschaftliche Miteinander des Praxispersonals besonderer Wert gelegt wird und bevormundet die Ärztin eine Mitarbeiterin im Beisein von Patienten, stimmt auch dort das Wollen und Sein nicht überein.

Slogans des Hauses – wie „Der Mensch im Mittelpunkt“ oder „Von Mensch zu Mensch“ – verwenden Patienten, Besucher, Angehörige und Journalisten häufig bei Beschwerden oder Krisen und fragen dann, wie ernst das Unternehmen diese wohl meint. Dann sollte glaubhaft dargestellt werden können, dass die Beschwerde ein Einzelfall ist, damit sich der Slogan nicht als Worthülse entpuppt.

Oft wird übersehen, dass zur Corporate Communications auch die mündliche Kommunikation gehört: Wie melden sich die Mitarbeiter und die Zentrale am Telefon, welche Musik erklingt während Anrufende darauf warten durchgestellt zu werden? Duzen oder siezen die Mitarbeiter einander, wie grüßen sie einander, wenn sie sich treffen? Wie partnerschaftlich sprechen Ärzte, Pflegende und Verwaltungskräfte mit Patienten und Angehörigen? Auch dies prägt das Image eines Unternehmens.

Corporate Behaviour – Das glaubwürdige Verhalten

Das Bild von einem Unternehmen entsteht bei Mitarbeitenden und in der Öffentlichkeit zu einem nicht zu unterschätzenden Teil aufgrund beobachteten Verhaltens. Entscheidender als die breite Verteilung von Hochglanzbroschüren oder der Einsatz neuester Kommunikationsmittel ist, wie sich die Mitarbeitenden des Unternehmens verhalten: Wie begrüßen sie am Telefon? Gehen sie auf Patienten zu oder vermitteln sie denen eher den Eindruck zu stören? Herrscht gegenüber Angehörigen, Besuchern oder Einweisenden Freundlichkeit, Verständnis, Anteilnahme und Hilfsbereitschaft oder werden diese genervt abgefertigt und ihnen gegenüber Status und Hierarchie betont? Leider wird diese Entscheidung oft der Tagesform und der Persönlichkeit Einzelner überlassen, obwohl Corporate Behaviour kein „Dauergrinsen" erfordert. Aber Launen und Dünkel sind zumindest in kunden- und patientenorientierten Unternehmen dennoch ein Element aus der Vergangenheit.

Neben dem Verhalten gegenüber Dritten ist für das Corporate Behaviour auch der Führungsstil relevant. Zu den Fragen, die sich Unternehmen bei der Festlegung der Corporate Identity stellen und die sie beantworten müssen, gehören: Nach welchen Kriterien wird eingestellt, bezahlt, befördert oder entlassen? Wie wird mit Auszubildenden, Zivildienstleistenden und Praktikanten umgegangen? Wer bekommt für welche Leistung welches Gehalt? Werden Männer und Frauen gleichberechtigt behandelt? Wie wird mit Konflikten umgegangen?

Ob die angestrebte und die reale Unternehmenskultur übereinstimmen, also die Worte den Taten entsprechen, wissen rasch alle, die Kontakt zum Unternehmen haben. In der Praxis ist das Corporate Behaviour daher auch die größte Herausforderung für die Corporate Identity: Ein Design für Geschäftspapiere ist meist ohne allzu große Konflikte schnell gefunden; auch die Kommunikation des Unternehmens lässt sich aufgrund der begrenzten Zahl der Beteiligten in überschaubarer Zeit einheitlich ausrichten. Verhalten lässt sich dagegen – wenn überhaupt – nur langsam ändern. Das ist mühsam und langwierig, muss ständig praktiziert und überprüft werden. Schon deshalb gehören Verhaltensrichtlinien in jedes Leitbild.

Public Relations – Beziehungen pflegen durch Kommunikation

Basierend auf den Vorgaben der Corporate Identity wird mit den Instrumenten der Public Relations das zunächst nur als Idee vorhandene Selbstverständnis des Unternehmens kommunikativ umgesetzt. Damit dies geplant und gezielt geschehen kann, wird ein Kommunikationskonzept erstellt, das im Idealfall die Strategie für die gesamte Kommunikation umfasst – also Corporate Design, Corporate Communication und Corporate Behaviour. Gibt es für diese Vorgaben, dann orientiert sich die Arbeit der Public Relations daran und stellt sicher, dass diese erreicht werden.

1996 schloss sich der Dachverband der deutschen PR-Schaffenden, die Deutsche Public Relations Gesellschaft (DPRG), der Definition von Gruning und Hunt an: „public relations are management of communication between an organization and it's public"[13]. Public Relations beinhaltet die Fähigkeit, Beziehungen zu schaffen, erklärt Avenarius. Sie sei die Grundform des gesellschaftlichen Kommunizierens schlechthin.[14] Damit rückt er in den Mittelpunkt, was mit dem englischen Begriff Public Relations gemeint ist: die Pflege der Beziehungen zur Öffentlichkeit. PR steht damit für die öffentliche Kommunikation, mit der Unternehmen informieren und überzeugen wollen, mit der langfristige Ziele erreicht werden sollen, wie der Aufbau und Erhalt widerspruchsfreier Images, also von Vertrauen. Gleichzeitig soll auch in konfliktreichen Situationen glaubwürdiges Handeln des Unternehmens ermöglicht werden.

Die Beziehungen von Unternehmen zur Öffentlichkeit sind dabei vielfältig bis unüberschaubar. Zahlreiche Gruppen innerhalb und außerhalb des Unternehmens mit unterschiedlichen Interessen sollen informiert und zufrieden gestellt werden – das beginnt bei den Patienten und Mitarbeitern und reicht bis zu Parteien, Berufsverbänden und Journalisten. Stellt man sich die Beziehungen zu diesen Gruppen als ein Wollknäuel mit zahlreichen losen Enden vor, dann soll dieses mit PR-Arbeit entwirrt werden. Um die Beziehungen zu pflegen, reicht es nicht aus, ein Mal im Jahr zu Weihnachten von sich hören zu lassen. Einen deutlich bleibenderen Eindruck hinterlassen meist die persönlichen, telefonischen und schriftlichen Kontakte im Alltag. Die Public Relations hat auch hierbei die Aufgabe, jede Gruppe über das für sie wichtige verständlich zu informieren und die Corporate Identity zu vermitteln.

Leider legt die deutsche Übersetzung „Presse- und Öffentlichkeitsarbeit" nahe, dass es sich um eine Tätigkeit handelt, die kein besonderes Können oder Wissen voraussetzt. Branchenfremde reduzieren PR gar noch weiter – auf die Pressearbeit. Ungenaue Abgrenzungen zu Marketing und Werbung erschweren zusätzlich, ein klares Bild der Aufgaben, Möglichkeiten und Grenzen von PR. Die Definition von Pepels schafft etwas Klarheit: „Die Öffentlichkeitsarbeit ... zielt auf die Gewinnung öffentlichen Vertrauens für einen Absender (Unternehmen/Organisation) ab und verfolgt damit psychographische anstele ökonomischer Werbeziele."[15] Mit ihr soll also nicht verkauft und Marktanteile erhöht werden, sondern Wertorientierungen und Einstellungen beeinflusst werden, Interessen, Lebensziele und -stile, Ängste und Erwartungen. Mit Public Relations soll Vertrauen und Interesse erzeugt, Bekanntheit und Image gefördert, Einstellungen geändert, überzeugt und zu anderem Verhalten motiviert werden.

Ziel der PR-Arbeit von Gesundheitseinrichtungen sind dabei vor allem Vertrauen und Glaubwürdigkeit. Die soll bei allen erzeugt werden, die mit der Einrichtung zu tun haben: bei den Mitarbeitenden ebenso wie bei den Journalisten, bei Patienten und Einweisenden, bei Politikern und Selbsthilfegruppen. Damit weckt und erfüllt Public Relations Informationsbedürfnisse, um ein stimmiges und glaubwürdiges Bild der Auftraggeber zu schaffen. Dass dieses Bild möglichst positiv sein soll, wird häufig kritisiert. Aber warum sollten Auftraggeber ein negatives Image anstreben und dafür auch noch bezahlen wollen?

Das Kommunikationskonzept – Ziele festlegen und erreichen

Vor der Entscheidung, professionelle PR-Arbeit zu betreiben, steht die Erkenntnis, dass die Kommunikation intern und mit der Öffentlichkeit wichtig ist. Damit ist jedoch noch nicht festgelegt, was durch Kommunikation erreicht werden und mit welchen Mitteln dies geschehen soll. Um sich hierüber Klarheit zu verschaffen, hat es sich bewährt ein umfassendes Kommunikationskonzept zu erstellen. „Ein gutes Konzept ist eine individuelle Planung, die die spezifische Kommunikationsaufgabe so erfolgreich wie möglich löst. Es zeigt ein ganzheitliches Verständnis dieser Aufgabe und zeichnet sich durch analytische Stringenz aus."[16] Damit ist es die Grundlage für erfolgreiche PR-Arbeit.

Mit einem Konzept ist es möglich, den Nutzen der mitunter zahlreichen einzelnen Kommunikationsmaßnahmen zu prüfen, sie gezielt einzusetzen und miteinander zu vernetzen. Das spart letztlich nicht nur Zeit und Geld, sondern dient auch der einheitlichen Präsentation nach innen und außen. Da die Kommunikation sich parallel mit der Umwelt permanent ändert, können auch Kommunikationskonzepte nur zeitlich begrenzt gültig sein, bevor sie überarbeitet oder ergänzt werden müssen.

Für ein umfassendes Kommunikationskonzept wird gründlich geprüft, wie eine Klinik, eine Pflegeeinrichtung oder eine Praxis was kommuniziert. Deren Potentiale und die allgemeinen Trends werden ermittelt, Risiken erkannt und eingeschätzt sowie die Möglichkeiten analysiert, mit denen diese beseitigt werden können. Schon dies erfordert Mut zur konstruktiven Selbstkritik und Vertrauen in die Kompetenz derer, die das Konzept erstellen. Zugleich sind für ein detailliertes Konzept zahlreiche Recherchen, Fakten, deren Auswertung sowie kreative Ideen notwendig, um die Ausgangssituation analysieren und eine Strategie entwickeln zu können.

Erstellt wird das Konzept meist unternehmensintern vom Kommunikationsmanager oder extern von einer PR-Agentur. Da Krankenhäuser, Praxen und Pflegeeinrichtungen anders funktionieren als Wirtschaftsunternehmen anderer Branchen, muss bei der Auswahl einer Agentur darauf geachtet werden, dass sie Erfahrungen im Konzeptionieren für das Gesundheitswesen hat oder zumindest über entsprechende Fachkenntnisse verfügt. Außerdem sollte vor der Entscheidung für eine Agentur sichergestellt werden, dass diese nicht gleichzeitig für direkte Mitbewerber tätig ist[17] – wie zwei allgemeinärztliche Praxen im selben Stadtteil oder Verbände die Kliniken im selben Bundesland betreiben. Seriöse Agenturen weisen von sich aus auf solche Konkurrenzaufträge hin.

Ein Vorteil bei der Beauftragung einer Agentur mit dem Kommunikationskonzept ist, dass sich das Unternehmen dem Blick von außen aussetzt, also so betrachtet wird, wie es von der Öffentlichkeit wahrgenommen wird. Außerdem müssen in Konzepten mitunter recht deutlich Versäumnisse und Schwachstellen kritisiert werden, um diese ändern zu können. Das kann für Interne eine mehr als nur komplexe Aufgabe sein. Sie kann beispielsweise dann unlösbar sein, wenn die Verantwortlichen für die Versäumnisse zugleich die direkten Vorgesetzten der Konzeptionierer sind und die der PR-Arbeit auch noch misstrauisch oder ablehnend gegenüber stehen.

Hinzu kommt, dass in vielen Bereichen des Gesundheitswesens die PR-Verantwortlichen in Teilzeit arbeiten und – anders als in der Industrie – PR-Abteilungen mit mehreren Mitarbeitenden die Ausnahme sind. Für die Zeit der Konzepterstellung bedeutet dies: Entweder kümmert sich der oder die PR-Verantwortliche ausschließlich um das Konzept, damit es in akzeptabler Zeit abgeliefert werden kann, und vernachlässigt so längerfristig die tägliche PR-Arbeit, oder es wird versucht beides parallel zu bewältigen. Das wahrscheinlichste Ergebnis ist dann, dass das Konzept nicht fristgerecht fertig wird und die aktuelle PR-Arbeit dennoch leidet.

Aber auch, wenn eine Agentur das Konzept erstellt, ist das Wissen der PR-Verantwortlichen über das Unternehmen und seine Kommunikationsstrukturen für diese unerlässlich. Soll das Konzept realistisch und umsetzbar sein, fungieren sie gleichzeitig als zentrale Schnittstelle zwischen Unternehmen und Agentur. Denn nur die sorgfältige und ausreichende Zusammenarbeit mit den Auftraggebern – sei dies eine Universitätsklinik, eine psychotherapeutische Praxis oder eine Behinderteneinrichtung – gewährleistet, dass die Agentur alle erforderlichen Materialien und Informationen zur Verfügung hat. Da dies vor allem zu Beginn sehr arbeitsintensiv sein kann, sollte diese einen festen Ansprechpartner haben, beispielsweise den internen PR-Verantwortlichen.

Kommunikationskonzepte werden in einer festen Abfolge erstellt. Die ist bei einem „großen" Kommunikationskonzept, das grundlegend die PR-Arbeit strukturiert, dieselbe wie bei kleineren Konzepten, die sich beispielsweise dem Internetauftritt oder der Pressearbeit einer Abteilung widmen.

Möchte ein Unternehmen eine Konzept erstellt haben, wurde zuvor häufig ein Problem erkannt, das dadurch gelöst werden soll. Das genaue Ziel muss dennoch so dezidiert wie möglich definiert werden, bevor die Arbeit am Konzept beginnt. Auftraggeber müssen sich folglich darüber im Klaren sein, was sie verändern oder erreichen möchten. Nur wenn das Ziel konkret ist, realistischen Maßgaben folgt und damit messbar wird, lässt sich der personelle und finanzielle Aufwand einer Aktion oder Kampagne auf seinen Erfolg hin prüfen. Die Arbeit am Konzept beginnt deshalb häufig mit dem Ringen um ein prägnant formuliertes Ziel.

Ziele festlegen: Beispiel Corporate Design

In einem Jahr soll der Pflegeeinrichtung durchgehend ein neues, modernes, dem Leitbild des Hauses angepasstes Corporate Design zur Verfügung stehen.

Beispiel sinkende Geburtenrate

Die Geburtenrate in der Klinik soll binnen zwölf Monaten um mindestens zehn Prozent gesteigert werden.

Schriftlich festgelegt werden muss das Ziel spätestens im Briefing, in dem der Auftraggeber den Auftrag detailliert beschreibt. Das klassische Briefing besteht aus einem schriftlichen und einem mündlichen Teil: Der Auftraggeber hält schriftlich fest, welche Ziele für ihn maßgeblich sind, in welchem Zeitraum und für welchen Preis er dieses erreicht haben möchte und vielleicht sogar, welche Kommunikationsmittel dafür eingesetzt werden sollten. Er legt darin fest, wer die Ansprechpartner dafür sein werden, welche Abteilungen die Agentur unterstützen und welche Materialien – wie Fotos und Broschüren – bereits vorliegen. Festgelegt wird darin auch, welche Informationen die Agentur gegenüber Dritten verwenden darf und welche vertraulich zu behandeln sind.[18]

Der Auftraggeber überreicht der Agentur das Briefing meist persönlich und erläutert dabei neben der Aufgabe und den Zielen auch die Hintergründe und Motive des Auftrages. An diesem Erstgespräch können dabei auch Andere teilnehmen, die für das Konzept relevante Fakten und Fachwissen liefern oder Fragen dazu beantworten können. Neben der Unternehmensleitung, dem hausinternen PR-Verantwortlichen und den Mitgliedern der Agentur können dies Führungskräfte und Mitarbeitende der Fachabteilungen sein. Sinn und Zweck des mündlichen Briefings ist es nicht nur, der Agentur die Auftragsdaten zu nennen und ihr einen Ausgangspunkt für Recherchen zu liefern. Denn sie benötigt außerdem umfassendere Informationen, um sich einarbeiten zu können: Im Gespräch erfährt die Agentur etwas über das „Innenleben", über die Atmosphäre im Haus, den Umgang miteinander, die Ansichten der Gesprächsteilnehmer zum Problem sowie die Einschätzungen und Fakten, die nicht für die Öffentlichkeit bestimmt sind, aber für die Bearbeitung des Auftrags relevant sein können.[19]

Vereinbart wird bei diesem Gespräch auch ein Termin für ein zweites Gespräch, das als Re-Briefing bezeichnet wird. Dessen Sinn und Zweck ist, dass die Agentur wiederum den Auftraggeber informiert, wie sie den Auftrag verstanden hat und wo sie kritische Punkte sieht, die noch vor der Auftragsübernahme geklärt werden müssen. Vereinbart – und zur beiderseitigen Verbindlichkeit schriftlich festgehalten – wird hierbei, auf welcher Basis die Agentur den Auftrag übernimmt, welche Kriterien sie definitiv einhalten will, wie der Budgetrahmen aussieht und welche Erwartungen der Auftraggeber hat. Sind sich beide einig, dann erstellt die Agentur auf dieser Grundlage ihr Angebot, das die Abrechnungsmodalitäten, die Stundenhonorare sowie den geplanten Stundenaufwand beinhaltet.

Ist das Angebot akzeptiert, beginnt die Arbeit am Konzept mit der Analyse der aktuellen Situation. Dazu werden alle Fakten des „Ist-Zustandes" des Unternehmens zusammengetragen, geordnet und bewertet. Außerdem wird dessen Geschichte betrachtet, die Traditionen, das Leitbild, die Unternehmenspolitik, das Leistungsspektrum, die Organisationsstrukturen, die Unternehmensziele, das Qualitätsmanagement und das Betriebsklima. Das Unternehmen informiert außerdem über sein Selbstverständnis sowie sein Wunschimage. Für eine Übersicht, wie sich das Haus bisher den Dialoggruppen präsentiert und mit ihnen kommuniziert, werden die externen Kommunikationsmittel – wie Geschäftspapier, Broschüren, Internetseiten und Pressemitteilungen – ebenso geprüft wie die internen, also die Mitarbeiterzeitung, das Intranet, Rundbriefe und Aushänge.

Ist-Analyse: Beispiel Corporate Design

▶ Worauf bezieht sich die optische Erscheinung der Pflegeeinrichtung?

▶ Ist das Erscheinungsbild noch aktuell oder wurde das Leitbild seit dessen Entwicklung grundlegend geändert?

▶ Sind Bezüge oder Traditionen bei der Gestaltung zu berücksichtigen, wie die Konfession oder Geschichte der Einrichtung?

▶ Transportiert das Design das Selbstverständnis des Unternehmens?

▶ Wird es durchgängig in allen Kommunikationsmitteln verwendet?

▶ Identifizieren sich die Mitarbeitenden mit dem Erscheinungsbild des Hauses?

▶ Können sie die Design-Elemente im Alltag einfach einsetzen?

▶ Welche Gefühle und Assoziationen lösen sie bei den Bewohnern und deren Angehörigen aus, welche sollten ausgelöst werden?

▶ Ist das Design für alle Medien geeignet – beispielsweise das Logo in Zeitungsanzeigen ebenso klar zu erkennen wie im Internet und in Broschüren?

Beispiel Geburtshilfe

▶ Was sind nach Meinung der Verantwortlichen und der Beteiligten die Ursachen für die sinkende Geburtenrate auf der Station?

▶ Welches Selbstbild hat die Geburtshilfe?

▶ Welche Angebote macht die Abteilung für Schwangere und deren Partner, welche für Mütter und Eltern?

▶ Wie wird über diese Angebote informiert?

▶ Wie ist die Abteilung personell und strukturell organisiert?

▶ Gibt es herausragende und bewusst herbeigeführte bauliche, organisatorische oder inhaltliche Unterschiede zu den Angeboten anderer Kliniken?

▶ Wie werden in der Abteilung Informationen weitergegeben?

▶ Wie werden die anderen Abteilungen des Krankenhauses über neues auf der Station informiert?

Zur Ist-Analyse gehört auch die externe Situationsanalyse, bei der die Wettbewerbssituation betrachtet wird. Dabei wird die lokale, die überregionale, die bundesweite und – sofern notwendig – auch die internationale Situation betrachtet. Letztere kann bei Universitätskliniken mit intensiver Forschungstätigkeit und großen Klinikketten für die Situationsanalyse relevant sein. Außerdem werden die Stärken und Schwächen der Mitbewerber sowie die konkurrierenden Angebote zusammengestellt und untersucht. Und nicht zuletzt wird, soweit dies möglich ist, die öffentliche Meinung ermittelt. Dazu werden Presseartikel, Meinungsumfragen und Studien herangezogen.

Wettbewerbsanalyse: Beispiel Corporate Design

▶ Haben andere Pflegeeinrichtungen des Einzugsgebietes ein Corporate Design?
▶ Sind deren Medien konsequent im Corporate Design gestaltet?
▶ Passt die Gestaltung zum veröffentlichten Selbstbild?

Beispiel Geburtshilfe

▶ Welche Geburtshilfeeinrichtungen gibt es im Bereich?
▶ Welches Selbstverständnis und welche Geburtenraten haben diese?
▶ Welche Kommunikationswege und -mittel werden genutzt?
▶ Welche Angebote machen sie den wichtigsten Dialoggruppen?
▶ Wie flexibel reagieren die Mitbewerber auf modische Trends und langfristige Veränderungen?

Auf die Wettbewerbsanalyse folgt die der Dialoggruppen – die vorzugsweise in der Werbung als „Zielgruppen" bezeichnet werden[20]. Der Grund ist, dass sich Werbung fast ausschließlich an Endkunden richtet und sie in einer Art Monolog auf Produkte und Dienstleistungen aufmerksam machen will. Public Relations wendet sich dagegen mit verschiedenen Zielen an unterschiedliche Gruppen – von Multiplikatoren in der Politik und in Verbänden des Gesundheitswesen bis zu Anwohnern und Nachbarn. Häufig soll zu diesen ein den Dialog favorisierender Kontakt aufgebaut werden.

Bei der Analyse werden die Dialoggruppen identifiziert und die wichtigsten nach ihren Bedürfnissen, Wünschen und Kommunikationsmöglichkeiten charakterisiert. Berücksichtigt werden dabei bereits vorliegende Daten aus Patienten-, Einweiser- und Mitarbeiterbefragungen vor allem dann, wenn daraus das Image des Hauses bei einzelnen Gruppen ersichtlich ist. Geprüft wird auch die Zufriedenheit der Dialoggruppen mit den Angeboten, welche Informationen sie dazu noch benötigen, warum sie Angebote nutzen und was ihre wichtigsten kommunikativen Bedürfnisse sind. Von Bedeutung sind dabei auch zeitliche und regionale Schwankungen der Bedürfnisse, die Trends und neueren medizinischen Erkenntnissen folgen können oder durch die veränderte Gesundheitspolitik entstehen.

Für die Analyse der Dialoggruppen werden außerdem die Angebote zusammengestellt, die Andere erbringen. Denn durch diese könnten sowohl die Angebote des Hauses ergänzt als auch neue Bedürfnisse geweckt werden – beispielsweise wenn ein Optiker seinen Service erweitert, der seinen Laden gegenüber einer Augenärztin hat, oder eine Apotheke im Einkaufszentrum neue Angebot macht, in der die Bewohner der Seniorenwohnanlage einkaufen und sich beraten lassen. Aufschluss über die Bedürfnisse und Wünsche von Patienten und Bewohnern können auch gewonenn werden, wenn Entwicklungen in der Alternativmedizin und auf dem Wellness-Markt berücksichtigt werden. So könnte eine Rehabilitationsklinik mit Saunalandschaft deutlich besser im Wettbewerb dastehen als eine deren Fango- und Badeabteilung drei Stockwerke von einer veralteten, kleinen Trockensauna entfernt untergebracht ist.

Analyse der Dialoggruppen: Beispiel Corporate Design

▶ Wer sind die wichtigsten Dialoggruppen?

▶ Wie bekannt ist das bestehende Corporate Design bei den Bewohnern, deren Angehörigen und d er Nachbarschaft?

▶ Verstehen sie das Logo auf Anhieb oder ist es erklärungsbedürftig?

▶ Finden sie es klar strukturiert und gut erkennbar und wirkt es ansprechend auf sie?

▶ Sind die nach dem Corporate Design verwendeten Schriften auch für Menschen mit Sehproblemen gut lesbar und für alle Medien gleich gut verwendbar – also fürs Internet ebenso wie für die Bewohnerzeitung, für Broschüren ebenso wie für Abrechnungen ?

▶ Passt der Charakter der Schriften zur sonstigen Wahrnehmung des Unternehmens?

▶ Sind die im Corporate Design verwendeten Farben, die sogenannten Hausfarben, so gewählt, dass sie sowohl zum Image als auch zum Selbstbild passen?

Beispiel Geburtshilfe

▶ Kennen die in der Region lebenden Schwangeren und ihre Angehörigen die Angebote der Geburtshilfestation?

▶ Welches Image hat die Geburtshilfe des Krankenhauses bei Schwangeren, Eltern, praktischen Ärztinnen und niedergelassenen Gynäkologen?

▶ Was gab es an Lob, Kritik und Anregungen durch Patientenbefragungen und das Beschwerdemanagement?

▶ Welche Fragen werden häufig gestellt? Werden diese in den dafür geeigneten Kommunikationsmitteln beantwortet?

▶ Wie werden die Dialoggruppen über Veränderungen in der Geburtshilfe des Krankenhauses informiert?

Ein letzter wichtiger Schritt beim Analyseteil der Konzeption ist die Ermittlung der Trends, die künftig über die Akzeptanz der Angebot bestimmen können. Dazu gehören die Entwicklungen im Gesundheitswesen, der Gesundheitspolitik, der Demografie, der Technik, der Ökologie und auch des Zeitgeistes.

Zusammengetragen werden außerdem Fakten zu den Trends der wirtschaftlichen und gesellschaftlichen Entwicklungen im Gesundheitswesen. Herangezogen werden hierzu die regelmäßig durchgeführten Trendreports unabhängiger Markt- und Meinungsforschungsinstitute, aber auch Daten des Statistischen Bundesamtes, von politischen und gewerkschaftlichen Institutionen, von berufsständischen Organisationen und Interessenvertretungen.

Trendbeobachtung: Beispiel Corporate Design

▶ Wie wird sich die Gesellschaft in den kommenden zehn Jahren verändern, beispielsweise in der Alters-, Einkommens- und Bildungsstruktur und was sind die Folgen für die Anforderungen an ein zeitgemäßes Corporate Design, das die Bedürfnisse der wichtigsten Dialoggruppen gleichermaßen berücksichtigt?

▶ Welches sind aktuelle Trends in der Gestaltung und der Nutzung von Informationsmedien des Gesundheitswesens?

▶ Ist die Einführung eines neuen Corporate Designs unter Beachtung der damit verbundenen Kosten in der Öffentlichkeit, vor den Mitarbeitenden und den Bewohnern angesichts der aktuellen wirtschaftlichen Situation vertretbar?

Beispiel Geburtshilfe

- ▶ Wie hoch ist die Geburtenrate in Deutschland? Wie in vergleichbaren Staaten?
- ▶ Welche gesellschaftlichen, demografischen und politischen Faktoren beeinflussen die Geburtenrate?
- ▶ Was sind die nationalen und internationalen Trends in der Geburtshilfe?
- ▶ In welche Richtung ändern sich die Altersstruktur, der soziale Hintergrund und damit die Bedürfnisse der Schwangeren und ihrer Angehörigen in der Region.

Wurde am Ende jedes Analyseschrittes ein Fazit gezogen, so ergeben diese zum Abschluss der Analyse ein Profil mit den Stärken und Schwächen des Hauses, in dem auch dessen Potentiale benannt werden. In detaillierten Konzepten werden zusätzlich die Chancen und Risiken[21] der künftigen Kommunikation benannt; also die Bereiche und Möglichkeiten mit ihren Bedingungen, die eine erfolgversprechende PR-Arbeit ermöglichen oder eben verhindern können. Am Ende der Analyse sollte das ursprünglich formulierte Ziel überprüft und – wenn notwendig – korrigiert werden. Das gilt es schon zu Beginn der Arbeit mit einer Agentur zu vereinbaren und sollte nur in Absprache mit dem Auftraggeber erfolgen. Das verhindert, dass Ziele erreicht und Probleme gelöst werden, von denen nun schon bekannt ist, dass sie nicht die wichtigsten sind.

Ziele korrigieren: Beispiel Corporate Design

Ergibt die Analyse, dass das vorhandene Corporate Design allgemein bekannt und als „Gesicht des Hauses" bei den Dialoggruppen akzeptiert ist und zu dessen Leitbild passt, könnte ein grundlegend neues Design eher schaden. Das neue Ziel könnte sein, das Design unter Beibehaltung aller wesentlichen Merkmale zu modernisieren.

Beispiel Geburtshilfe

Ergibt die Analyse, dass auf die Informationsbedürfnisse der Schwangeren nicht ausreichend eingegangen wurde, könnte das neue Ziel sein, dieses Defizit zu beseitigen. Dafür könnte in einer weiteren Analyse geprüft werden, welche Informationen Schwangere bisher über welche Kommunikationsmittel erhalten konnten, welche sie bevorzugt nutzten, ob ihnen diese leicht zugänglich waren und alle Informationen für sie eindeutig und nachvollziehbar waren.

Die interne und externe Analyse der Ausgangssituation ist die Basis für die Positionierung des Unternehmens im kommunikativen Feld. Und diese bildet die Grundlage für das Image. Oder, wie es Geoffrey Nightingale von der Agentur Burson-Marsteller, formulierte: „Image is what you have, positioning is how you got it."[22]

Bei der Positionierung werden die übergeordneten Inhalte der Kommunikation, also die kommunikative Ausrichtung eines Hauses festgelegt. Sie ist die Standortbestimmung des Unternehmens auf den Meinungsmärkten im Verhältnis zum Wettbewerb und seiner Vergangenheit.[23] Damit ist sie die Ausgangsbasis für die Botschaften, die die Dialoggruppen nach der Umsetzung des Konzeptes mit dem Haus in Verbindung bringen sollen, was sie also vom und über das Haus denken sollen. Die Botschaften sollen dazu beitragen, Meinungen, Überzeugungen und Haltungen zu verändern. Deshalb müssen sie konzentriert, deutlich, unverwechselbar und attraktiv für die Dialoggruppen formuliert sein.

Mit der Strategie wird festgelegt, wie dies geschehen soll. In ihr wird vorgegeben, welche Kriterien alle Instrumente und Maßnahmen erfüllen müssen. Während Kampagnen mit lauten oder leisen Mitteln geführt werden können, Maßnahmen breit gestreut oder punktuell verteilt werden können und Instrumente traditionell oder ultramodern aussehen können, wird in der Strategie die Argumentationslinie, der „Stil oder die Gestaltung und die Aktionsintensität" definiert[24]. Mit ihr wird also festgelegt, wie kommuniziert wird.

Position, Botschaft und Strategie: Beispiel Corporate Design

▶ Positionierung: Diese Pflegeeinrichtung ist ein modernes Unternehmen mit Tradition.

▶ Botschaften: Ihr Aussehen und ihr Auftreten stimmen überein. Sie ist immer eindeutig erkennbar. Gleichzeitig wirkt sie moderner als früher.

▶ Strategie:
Argumentation: klassisch und fortschrittlich
Stil: eindeutig und verständlich
Intensität: alle Instrumente des Corporate Design

Beispiel Geburtshilfe

▶ Positionierung: Die Geburtshilfestation begleitet Schwangere, Mütter und Eltern fachkundig und sensibel.

▶ Botschaft: Wir informieren umfassend zu allen Themen rund um die Geburt. Wir berücksichtigen die individuellen Vorstellungen von Schwangeren und Paaren. Wir geben Schwangeren Sicherheit.

▶ Strategie:
Argumentation: sicher und individuell
Stil: modern, offen, ansprechend, herzlich
Intensität: persönlich und schriftlich langfristig

PR-Arbeit richtet sich an verschiedene Gruppen, die erst zusammen „die Öffentlichkeit" sind. Die verunglückte Übersetzung von Public Relations als Öffentlichkeitsarbeit suggeriert, dass es „die" Öffentlichkeit überhaupt gibt. In der Praxis der PR-Arbeit sind dagegen stets die Teilöffentlichkeiten zu berücksichtigen und wie diese informiert werden wollen: Die Kolleginnen benachbarter Facharztpraxen benötigen vielleicht medizinische Details, während die Bewohner des Stadtteils für medizinische Laien verständliche Grundinformationen erwarten dürfen.

Die Teilöffentlichkeiten sind also die Dialoggruppen. Je nach festgelegtem Ziel reicht deren Spektrum von den Beschäftigten im Haus über bestimmte Bevölkerungsgruppen bis zu Multiplikatoren. Dazu können Journalisten gehören, aber auch Personen des gesellschaftlichen und politischen Lebens, die in formellen oder informellen Gruppen die Meinungsführerschaft haben.

Im Gesundheitswesen gehören auch die politischen Parteien dazu, die Fachverbände, -vereine und -institutionen, Unternehmen und Nachbarn sowie auch diejenigen Selbsthilfegruppen, Sponsoren, Freundeskreise, Kollegen und Mitarbeiter, die im weitesten Sinne mit Gesundheit und Krankheit zu tun haben. Für die Festlegung von Gruppenmerkmalen können weitere Kriterien relevant sein. Dazu gehören demografische Kriterien – wie Alter, Geschlecht, Einkommen und Beruf – und psychografische Eigenschaften wie Persönlichkeitsmerkmale, Wertvorstellungen und der Lebensstil.

Die wichtigsten Dialoggruppen, die eine Botschaft erreichen soll, sollten in jedem Konzept präzise beschrieben werden, um die Maßnahmen, deren Inhalte und Sprache auf deren Bedürfnisse abstimmen zu können. Dann können auch Krankenhäuser, Pflegeeinrichtungen und Praxen effektiv und zielgerichtet ihre Botschaften vermitteln.

Dialoggruppen der Botschaft: Beispiel Corporate Design

- ▶ Mitarbeitende und potentielle Mitarbeiter
- ▶ Bewohnerinnen und potentielle Bewohner
- ▶ Angehörige und Besucher
- ▶ niedergelassene Ärzte und Einweisende
- ▶ Krankenkassen und andere Kostenträger
- ▶ Senioren- und Behindertengruppen
- ▶ Sozialstationen und psychosoziale Versorgungszentren
- ▶ politische Parteien und soziale Verbände
- ▶ regionale und überregionale Redaktionen
- ▶ Agenturen, Druckereien und Hersteller von Werbeträgern

Beispiel Geburtshilfe

- ▶ Schwangere und ihre Partner
- ▶ Mütter und Väter
- ▶ Angehörige und Besucher
- ▶ niedergelassene Frauenärztinnen und -ärzte sowie Geburtshelfer
- ▶ Kinderärzte sowie weitere Einweisende
- ▶ regionale Redaktionen und Fachmedien

Je nach Ziel, Botschaft und Dialoggruppe werden die dazu passenden Kommunikationsinstrumente und Maßnahmen festgelegt. Sie sollten so gewählt werden, dass sie dauerhaft und einmalig genutzt werden können, fortlaufend und punktuell, klassisch und originell – wie bei Internet und Preisausschreiben, Vortragsreihe und Symposium, Patientenbrochüre und Give-aways.

Mittel und Maßnahmen: Beispiel Corporate Design

- ▶ Die Mitarbeitenden per Intranet und Mitarbeiterzeitung über die Gründe der Überarbeitung und den Umsetzungsplan informieren.
- ▶ Auf der Bewohnerversammlung und in der Bewohnerzeitung vorab informieren
- ▶ Veranstaltung für Bewohner, deren Angehörige und Interessierte durchführen bei der die Agentur das Design präsentiert
- ▶ Anpassung aller Kommunikationsmittel der Pflegeeinrichtung an das überarbeitete Corporate Design
- ▶ Corporate Design-Handbuch zur Verwendung des überarbeiteten Designs an alle potentiellen Nutzer geben – wie Mitarbeitende, Agenturen, Druckerei und Werbepartner.
- ▶ Pressemitteilung zur Designeinführung erstellen und versenden.

Beispiel Geburtshilfe

- ▶ Erstellung von detaillierten Broschüren und Faltblättern
- ▶ Überarbeitung der Informationen im Internet
- ▶ Neukonzeption der stattfindenden Kreißsaalführung
- ▶ Veranstaltungen für niedergelassene Frauenärzte, Kinderärztinnen und ihre Praxisteams mit Führung durch die Abteilung
- ▶ Verteilung der neuen Broschüren und Faltblätter an niedergelassene Frauenärzte und Kinderarztpraxen zur Auslage in den Wartezimmern
- ▶ Tag der offenen Tür veranstalten
- ▶ Kostenlos neu anbieten: Das erste Babyfoto für diejenigen, die im Krankenhaus entbinden
- ▶ Optimierung der Kurse vor und nach der Geburt
- ▶ neu anbieten: Kurse für Männer, die Väter werden
- ▶ Anzeigen in regionalen und themenspezifischen Medien
- ▶ Intensive Pressearbeit

Wann genau welche Maßnahmen durchgeführt werden sollen, wird nach der Festlegung der Maßnahmen im Zeitplan festgehalten. Der dient dem schnellen Überblick über die Abfolge der erforderlichen Arbeiten und wird meist für mindestens ein Jahr und höchstens fünf Jahre erstellt. Neben den regelmäßig eingesetzten Instrumenten – wie der Pressearbeit oder der Mitarbeiterzeitung – stehen darin auch die Sonderveranstaltungen wie ein Tag der offenen Tür oder eine Fachtagung. Idealerweise werden die Einträge je nach Art des Instruments farblich unterschieden, um einen guten Überblick zu gewährleisten und den für die Vorbereitung erforderlichen Zeitraum gleich mit eintragen zu können.

Ergänzt wird der Zeitplan bei jedem seriösen Kommunikationskonzept um einen Budgetplan. Dafür werden die zu erwartenden Kosten für jedes Instrument und jede Maßnahme geschätzt, um den Auftraggebern einen Überblick über die Größenordnung der damit verbundenen Kosten zu geben. Die Kosten für das Kommunikationskonzept selbst sind dort nicht enthalten. Auf Basis des Budgetplans werden gegebenenfalls Angebote von Dienstleistern eingeholt und verglichen; sei es bei Druckereien, Werbeagenturen, Werbemittelanbietern, Ghostwritern oder Fotografen. Ist dem nicht eindeutig zu entnehmen, welche Kosten für welche Leistungen anfallen, können und sollten Auftraggeber genau nachfragen: Enthält der Posten „zweiseitiger Text" neben den Kreativleistungen der Texter auch die Nutzungsrechte für Broschüren, das Internet und das Recht diesen zu übersetzen? Enthält der „Internetauftritt mit fünf Unterseiten" die Arbeit der Webdesignerin, die der Programmierung, die Rechte beispielsweise zur Abbildung in der Broschüre des Hauses und können dessen Inhalte später ohne Zusatzkosten geändert werden?

Die Evaluation ist – vor der Präsentation – der letzte Schritt, der zu einem vollständigen Kommunikationskonzept gehört. Dabei wird dessen Qualität geprüft, bevor es beschlossen und die Instrumente entwickelt werden. Die Qualitätskontrolle ist auch deshalb nicht einfach, weil es bisher kein zweckdienliches und einheitliches Messverfahren gibt, mit dem dessen Qualität kontrolliert werden kann. Dennoch ist es schon aus finanziellen Gründen sinnvoll, Konzepte vor deren Umsetzung zu prüfen. Denn das minimiert das Risiko eines Misserfolgs bisweilen erheblich. Manche Agenturen legen deshalb schon vor der Präsentation bei den Kunden ihre Konzepte unbeteiligten Kollegen zur Prüfung vor.

Die wichtigste Prüfinstanz sind allerdings die Auftraggeber. Für sie muss das Konzept nachvollziehbar und umsetzbar sein und der Zielvorgabe angemessen. Gibt es einen PR-Verantwortlichen auf Seite der Auftraggeber, wird er die Qualität prüfen. Zusätzlich können erfahrene Konzeptionierer oder langjährige PR-Praktiker zur Präsentation eingeladen werden. Gibt es intern keine PR-Verantwortlichen, können diese auch das schriftlich vorgelegte Konzept prüfen. Angebracht ist die Qualitätskontrolle schon in Anbetracht der Kosten für ein Kommunikationskonzept, die – je nach Ziel und Umfang – mehrere Tausend bis mehrere zehntausend Euro betragen können.

Herangezogen werden für die Qualitätskontrolle das Briefing und das Re-Briefing, da diese die Vereinbarungen zum Konzept zwischen Agentur und Auftraggeber enthalten. Ergeben sich aus dem Vergleich Mängel im Konzept oder entspricht dies nicht den Vorstellungen der Auftraggeber, muss die Agentur nachbessern. Haben die Auftraggeber den Eindruck, dass die Agentur nicht in der Lage ist, den Auftrag adäquat zu bearbeiten, können sie schlimmstenfalls den Auftrag zurückziehen und an eine andere Agentur geben. Da in dem Fall auch geklärt werden muss, wer die auf beiden Seiten entstandenen Kosten zu tragen hat, sollte unbedingt juristischer Beistand hinzugezogen werden.

War die Qualitätskontrolle dagegen erfolgreich, präsentieren die PR-Agentur oder diejenigen, die es intern erstellten, das fertige Konzept. Dessen Inhalte sollen dabei komprimiert und anschaulich dargestellt werden. Darüber hinaus muss den Auftraggebern das Konzept schriftlich als Strategiepapier vorgelegt werden. Denn das ist die Arbeitsgrundlage für die künftigen PR-Maßnahmen und kann die Basis für Folge- oder Erweiterungskonzepte mit veränderten Zielen sein. Außerdem dient das schriftliche Konzept auch als Grundlage für die Erfolgskontrolle nach Durchführung der Maßnahmen. Dann wird auch geprüft, ob das konkret formulierte und messbare Ziel erreicht wurde.

1.2 Mittel zur Außendarstellung nutzen

Überall in der Gesundheitsbranche haben Menschen direkt miteinander zu tun: Ärzte mit Patienten und anderen Ärzten, mit Pflegekräften und Verwaltungspersonal, die Altenpflegerin mit den Angehörigen, das Praxispersonal mit Mitarbeitern von Speziallaboren. Gleichzeitig ist vor allem für Patienten und Angehörige die Begrüßung in der Praxis, am Empfang einer Pflegeeinrichtung oder auf der Station einer Klinik ebenso wichtig wie die guten Wünschen für die Genesung oder die Anteilnahme in einer lebensbedrohlichen Situation. Sie merken sehr genau, dass man in der einen Praxis freundlich und hilfsbereit ist, die Krankengymnastin genau zuhört, sie gut mit den Pflegern reden konnten und die Ärztin sehr engagiert war. Denn da die Vorgänge in den Häusern auf sie oft kalt und fremd wirken, sind sie besonders empfänglich für Warmherzigkeit, Mitgefühl und nachvollziehbare Erklärungen.

Und zwar auch dann, wenn dies anderen gilt: In offenen Wartezimmern hören sie zwangsläufig, wie das Praxispersonal am Telefon und am Tresen mit Patienten spricht. Als zufällig Mithörende in Fahrstühlen von Pflegeeinrichtungen und Krankenhäusern erfahren sie, worüber und wie die Mitarbeitenden miteinander reden. Daher kann jede Einrichtung des Gesundheitswesens kostenlos und effektiv ihr Image pflegen, indem sie schriftlich und mündlich fair und lösungsorientiert kommuniziert. Wirkt der Umgang weder aufgesetzt noch verordnet, trägt dies gleichzeitig zum positiven Images bei.

Hubert Burda sagte „Der Wurm muss dem Fisch schmecken, nicht dem Angler". Der Satz wurde fast zu einem Motto für die gesamte PR-Arbeit. Besonders wichtig ist er im Gesundheitsbereich gegenüber denen, die medizinisch nicht vorgebildet sind. Aber ab und an wird dort immer noch argumentiert „Laparoskopie", „Dekubitus" oder „Facialisparese" seien hinreichend bekannte Begriffe, die jeder verstehe. Das macht eine verständliche und barrierefreie Kommunikation mit Patienten und Angehörigen unmöglich. Weit günstiger ist es, deren Kenntnisstand zu berücksichtigen und die medizinischen Begriffe – wenn vielleicht auch in mehreren Worten – verständlich zu erklären und den Fachbegriff zusätzlich zu nennen.

Damit werden gerade die medizinischen Laien respektiert, die verstehen möchten, welche Behandlungen ihnen angeboten werden. Davon abgesehen, schreibt das Heilmittelwerbegesetz ausdrücklich vor, dass die ärztliche Kommunikation mit Patienten für diesen verständlich zu sein hat (siehe Seite 108-110). Und für die macht es einen erheblichen Unterschied, ob ihnen gesagt wird, sie hätten eine Makuladegeneration oder einen Verlust der Sehfähigkeit am Punkt des schärfsten Sehens, der Makula.

Medizinische Fachkenntnisse können meist auch bei Journalisten nicht vorausgesetzt werden. Selbst bei Fachjournalisten medizinischer Medien ist es angebracht, so verständlich wie möglich zu reden und zu schreiben, um Missverständnisse auszuschließen. Vor allem bei Hörfunk- und Fernsehinterviews ist die nichtakademische Sprache wichtig. Diese sollten – ebenso wie Pressemitteilungen – weder zur persönlichen Profilierung noch zum Pflegen komplizierter Sprachstile missbraucht werden. Bei Journalisten führt dies ohnehin zu Gefühlslagen zwischen Heiterkeit und Genervtsein.

Steht der Stil der Kommunikation einmal fest, sollte dieser durchgängig sowohl in der mündlichen als auch der schriftlichen Kommunikation mit den unterschiedlichen Dialoggruppen verwendet werden. Wie für andere Unternehmen gilt auch für Gesundheitseinrichtungen: Die Palette der Kommunikationsmöglichkeiten, mit denen über Aspekte informiert oder die wechselseitige Kommunikation angeregt werden soll, ist nahezu unbegrenzt. Meist hängt es vom Etat ab, welche Instrumente wie intensiv eingesetzt werden. Aber erfolgreiche PR-Arbeit ist nicht nur eine Frage des Budgets, sondern ebenso eine der Kreativität, der Sorgfalt und der richtigen Planung.

Anzeigen

Gesundheitseinrichtungen unterliegen, ebenso wie andere Unternehmen, den marktwirtschaftlichen Gesetzen oder müssen sich darauf einstellen. Das führt bereits zu Maßnahmen, wie sie von Handel, Industrie und Dienstleistern anderer Branchen bekannt sind: Leistungen werden nicht nur über die Pressearbeit bekannt gemacht, sondern auch mit Anzeigen zu einzelnen Angeboten oder dem Unternehmen. In der Vergangenheit verhinderten vor allem Gesetze – und verhindern zum Teil bis heute – dass Gesundheitseinrichtungen für ihre Leistungen werben. Aber die Beschränkungen wurden gelockert, denn heute müssen auch Praxen, Pflegeeinrichtungen und Krankenhäuser wirtschaftlich arbeiten und deshalb auf ihre Angebote hinweisen können. Außerdem ist deren Wettbewerb untereinander erheblich schärfer geworden.

Für das klassische Instrument des Marketings, die Anzeigen, stehen in Deutschland über 1.000 Tageszeitungen, Fachzeitschriften, Politik- und Wirtschaftsmagazine zur Verfügung sowie die auf Themen spezialisierten Special Interest Medien. Da nur wenige Gesundheitseinrichtungen eine Marketingabteilung haben, ist es häufig auch die Aufgabe der Abteilung für

Presse- und Öffentlichkeitsarbeit Anzeigen in Auftrag zu geben. Obwohl bei den meisten Zeitungen und Zeitschriften – zusammenfassend „Printmedien" genannt – die Einnahmen durch Anzeigen das wirtschaftliche Überleben sichern, sind deren redaktioneller und deren werblicher Teil streng voneinander getrennt, damit die unabhängige Berichterstattung gesichert wird.

Zahlreiche Tageszeitungen und regionale Veranstaltungsmagazine bieten ihren Lesern im Laufe eines Jahres immer wieder ähnliche Themenschwerpunkte: Mal geht es um gesunde Ernährung, mal um Hilfsmittel für die Pflege oder so genannte Volkskrankheiten. Das ist die Chance für Gesundheitseinrichtungen, auf speziellen Themenseiten auf sich aufmerksam zu machen; sei es durch eine Imageanzeige oder eine zu einer Veranstaltung. Wann in welcher Zeitung welche Schwerpunktthemen geplant sind, wird monatelang im Voraus im Media- oder Themenplan festgelegt. Wer beispielsweise eine Veranstaltung zum Thema „Diabetes" plant, kann in diesem sehen, ob und wann in der Zeitung ein besonders gut geeignetes thematisches Umfeld für die Platzierung einer Anzeige vorhanden ist.

Praxistipp Mediaplan

Der Mediaplan ist meist bei der Anzeigenabteilung erhältlich. Viele Medien bieten neben der gedruckten Ausgabe zusätzlich im Internet unter der Rubrik „Mediadaten" ihre Preisliste für Anzeigen nebst den technischen Erfordernissen als pdf-Datei. Diese enthalten häufig außerdem Informationen über die Leserschaft, die Auflagenhöhe und die Reichweite des Mediums. Das ermöglicht Preisvergleiche und die gezielte Auswahl des Mediums, das am besten für den jeweiligen Zweck geeignet ist.

Preisnachlässe für Anzeigen sind dann möglich, wenn ein Auftraggeber in einem Printmedium während eines Jahres mehrere Anzeigen in Auftrag gibt. Zusätzlich zu diesen festgelegten Rabatten können häufig Sonderkonditionen verhandelt werden. Da Anzeigen teuer sind lohnt sich die genaue Prüfung in welchem Medium sie erscheinen sollen. So kann es effizienter sein, Anzeigen in einem monatlichen Veranstaltungsmagazin zu schalten, das mehrfach durchgeblättert wird, als in einer Tageszeitung. Soll größtmögliche Aufmerksamkeit erzielt werden, sind – bei größeren Themen, wie Symposien und Veranstaltungsreihen – Anzeigen in der Tageszeitung allerdings unumgänglich. Diese müssen detailliert mit der begleitenden Pressearbeit abgestimmt werden. Erscheinen sollten Anzeigen grundsätzlich in den Medien, deren

Leser für die Auftraggeber am interessantesten sind. Das gilt auch dann, wenn darin kaum über Gesundheitsthemen berichtet wird.

Der Preis für Anzeigen umfasst in der Regel ausschließlich den Platz für die Anzeige und deren Druck. Nur selten werden zusätzlich die Anzeigen kostenlos gestaltet. Das kann dann im Preis enthalten sein, wenn mehrere Unternehmen zusammen eine Sonderseite zu einem Festpreis buchen. Anderenfalls wird meist eine Agentur mit der Gestaltung beauftragt, der die die Inhalte, also Texte und Fotos, zur Verfügung gestellt werden.

Zwingend zu beachten ist dabei, dass die Anzeigen den internen Richtlinien des Corporate Designs entsprechen: Die Verwendung des Logos, der Hausfarben und -schriften sowie der festgelegten Bildsprache steigern den Bekanntheitsgrad des Hauses. Teuer wird die Anzeigengestaltung vor allem dadurch, dass die Anzeigengrößen in unterschiedlichen Medien verschieden sind. Da schon die Spaltenbreiten in Zeitungen unterschiedlich sind, müssen Anzeigen in der Regel von der Agentur immer wieder in der Größe angepasst werden. Denn von einer Agentur gestaltete Anzeigen dürfen ohne deren Einverständnis nicht einmal in der Größe geändert werden.

Preiswerter, aber auch zeitintensiver, wird es, wenn PR-Beauftragte gute Kenntnisse in einem gängigen Layout-Programm wie „In Design" haben sowie ein gutes grafisches Grundverständnis. Dann können sie die Anzeigen gestalten, Größen anpassen und Änderungen, wie Personennamen und E-Mailadressen, selbst vornehmen. Das erfordert allerdings die Anschaffung der Software und eines für grafische Arbeiten geeigneten Computers.

Praxistipp Anzeigenberater

Der gute Kontakt zu den Anzeigenberatern lokaler Zeitungen rentiert sich nicht nur bei Verhandlungen um Anzeigenrabatte und Sonderkonditionen: Sie liefern Redaktionen häufig Ideen für Themen und geben an sie Rückmeldungen der Anzeigenkunden weiter.

Noch recht neu sind Imageanzeigen. Das sind Anzeigen, die wie redaktionelle Beiträge aussehen und oft nur durch das Wort „Anzeige" am Rand zu erkennen sind. Denn ihre Schrift, Gestaltung, Spaltenzahl und manchmal sogar ihr Sprachstil gleichen dem des Mediums, in dem sie erscheinen. Sie enthalten, anders als typische Werbeanzeigen, selten große Grafiken und Fotos, aber dafür längere Texte. Ein Vorteil von Imageanzeigen ist, dass sie häufig günstiger sind als eine normale Anzeige gleicher Größe. Auftraggeber vermuten, dass sie aufgrund der Ähnlichkeit zum redaktionellen Teil stärker wahrgenommen werden als Anzeigen. Der Nachteil ergibt sich zunächst aus Lesersicht: Einmal auf die Überrumpelung mit einem nur scheinbar redaktionellen Text aufmerksam geworden, können sie dies als gezielte Manipulation verstehen. Damit sinkt ihr Vertrauen in die unabhängige Berichterstattung der Zeitung ebenso wie deren Glaubwürdigkeit als Werbeträger.

Umfragen

Um die Einstellungen, das Wissen und die Wünsche der Dialoggruppen zu erfahren, befragen zahlreiche Unternehmen regelmäßig ihre tatsächlichen und potentiellen Kunden, Geschäftspartner und Journalisten. Insbesondere repräsentative Umfragen durch Marktforschungsinstitute sind für viele Gesundheitseinrichtungen unerschwinglich. Aber auch sie interessiert, was ihre Dialogpartner über sie denken, von ihnen wünschen, ob ihre Leistungen ausreichend bekannt sind und genutzt werden. Ein günstigeres Instrument bieten dafür die im Rahmen von Zertifizierungen vorgeschriebenen regelmäßigen Patienten- und Mitarbeiterbefragungen. Mit dem beauftragten Institut muss dafür gesondert geklärt werden, inwieweit Fragen zur Kommunikation integriert werden können. Sollen interne Befragungen selbst durchgeführt werden und gibt es eine Abteilung für Qualitätsmanagement, so sollte deren Erfahrungen in der Anfertigung und Auswertung von Fragebögen genutzt werden.

Praxistipp Patientenbefragung

Mit den Mitarbeitenden können die wichtigsten Aspekte einer Befragung zusammengestellt werden, wie:

▶ Kennen die Patienten den Inhalte der Patientenbroschüre?

▶ Enthält das Faltblatt über die Station, die Praxis oder Einrichtung aus Patientensicht alle wichtigen Informationen?

▶ Kennen die Patienten die Internetseite der Einrichtung?

▶ Sind alle Informationen verständlich formuliert, beispielsweise medizinische Ausdrücke für Laien nachvollziehbar erklärt?

▶ Enthalten alle Medien Anfahrtsskizzen, sind diese eindeutig und gut zu verwenden?

▶ Reichen die Hinweisschilder zum und im Haus aus?

▶ Was sind die häufigsten Fragen von Patienten und Angehörigen? Können Antworten darauf in den Medien integriert werden?

▶ Was wünschen und erhoffen sich Patienten und Angehörige konkret von der Einrichtung und den Mitarbeitenden?

Werden die Fragen anschließend so formuliert, dass diese mit „ja, nein oder vielleicht" oder durch die Vergabe von Noten beantwortet werden können", erleichtert das die Auswertung. Sollen Anregungen, Ideen und Wünsche ermittelt werden, muss dagegen die Möglichkeit für ausführlichere Äußerungen gegeben werden. Auch Umfragen, die nicht repräsentativ sind, geben dann klare Hinweise, wo bereits ausreichend und verständlich kommuniziert wird und wo nachgebessert werden kann.

Große Einrichtungen mit viel besuchten Internetseiten können Einzelfragen auch im Internet beantworten lassen. Umfangreiche Befragungen sind dort jedoch eher selten möglich, da viele Nutzer online keine ausführlichen Fragebögen ausfüllen. Eher beantworten sie jeden Monat wenige Fragen zu einem anderen Thema – ob zum Essen, zu Veranstaltungen, zum Internetauftritt oder der Verständlichkeit der Informationen.

Auch im Internet sollten geschlossene Fragen gestellt oder eine Antwortauswahl vorgegeben werden, die angeklickt werden kann. Denn für längere Ausführungen ist vielen Befragten der Preis für die Onlineverbindung zu hoch. Verfälschen können Teilnehmende die Ergebnisse, indem sie Fragebögen mehrmals hintereinander am selben oder an verschiedenen Computern ausfüllen. Dennoch bietet das Internet eine gute und preisgünstige Möglichkeit für Befragungen, die den Dialoggruppen zugleich zeigt, dass auf ihre Meinung Wert gelegt wird. Für diejenigen, die sich gerne zu verschiedenen Themen äußern, bieten wechselnde Fragen außerdem einen Anreiz, die Internetseiten immer wieder zu besuchen.

Beschwerdemanagement

Das Ziel der Arbeit im Gesundheitswesen sind zufriedene Patienten und Bewohner. Um dies zu erreichen, investieren die Einrichtungen Zeit und Geld in die Qualitätssicherung und die Ausweitung ihrer Angebote. Denn die Menschen sollen spüren, dass sie im Mittelpunkt stehen. Gleichzeitig kann es kein Unternehmen allen Menschen gleichzeitig recht machen.

Der Umgang mit Beschwerden ist daher eine Gratwanderung zwischen berechtigter Kritik und berechtigter Verteidigung. Das gilt besonders in Medizin und Pflege, wo die psychischen und physischen Belastungen der Mitarbeitenden hoch sind und täglich Menschen auf Menschen treffen. Und das oft in emotionsgeladenen Situationen, in denen es um Ängste oder Schmerzen, manchmal auch um das Sterben und den Tod geht. Da reagieren Bewohner, Patienten, Angehörige und auch Besucher oft sensibler auf Umstände, die sie in anderen Zusammenhängen weniger dramatisch einschätzen. So beschweren sie sich auch einmal über Details der Unterbringung, des Essens, der Behandlung oder der Art des Umgangs. Um darauf stets sachlich und angemessen reagieren zu können, wurde in vielen Einrichtungen ein strukturiertes Beschwerdemanagement eingeführt. Mit diesen soll fortlaufend die Qualität der Arbeit analysiert und verbessert werden, was eine enge Zusammenarbeit mit dem Qualitätsmanagement sinnvoll macht.

Spätestens nachdem Gesundheitseinrichtungen begonnen haben sich durch eine unabhängige Prüfstelle zertifizieren zu lassen, haben sie auch Beschwerdestellen eingerichtet. In einigen Bundesländern, wie Nordrhein-Westfalen, schreiben zudem die Landeskrankenhausgesetze zwingend vor, dass es Patientenfürsprecher gibt. Sie setzen sich als unabhängige Ansprechpartner für Patienten in den Krankenhäusern für deren Belange ein. Die meisten haben feste Sprechzeiten und nehmen an den wichtigen Sitzungen teil. Die Mitarbeiter in den Beschwerdestellen schlichten Konflikte nach klar definierten Vorgaben und bieten Lösungen an. Sie sammeln die Beschwerden, werten sie aus und berichten der Unternehmensleitung regelmäßig.

Praxistipp Lob und Kritik

„Lob- und Kritikbögen" ermöglichen es Bewohnern und Patientinnen, unabhängig von Büro- und Sprechzeiten zu loben, zu kritisieren und Anregungen zu geben. Günstig sind dafür Beschwerdevordrucke im Corporate Design des Hauses, sei es als DIN-A4-Blatt oder Klappkarte. Diese erhalten alle Bewohner und Patienten bei der Aufnahme oder beim Einzug. Zusätzlich sollten sie in jeder Abteilung und in einem für alle zentral erreichbaren Kasten ständig auslegen.

Auf dem Vordruck sollte ausdrücklich stehen, dass Beschwerden jederzeit anonym möglich sind. Wer informiert werden möchte, wie und mit welchem Ergebnis seine Beschwerde behandelt wurde, sollte zudem seine Telefonnummer darauf notieren können.

„Lob und Kritik-Briefkästen" sollten für den Einwurf der ausgefüllten Vordrucke an zentralen Stellen der Einrichtung aufgehängt sein, besser noch auf jedem Stockwerk, auf jeder Station und im Eingangsbereich jedes Hauses. Geleert werden die Kästen von vorher festgelegten Personen, die zur vertraulichen Behandlung verpflichtet wurden.

Damit die Mitarbeitenden Verständnis für dieses Instrument entwickeln, muss es auf breiter Basis etabliert werden sowie der Umgang mit Beschwerden ebenso transparent und bekannt sein wie die Unternehmensziele, die damit erreicht werden sollen. Das erst ermöglicht – zusätzlich zu Schulungen im

Umgang mit Beschwerden – die natürliche Abwehr gegen Kritik an der eigenen Arbeit und Person zu überwinden.

Ist das Beschwerdemanagement erfolgreich eingeführt, ermöglicht dies den Beschäftigten dafür auch, Auseinandersetzungen zu beenden, denen sie sich nicht gewachsen fühlen: Sie können Beschwerdeführern jederzeit den Vordruck mit der ausdrücklichen Bitte überreichen ihn auszufüllen, auf die unabhängige interne Beschwerdestelle hinweisen sowie über den Ablauf bei schriftlichen Beschwerden informieren. Tatsächlich nutzen viele Menschen die Vordrucke allerdings auch, um Abteilungen und Mitarbeitende zu loben und sich bei ihnen zu bedanken. Damit dient das Beschwerdemanagement außer zur Qualitätssicherung und Patientenzufriedenheit gleichzeitig der Mitarbeitermotivation.

PR-Verantwortliche müssen über den Stand von Lob und Kritik informiert sein. Und dies nicht erst dann, wenn schon offensichtlich ist, dass ein Konflikt intern nicht gelöst werden kann und Beschwerdeführer angekündigt haben, sich an die Medien zu wenden. Erfahrene Mitarbeiter in Beschwerdestellen und Patientenfürsprecher können oft recht genau abschätzen, welche Konflikte eskalieren. Je früher der Pressestelle bekannt ist, dass es zu einer ernsthaften Krise kommen kann, umso mehr Zeit bleibt ihr, sich über alle Aspekte der Beschwerde zu informieren und mit der Unternehmensführung zu klären, wie ein Imageschaden zu verhindern ist.

Faltblätter, Broschüren und Plakate

Eine gute Möglichkeit um knapp und gezielt auf Angebote, Einrichtungen und Veranstaltungen hinzuweisen, sind Faltblätter, auch Flyer oder Handzettel genannt und kleine Broschüren mit wenigen Seiten, so genannte Folder, sowie Plakate. Sie sind in der Regel kostengünstig produzierbar, da sie zwar dem Corporate Design des Hauses entsprechen, aber nicht immer vierfarbig sein müssen. Auch für diese Materialien gilt, dass sie stets alle Informationen enthalten müssen, die die Dialoggruppe interessieren und dass sie für diese verständlich sein müssen: Weder dürfen der Veranstaltungsort und die Anfangszeiten fehlen, noch das Thema, die Referenten oder der Hinweis, ob eine Anmeldung erwünscht ist.

Flyer werden häufig im DIN-A5-Format hergestellt und genutzt, um auf einzelne Ereignisse oder Aktivitäten hinzuweisen, wie Veranstaltungen oder Kurse der Physiotherapie. Besonders kostengünstig ist es, wenn Flyer und Plakate zu einer Veranstaltung gleich gestaltet sind. Dann muss das Layout in der Druckerei nur noch an die gewünschten Formate angepasst werden.

In kleinen Broschüren lassen sich komplexere Angebote, einzelne Abteilungen oder auch Untersuchungsverfahren ausführlicher darstellen. Gut geeignet sind Folder auch für thematische Informationen, wie Hinweise zur Ernährung bei Schilddrüsenfehlfunktionen. Sie können im Haus ausgelegt werden, als PDF-Datei ins Internet eingestellt und auf Anfrage per Post verschickt werden. Die Portokosten sinken dann, wenn schon bei der Herstellung das Gesamtgewicht beachtet und das Format so gewählt wurde, dass der Folder in einen Umschlag für einen Standardbrief passt.

Plakate können in jeder Größe gedruckt werden. Entscheidend für das Format sind daher deren Zweck und die Möglichkeiten, es aufzuhängen. Kann man diese im eigenen Haus noch zuverlässig einschätzen, ist dies für andere Orte meist schon schwieriger. Die Erfahrung zeigt jedoch, dass Plakate im DIN-A3-Format meist problemlos sind, sei es in externen Praxen, in Apotheken, Kinderhorten, Kliniken oder Senioreneinrichtungen. Die meisten haben eine Pinnwand oder ein Schwarzes Brett, können Plakate an Fensterscheiben, Türen oder Fahrstuhlwände kleben. DIN-A3 gilt daher als groß genug, um wahrgenommen zu werden, und als klein genug, um ausgehängt zu werden.

Internet

Über zehn Millionen Deutsche suchen im Internet nach Gesundheitsthemen[25]. Waren noch vor zehn Jahren nur die fortschrittlichsten Industrieunternehmen im Internet präsent, nutzen es mittlerweile auch Gesundheitseinrichtungen so selbstverständlich, wie sie Broschüren anbieten und Tage der offenen Tür veranstalten. Für Krankenhäuser gilt dies bereits durchgehend, für Pflegeeinrichtungen und Praxen zunehmend. Um das Internet sinnvoll einsetzen zu können, müssen seine Möglichkeiten und Grenzen bekannt sein und genutzt werden, dessen Aktualität und Interaktivität ebenso wie dessen zeitliche und räumliche Unabhängigkeit. Konkret bedeutet dies: Wer Nutzer überzeugen will, muss aktuelle Inhalte haben, die Seiten klar strukturieren, Ladezeiten kurz halten, verständlich formulieren und elektronische Anfragen rasch beantworten.

Dabei müssen sich Gesundheitseinrichtungen, die ihren Dialoggruppen Nutzen bieten wollen, an deren technischen Möglichkeiten und Informationsbedürfnissen orientieren. Denn was nützt der Internetauftritt, der für einen DSL-Zugang ausgelegt ist, wenn die ein langsames Modem haben: Sie werden dessen schicke Bilder und Flash-Animationen nie sehen, weil sie nach spätestens drei Minuten erfolglosem Warten genervt zu einer anderen Seite wechseln. Unhöflich sind solche Seiten schon deshalb, weil die Nutzer für das Warten auf die Datenübertragung nicht nur Zeit investieren, sondern auch Geld bezahlen müssen.

Wer sich an den technischen Möglichkeiten der Nutzer orientieren möchte, darf auch nicht von seinem Bildschirm, seinem Browser und seinen technischen Kenntnissen ausgehen. Denn die Besucher haben im Zweifelsfall andere Software oder Bildschirme und wollen dennoch die Informationen direkt lesen können.

Praxistipp Internet

Verzichten Sie im Internet auf die Hausschrift, wenn diese keine webfähige Standardschrift ist, verwenden Sie websichere Farben, die in allen Systemen gleich aussehen und programmieren Sie die Seite so, dass sich deren Größe automatisch an die anderer Bildschirme anpasst. Auf der sicheren Seite ist, wer auf unnötige technische Spielereien verzichtet – wie Videos, die durch Gebäude und Gelände führen. Denn professionelle Bilder sind bei geringerer Dateigröße häufig sogar aussagekräftiger.

Zu beachten ist auch, dass sich nach der Online-Studie 2006 von ARD und ZDF[26] immer mehr ältere Menschen mit wenig Recherche-Erfahrung im Internet informieren. Auch sie müssen die Möglichkeit haben, sich schnell zurechtzufinden. Wegen der bei ihnen häufig eingeschränkten Sehfähigkeit sollte eine gut lesbare und in der Größe leicht einstellbare Schrift verwendet werden. Solche Zugangserleichterungen sind seit dem Jahr 2002 schon im Sinne eines barrierefreien Internets im Behindertengleichstellungsgesetz vorgesehen. Viele Gesundheitseinrichtungen folgten seitdem freiwillig dem Beispiel deutscher Bundeseinrichtungen und sorgten für die barrierefreie Gestaltung ihrer Internetauftritte. Ein Qualitätssigel für hochwertige Gesundheitsinformationen im Internet vergeben zusätzlich unabhängige Prüfinstitute, wie das Aktionsforum Gesundheitsinformationssystem (afgis).

Da erwartet wird, dass das Internet nicht nur schnell sondern auch aktuell informiert, sollte Aktuelles stets sofort zu finden sein: Beginnt ein Veranstaltungskalender mit Januar, ist die Gefahr groß, dass die Veranstaltungen im Mai oder gar Dezember nur wenige sehen. Auf dem aktuellen Stand müssen stets auch die Namen von Personen und die dazugehörigen E-Mailadressen sein. Sonst erhalten Anfragende die automatische Antwort, dass die E-Mail-Empfänger nicht erreichbar sind. Als Standard gilt mittlerweile, dass Anfragen per E-Mail an Werktagen binnen 24 bis 48 Stunden beantwortet werden.

Um weitere interaktive Möglichkeiten des Internets zu nutzen, können beispielsweise Fragebögen dazu eingestellt werden, wie gut Nutzer sich auf den Seiten zurechtfinden, oder ein Quiz zur Vorbeugung von Herz-Kreislauferkrankungen. Außerdem können Downloads angeboten werden: Wenn Qualitätsberichte, Patientenbroschüren, Abteilungsfaltblätter und Anfahrtspläne als PDF-Datei verfügbar sind, können die Nutzer entscheiden, ob sie die Daten speichern oder direkt ausdrucken wollen.

Das Setzen von Links dient der Vernetzung der Seiten, da deren Umfang jeweils beschränkt sein soll. Dafür können Links in Texte eingebaut werden, die zu anderen Seiten des Hauses oder Erläuterungen führen. Sie können auch zu den Internetseiten von Partnern verbinden, wie kooperierenden Praxen und Instituten, Mitveranstaltern, ausstellenden Künstlern und Zertifizierungsinstituten. Solche inhaltsreichen Internetseiten können zu immer wieder aufgesuchten Informationsquellen werden.

Aus PR-Sicht gilt für das Internet zusätzlich das, was für alle PR-Instrumente gilt: Die verschiedenen Gruppen sollen informiert werden, dadurch das Haus bekannter und letztlich die Unternehmensziele erreicht werden. Zu prüfen ist daher, ob alle relevanten Dialoggruppen die für sie wichtigen Informationen im Internet bekommen. Gibt es beispielsweise für Journalisten einen Pressebereich? Dort stehen nicht nur die Presseverantwortlichen mit Telefonnummer und E-Mailanschrift, sondern auch aktuelle und frühere Pressemitteilungen sowie Bilder in Druckqualität zum Herunterladen. Für interne und externe Ärzte kann es ein passwortgeschütztes Forum geben, in dem sie sich austauschen können. Da dies nicht öffentlich zugänglich wäre, bräuchten sie dort nicht die Rücksicht bei Verständlichkeit und eingestelltem Bildmaterial zu nehmen, die das Heilmittelwerbegesetz vorschreibt. Für Stellensuchende könnte im öffentlich zugänglichen Bereich in der Rubrik „Stellenangebote" auf offene Stellen hingewiesen sowie über Ausbildungsmöglichkeiten und Zivildienststellen informiert werden.

Noch lässt die Nutzerfreundlichkeit vieler Internetseiten allerdings zu wünschen übrig: Da erscheinen Informationen logisch kaum geordnet und die Navigation ist eher an der Organisationsstruktur des Hauses orientiert als am Informationsbedarf der Nutzer. Mal gibt es gleich mehrere Navigationsleisten, mal verwirren animierte Flash-Designs und erfordern lange Ladezeiten. Und „nur allzu gern vergessen Insider, dass Patienten mit Fachbegriffen wie Anästhesiologie wenig anzufangen wissen und allenfalls bei Chirurgie und Gynäkologie nicht sofort passen müssen", und schlagen stattdessen sprachlich „vor den Kollegen wie ein Pfau ein Rad".[27] Ein Praxistest im November 2005 zeigte beispielsweise, dass nur in 9 von 24 Fällen der Qualitätsbericht geprüfter Kliniken schnell auf deren Internetseiten zu finden war. In zwölf Fällen wurde die Suche nach mehreren Minuten erfolglos abgebrochen. Drei Mal wurde der Bericht zwar gefunden, konnte jedoch von technisch nicht versierten Menschen weder ausgedruckt noch gespeichert werden.[28]

Wie für andere Kommunikationsinstrumente, so sollte auch für den Internetauftritt immer eine Konzeption erstellt werden. Denn dieser muss organisatorisch, strukturell und personell ins Unternehmen integriert werden und soll die Erreichung seiner Ziele fördern. Um alle technischen, inhaltlichen, gestalterischen und rechtlichen Erfordernisse zu bewältigen, sollten größere Häuser eine spezialisierte Agentur mit der Begleitung des Prozesses beauftragen. Dafür benötigt sie neben dem Konzept und dem Leitbild auch die Vorgaben des Corporate Design, um Orientierungen für die Sprache, den Stil und das Layout zu haben, sowie feste Ansprechpartner im Haus.

Umfangreichere Internetauftritte werden heute meist mit einem Content-Management-System (siehe Glossar) erstellt. Die Mitarbeiter des Hauses können dann nach einer Schulung die Internetseiten aktuell halten und neue Inhalte selbst einstellen. Es muss also nicht für jede Änderung die Agentur bemüht werden, was finanziell sehr vorteilhaft sein kann. Die Agentur ist dann parallel beratend tätig und hilft bei technischen Problemen.

Soll der Internetauftritt permanent aktuell sein, muss sich schon in einer größeren Praxisgemeinschaft, einer Pflege- oder Wohneinrichtung mit mehreren Häusern oder einem mittelgroßen Krankenhaus mindestens ein Mitarbeiter ausschließlich darum kümmern. Basiert auch das ausschließlich intern zugängliche Intranet auf einem Content-Management-System, ist dieser meist parallel auch dafür zuständig und eine Vollzeitstelle bald unumgänglich. Zumal der dann nicht nur die Seiten programmiert und Texte und Bilder internetgerecht bearbeitet, sondern oft auch textet, fotografiert, recherchiert, Anfragen beantwortet sowie Neuerungen prüft und einstellt.

Mehrere Mitarbeitende für diesen Bereich einzuarbeiten, ist wegen erforderlicher Krankheits- und Urlaubsvertretungen durchaus sinnvoll. Andererseits sollte deren Zahl für diesen sensiblen Bereich der Außendarstellung auch nicht zu groß sein, da er neben Fachkenntnissen auch Erfahrung und Fingerspitzengefühl erfordert.

In der Praxis haben sich für die Planung von Veränderungen im Internetauftritt größerer Häuser Projektteams bewährt. Dazu gehören sollten zunächst die PR-Verantwortlichen sowie ein technischer Mitarbeiter, beispielsweise aus der IT-Abteilung. Weitere Mitglieder sollten aus dem pflegerischen und ärztlichen Bereich sowie der Verwaltung kommen.

Eine Möglichkeit die Qualität von Internetseiten am Ende unabhängig prüfen zu lassen, sind kostenlose Webseiten-Check-ups, wie sie gemeinsam von „kma", „Novartis" und der „Medical Tribune" sowie dem Heidelberger Institut für Medizinmarketing angeboten werden.[29] Diese zeichnen außerdem deutschlandweit jährlich die besten Internetseiten von Praxen und Kliniken aus.

Krankenhausradio und Patientenfernsehen

Populär geworden ist das Patientenfernsehen, weil es die Möglichkeit bietet, über ein viel genutztes Medium Informationen über die eigene Einrichtung zu verbreiten. In Deutschland bieten bereits 375 Krankenhäuser[30] Patientenfernsehen an, mit steigender Tendenz.

Schon sehr viel länger gibt es das Krankenhausradio. Vor allem konfessionelle Häuser nutzen eine Funkfrequenz, um beispielsweise Gottesdienste aus ihrer Kapelle in die Patientenzimmer zu übertragen. In manchen Häusern produzieren kleine Redaktionen, die meist aus Ehrenamtlichen bestehen, sogar mehrmals wöchentlich bis täglich einige Stunden Sendung. Sie berichten sowohl über verschiedene Aspekte des Krankenhauses als auch über Themen, die nur im weitesten Sinne damit zu tun haben. „Bei uns schauen die Patienten hinter die Kulissen des Großbetriebes, das nimmt die Angst", sagt der Krankenpfleger und Initiator des Senders „Radio Dr. Brinkmann" in den Städtischen Kliniken Offenbach, Burkhard Hennings.[31] Es werde zum Beispiel erklärt, wie ein Ultraschallgerät funktioniert oder der Arbeitsablauf in der Küche. Beim Krankenhausradio Elmshorn wird dagegen bewusst auf medizinische Themen verzichtet und auf Humor und Unterhaltung gesetzt. Musikwünsche von Patienten und Mitarbeitern werden erfüllt und Menschen aus der Region ins Studio eingeladen.[32]

Die Angebote beim Patientenfernsehen unterscheiden sich stärker: Seit 2003 reicht die Palette der Möglichkeiten von Programmanbietern mit Spielfilmen, Reportagen und Interviews bis zur Zusammenarbeit mit regionalen Fernsehsendern, die mit den Mitarbeitern des Krankenhauses Filmbeiträge gestalten. Das Programm wird meist alle zwei Wochen wiederholt. Viele Programmanbieter geben eine Programmzeitung heraus, die alle Fernsehprogramme enthält und in jedem Zimmer ausgelegt werden kann.

Außerdem produzieren sie kostenlos einen Imagefilm, der durch eingeblendete Werbespots kooperierender Partner finanziert wird. Vor einer Zusammenarbeit mit solchen Programmanbietern ist aber zu beachten, dass das Publikum anspruchsvoll und die Qualität so manches kostenlosen Imagefilms zweifelhaft ist. Außerdem ist nur dessen Produktion gratis. Das Drehbuch muss in der Regel vom Unternehmen erstellt werden. Und auch beim

Schneiden des Films und der Auswahl der Bildmotive sind dessen Vorschläge und Mitarbeit gefragt. Das kann Einrichtungen schnell überfordern, da deren Stärke nur selten bei der Dramaturgie oder beim Filmschnitt liegt. Außerdem sind Imagefilme schnell veraltet – beispielsweise wenn modernisiert oder angebaut wurde oder strukturelle Veränderungen stattfanden. Die Herstellung des dann erforderlichen neuen Film muss aber bezahlt werden.

Weitgehend unbekannt ist bisher, wie Patienten das Patientenfernsehen einschätzen – und damit auch, ob sich der organisatorische und finanzielle Aufwand lohnt. Zwar hat eine gemeinsame Umfrage der Berufsakademie Heidenheim und eines Programmanbieters ergeben, dass von 300 Patienten „jeder Dritte an tiefer gehenden Beiträgen und Reportagen über die Klinik" interessiert ist.[33] Ob dieses Interesse mit kostenlosen Imagefilmen abgedeckt wird, ist zumindest zu bezweifeln. Abgesehen davon, sind die Befragten nicht repräsentativ für den Querschnitt aller Patienten und die Befragung wirkt interessensgesteuert.

Erst künftige repräsentative Untersuchungen werden daher klären, ob das „normale" Fernsehangebot möglicherweise ausreicht oder sogar eher genutzt wird, gerade weil dort Krankheiten nicht im Mittelpunkt stehen. Denn Patienten wollen sich beim fernsehen auch von Sorgen, Schmerzen und Ängsten ablenken. Dem steht der Wunsch der Häuser gegenüber, angesichts kürzerer Verweilzeiten alle Informationskanäle für die Selbstdarstellung und Patientenbindung zu nutzen.

Krankenhaus- und Bewohnerzeitungen

Einige Krankenhäuser geben so genannte Patientenzeitungen heraus, einige Wohn- und Pflegeeinrichtungen Bewohnerzeitungen. Manche werden im Verbund mit weiteren Einrichtungen desselben oder anderer Unternehmen herausgegeben und alle werden kostenlos verteilt. Gedacht sind die Patientenzeitungen, die oft in Magazinform erscheinen, vor allem für Externe, die Bewohnerzeitungen, die häufig Zeitungscharakter haben, vor allem für die Bewohner und ihre Angehörigen (siehe Seite 50). Obwohl sie immer beliebter werden, haben noch längst nicht alle Krankenhäuser und Wohneinrichtungen solche Zeitungen.

In den bereits erscheinenden Patientenzeitungen informieren die Krankenhäuser meist mit journalistischen Mitteln über ihre Leistungen und Angebote. Auf 8 bis 20 Seiten verbreiten sie Interviews, Hintergrundberichte, Nachrichten, Rezepte zur gesunden Ernährung und Unterhaltendes, wie Kreuzworträtsel. Sie unterscheiden sich von den „fertigen" Patientenzeitungen von Verlagen wie „Die Krankenhauszeitung" der Baumann Fachverlage mit einem Umfang von vier bis sechs Seiten und ausschließlich medizinische, therapeutische und pflegerische Themen haben sowie beispielsweise allgemein über Krankheitsbilder informieren. Auch diese werden von den Krankenhäusern bezahlt und liegen kostenlos für die Patienten aus.

Außerdem gibt es noch gemeinsam von Verlagen und Krankenhäusern produzierte Magazine, wie die „StippVisite" der Juwi McMillan Group. Sie bestehen aus einem vom Verlag produzierten Teil, den alle Beteiligten übernehmen müssen, in dem Aktuelles aus dem Gesundheitswesen und der Medizin vorgestellt wird. Darüber hinaus stehen dem jeweiligen Krankenhaus vier bis acht Seiten zur Verfügung, die es mit eigenen Nachrichten, Berichten und Interviews füllen kann. Vor allem aus Kostengründen sind diese Magazine für viele Häuser attraktiv.

Möglich wäre es aber auch, dass Gesundheitseinrichtungen die sich in ihren Leistungsspektren ergänzen – wie ein Krankenhaus, eine Pflegeeinrichtung, verschiedene Praxen und eine Apotheke – eine gemeinsame Patientenzeitung herausgeben. Denn so könnten viele Einrichtungen gleichzeitig ihre Dialoggruppen erreichen. Neben der Finanzierung wären allerdings einige Punkte zu beachten:

▶ regionale Nähe: Eine gemeinsame Publikation für Patienten ist nur für Einrichtungen sinnvoll, die sich in unmittelbarer Nähe zueinander befinden und daher das gleiche Einzugsgebiet haben

▶ verschiedene Leistungsangebote: Um ausreichend auf das Spektrum und die Kompetenz der Häuser aufmerksam machen zu können, sollten sich die Angebote der einzelnen Einrichtungen ergänzen und nicht in Konkurrenz zueinander stehen. Anderenfalls würde die inhaltliche Arbeit erschwert und die Leser womöglich eher verwirrt als informiert.

▶ gemeinsamer Stil bei Fotos und Berichten: Damit die Leser die Zeitung als ein Produkt wahrnehmen, muss diese einen gemeinsamen Schreibstil, ein schlüssiges Layout und verbindende Elemente bei Grafiken und Bildern haben. Die Zeitung sollte daher von einer Agentur hergestellt werden, die die Bilder und Texte anfertigt. Voraussetzung dafür ist die detaillierte Vorplanung jeder Ausgabe.

▶ Erscheinungsweise: Die Zeitung sollte regelmäßig erscheinen – also vierteiljährlich, besser monatlich – um von den Dialoggruppen wahrgenommen und akzeptiert zu werden. Dafür muss es allerdings ausreichend Themen geben, über die andere Zeitungen nicht berichten.

▶ Preis: Die Zeitung sollte kostenlos verteilt werden, da in ihr über die Leistungen und Angebote der herausgebenden Häuser informiert wird und ein Instrument ihrer Kundenbindung ist.

▶ Anzeigen: Schon wegen der Kosten für den Druck der Zeitung sollte über eine Teilfinanzierung mittels Werbeeinnahmen nachgedacht werden. Vor allem wenn die Zeitung nicht von einer Agentur hergestellt wird, ist dabei zu bedenken, dass auch die Beschaffung von Anzeigenaufträgen Zeit und Arbeitskraft in Anspruch nimmt und nicht jedem liegt. Der für Anzeigen verfügbare Platz sollte dabei schon zu Beginn festgelegt werden. Das erleichtert nicht nur den Abschluss von Anzeigenaufträgen. Dadurch wird auch vermieden, dass am Ende mehr Platz durch Anzeigen gefüllt wird als durch Inhalte. Für die Platzierung der Anzeigen sind vor allem die Rückseite der Zeitung und die inneren Umschlagseiten geeignet, da diese besonders beachtet und damit für Anzeigenkunden attraktiv sind. Interessant sind für viele Unternehmen auch Beilagen.

Patientenbroschüre

Viele Praxen und Pflegeeinrichtungen informieren ihre Patienten und Bewohner mittlerweile in Broschüren ebenso über alles, was für diese wichtig ist, wie dies die meisten Krankenhäuser tun. Im Mittelpunkt auch von Broschüren stehen die Bedürfnisse der Patienten, Angehörigen oder Bewohnern nach Informationen zu der Einrichtung, in der sie sich befinden oder die sie aufzusuchen planen – ob sie sich am Kiosk eine Zeitung kaufen wollen, den Namen der Pflegedienstleitung wissen möchten, den des leitenden Chefarztes der Kinderklinik oder wo die nächste Apotheke ist und welche Schwerpunkte die Praxen im Ärztehaus haben. Damit möglichst alle wichtigen Informationen geboten werden, müssen Patientenbroschüren mit Weitblick geplant und verständlich formuliert sein. Sie müssen im Corporate Design gestaltet sein, sollten vierfarbig erscheinen und mittels Fotos und Grafiken optisch ansprechen. Ein übersichtliche Gestaltung und leicht lesbare Schrift sind ebenfalls Pflicht. Ihr Format soll handlich sein, damit man sie gut einstecken kann, und der Umfang so gewählt werden, dass sie kostengünstig per Post zu verschicken sind. Um die Texte aktuell halten zu können, sollte die Druckauflage bei Kliniken und Krankenhäusern ungefähr der Zahl der Patienten pro Jahr plus der Zahl der Mitarbeiter entsprechen, bei Pflegeeinrichtungen der Zahl der Bewohner plus der Anfragen pro Jahr. So besteht die

Chance, Personalwechsel und Leistungsänderungen regelmäßig berücksichtigen zu können.

Inhaltlich soll über die Einrichtung informiert und Sorgen reduziert werden – beispielsweise die von Senioren in einer Wohnanlage, die befürchten, mit handwerklichen Arbeiten und Behördenanträgen allein zurechtkommen zu müssen. Interessante Texte, aussagekräftige Bilder und Übersichten sollen Bewohner, Patienten und Angehörige außerdem bei der Orientierung unterstützen. Broschüren bieten den Häusern die Möglichkeit sich offen und positiv darzustellen, über Angebote und Schwerpunkte zu informieren und so ihr Image zu pflegen.

Bekommen sollten die Broschüre alle, die sich für das Haus interessieren, seien es Patienten bei der Aufnahme, Angehörige, die sich über Pflegeeinrichtungen informieren, Journalisten bei Pressekonferenzen, einweisende Stellen, Krankenkassen, Besucher eines Vortrages im Haus oder Nachbarn bei einem Tag der offenen Tür. Enthalten sollten Patientenbroschüren:

▶ Ein Grußwort der Leitung, beispielsweise der Geschäftsführung, Pflege- oder ärztlichen Direktion oder dem Praxisinhaber mit Porträtfoto.

▶ Das Motto der Einrichtung oder ein kurzer Auszug aus dessen Leitbild, aus dem Schwerpunkt und Arbeitsansatz deutlich werden.

▶ Informationen zu allen Einrichtungen des Hauses. Dazu gehören die medizinischen und therapeutischen Abteilungen ebenso wie Küche, Kiosk, Seelsorge und Sozialdienst. Die Abteilungsleitungen sollte immer mit Foto erscheinen, seien dies Chefärzte, Stations- oder Pflegedienstleitungen oder Pastoren. Angegeben sein sollten auch die jeweiligen Sprech- und Öffnungszeiten.

▶ Zu allen weiteren Angeboten – wie Frisör, Blumenladen, Bibliothek, Gastronomie, Computer- oder Wellnessbereich – sollte deren genaue Lage, die Öffnungszeiten und möglichst auch Preise angegeben werden. Bei sehr großen Einrichtungen empfiehlt sich zusätzlich deren Aufnahme in einen Lageplan.

▶ Ein Lageplan mit Anfahrtsskizze zum Haus sowie Hinweise auf Parkmöglichkeiten, Taxistände und öffentliche Verkehrsmittel. Gibt es ein Parkhaus oder eine Tiefgarage in der Nähe, sollten die Öffnungszeiten und Preise aufgenommen werden.

▶ Natürlich müssen auch die Telefon- und Faxnummer genannt werden, die zentrale E-Mailadresse, die Internetseite des Hauses sowie dessen vollständige Adresse.

In Patientenbroschüren sollten keine Anzeigen erscheinen. Als eines der wichtigsten Kommunikationsmittel jedes Hauses sollten sie ausschließlich über dieses informieren. Ohne Anzeigen wirkt das seriöser.

Qualitäts- und Geschäftsberichte

Alle die Krankenhäuser sind seit dem Jahr 2005 verpflichtet alle zwei Jahre Qualitätsberichte zu veröffentlichen, die nach Paragraph 108 des Sozialgesetzesbuches zugelassen sind, also Hochschulkliniken, Plankrankenhäuser und die, die mit den Kranken- oder Ersatzkassen einen Versorgungsvertrag abgeschlossen haben[34]. Die Qualität in den Pflegeeinrichtungen wird seit dem Jahr 2002 durch das Pflege-Qualitätssicherungsgesetz des Medizinischen Dienstes der Krankenkassen geregelt. Zwar ist für sie kein Qualitätsbericht vorgeschrieben, aber die Beurteilung der Pflegequalität kann dennoch bereits in deren Öffentlichkeitsarbeit einfließen. Im Sinne der Transparenz ist politisch außerdem die Einführung von Pflegeheimvergleichen geplant.[35]

Ziel der Qualitätsberichte ist es, das Niveau von Medizin, Pflege und Therapie für die Öffentlichkeit verlässlich vergleichbar zu machen. Vielen merkt man die Pflicht an. Während einige Häuser sie für die erweiterte professionelle Kommunikation entdeckt haben, erfüllen andere eher „nur" die Bestimmungen. „Einige Kliniken bieten zwar mehr als die gesetzlich geforderten Informationen, doch werden auch dort die vielfältigen Möglichkeiten, sich verständlich und attraktiv gegenüber den Kunden des Krankenhauses zu präsentieren, noch nicht ausgeschöpft."[36] Dies wird sich sicher bald ändern. Denn Qualitätsberichte bieten sich geradezu dafür an, mit Fakten für das eigene Haus zu werben.

Da sie einheitliche Kriterien erfüllen müssen, um vergleichbar zu sein, stecken die Chancen in verständlichen Formulierungen und übersichtlicher Gestaltung. Inhaltlich wird das Qualitätsmanagement vorgestellt und ein Überblick über die häufigsten Behandlungen gegeben. Dafür interessieren sich nicht nur die Patienten, die sich für oder gegen eine Behandlung in einem Haus entscheiden wollen oder müssen. Ebenso nützlich sind die Informationen für die Mitarbeitenden, für Krankenkassen, niedergelassene Ärzte und Träger. Denn die Qualitätsberichte dokumentieren die medizinischen, therapeutischen und pflegerischen Leistungen und stellen die Maßnahmen vor, mit denen die Qualität künftig gesichert und verbessert werden soll.

Während Krankenhäuser zur Veröffentlichung von Qualitätsberichten verpflicht sind, gilt dies nicht für ihre Geschäftsberichte. Und so veröffentlichen diese auch längst nicht alle. Eine Untersuchung im Jahr 2005 zeigte, dass von 24 befragten Krankenhäusern lediglich sieben ihren Geschäftsbericht veröffentlichten, während die übrigen ihn nur „für interne Zwecke" erstellten.[37] Schaut man auf die Internetseiten der großen Klinikgruppen und

-verbände, wird zumindest von diesen ein Jahres- oder Geschäftsbericht veröffentlicht. Manche sind sehr ausführlich und an den Vorgaben für die freie Wirtschaft orientiert, andere sehr zurückhaltend in Transparenz und Zahlen. Gemeinsam ist den meisten eine professionelle Gestaltung, was deutlich macht, dass Geschäftsberichte dem Image dienen. Für sie interessieren sich weniger die Patienten und mehr die Behörden, Krankenkassen, Institutionen, Journalisten und Politiker.

Mit Qualitäts- und Geschäftsberichten werden Externe über verschiedene Aspekte eines Unternehmens informiert. Abzuwägen ist auch dabei der Nutzen gegen die Kosten der Erstellung, der Gestaltung und Produktion. Beim Geschäftsbericht ist dabei auch die Bonität des Unternehmens zu berücksichtigen: Wurde dieser ein Mal veröffentlicht, muss dies regelmäßig geschehen. Denn schon wenn einer ausbleibt, kann dies als wirtschaftliches Problem interpretiert werden und zu Erklärungszwang führen. Beide sollten professionell und im Corporate Design des Hauses gestaltet sein und sowohl als gedruckte Version erscheinen, die an Interessierte verschickt oder bei Veranstaltungen verteilt wird, als auch zum Download im Internet eingestellt werden.

Sponsoring und Kooperationen

Jede Einrichtung hat Geschäftspartner und Lieferanten, pflegt Kontakte zu Krankenkassen, regionalen und überregionalen Firmen. Das ermöglicht vor allem für Veranstaltungen häufig finanzielle und andere materielle Unterstützungen. Mal übernimmt eine Pharmafirma die Druckkosten für die Einladungen und Plakate, wenn ihr Logo darauf erscheint; mal stellen Hersteller von medizinischen Geräten kleine Präsente und Streuartikel für Besucher zur Verfügung oder ein Medizinisches Warenhaus stiftet den Hauptpreis für eine Tombola. Das dient – über das eigentliche Ziel der Veranstaltung hinaus – gleichzeitig der Kontaktpflege und bezieht weitere Dialoggruppen in die Aktivitäten ein.

Der Vorteil des Sponsoring liegt für Unternehmen meist in der finanziellen Entlastung, ohne die manche Großveranstaltungen wie Fachtagungen und Messen kaum durchführbar wären. Als Gegenleistung erwartet der Sponsor öffentliche Aufmerksamkeit und Anerkennung. Denn Sponsoring „beruht auf dem Prinzip von Leistung und Gegenleistung. Dazu leistet der Sponsor einen bestimmten Beitrag, damit ein Projekt zustande kommt. Dafür erwartet er, dass sein Partner die ihm geschuldete öffentliche Anerkennung nicht nur erduldet, sondern aktiv fördert."[38] Je nach Vereinbarung kann die Gegenleis-

tung im Abdruck des Logos auf Drucksachen, T-Shirts oder Anzeigen bestehen, beim Einstellen auf die Internetseiten des Hauses oder in der Nennung
des Sponsors bei der Pressearbeit. Vielleicht erreicht der Sponsor aber auch
über die Veranstaltung für ihn wichtige Zielgruppen, beispielsweise die Mitarbeiter oder Angehörigen.

Welche Vorstellungen und Erwartungen beide Seiten aneinander haben,
sollte frühzeitig besprochen, abgewogen und schriftlich festgehalten werden. Denn Sponsoring ist für beide Seiten mit dem Risiko verbunden, dass
einer der Partner dem anderen mehr schadet als nützt. Da die Sponsoring-
Partner bereits während der Planung einer großen Veranstaltung gesucht
werden, kann nie ausgeschlossen werden, dass bis zum Termin noch gravie-
rendes passiert: Wurde ein Pharmaunternehmen als Sponsor eines Medizin-
symposium gewonnen und stellt sich wenige Tage vor der Veranstaltung
heraus, dass dieses zweifelhafte Medikamente verkauft, geraten die Veranstalter, obwohl sie damit nichts zu tun haben, dennoch in Erklärungsnöte.
Das kann umgekehrt auch dem Sponsor passieren, der sich plötzlich mit
einer Krise bei einem der Veranstalter auseinandersetzen muss. Schon wegen dieser in jedem Einzelfall abzuwägenden Risiken, sollte die Leitung stets
über alle Sponsoringpläne informiert sein und für die Vereinbarung der Verträge zuständig sein.

Praxistipp Raumnutzung

Veranstaltungsräume, die nicht ständig ausgelastet sind, können Unternehmen und Gruppen der gleichen und ähnlicher Branchen zur
Nutzung angeboten werden – beispielsweise Krankenkassen, Selbsthilfegruppen und Vereinen. Dies sichert die Wahrnehmung des Hauses als aufgeschlossene Einrichtung und dient der Kontaktpflege.

Veranstaltungen

Weil auch heute noch das Gesundheitswesen und seine Einrichtungen vielen Menschen als das sprichwörtliche Buch mit sieben Siegeln erscheint, sind sie am Blick hinter die Kulissen so interessiert. Sie finden es spannend, als Besucher auf Ärzte, Pflegepersonal, Therapeuten und Verwaltungskräfte zu treffen, sie mal nicht als Patient oder Angehörige zu erleben. Das Pfund, mit dem Gesundheitseinrichtungen bei Veranstaltungen wuchern können, ist das Fachwissen der Beschäftigen. Der große Vorteil aller Einrichtungen ist das Interesse der Dialoggruppen an unterschiedlichen Themen: Möchte ein niedergelassener Arzt mit Kollegen neue Therapien diskutieren und Lokalpolitiker über bauliche Änderungen informiert werden, interessieren sich Patienten und Angehörige vielleicht eher für Krankheitsbilder, Behandlungen oder die Ausstattung der Appartements und der zentralen Küche.

Da die Besucher im Mittelpunkt der Veranstaltung stehen – und nicht die Anforderungen des Alltags – sind medizinische und pflegerische Vorträge, Patientenforen und Telefonaktionen durchaus beliebt. Über öffentliche Veranstaltungen berichten Redaktionen zudem oft oder kündigen sie an. Da Veranstaltungen intern und extern Folgen für die Unternehmenskommunikation haben, müssen sie sorgfältig geplant und durchgeführt werden. Dabei ist zu beachten, dass verschiedene Anlässe unterschiedliche Formen erfordern: Ein Vortragsabend für Mediziner muss anders gestaltet werden als ein Tag der offenen Tür oder eine Pressekonferenz.

Praxistipp Vorbereitungszeit

Die Vorbereitungszeit muss stets großzügig bemessen werden: Für eine Jubiläumsfeier, zu der übers Jahr verteilt Veranstaltungen stattfinden sollen, wird von der Idee bis zur Durchführung ungefähr ein Jahr Vorbereitungszeit benötigt; für einen Tag der offenen Tür mindestens ein halbes und für einen Fachvortrag mindestens zwei Monate. Denn Konkurrenztermine müssen rechtzeitig geklärt, Veranstaltungsräume und Hotelzimmer gebucht, Referenten und Künstler eingeladen, Drucksachen erstellt, die Bewirtung organisiert und die Einladungen versendet werden.

Dabei sind Veranstaltungen, wie alle Kommunikationsmittel, auf einzelne Dialoggruppen auszurichten. Das können ärztliche Kollegen sein, mit denen die neuesten Entwicklungen im Bereich Darmkrebs diskutiert werden sollen, für die eine Tagung organisiert wird. Oder das Pflegepersonal bietet Angehörigen von Schlaganfallpatienten eine Fortbildung zur häuslichen Pflege an. Eine Sozialstation veranstaltet ein Nachbarschaftsfest für die Anwohner und den Stadtteil. Die Möglichkeiten sind so vielfältig, dass oft lediglich Offenheit auch für zunächst ungewöhnliche Projekte erforderlich ist, um attraktive Veranstaltungen anbieten zu können.

Nicht immer müssen die Einrichtungen selbst aktiv werden: Bei einem guten Verhältnis zu Nachbarn, Geschäftspartnern und lokalen Institutionen, erhalten sie von Externen oft bereits viele Angebote. Manchmal mehr, als sie umsetzen können. Das beginnt bei der Teilnahme an Veranstaltungen anderer Ausrichter, wie Gesundheitstagen in Einkaufszentren und regionalen Messen. Hinzu kommen Anfragen aus Politik und Wirtschaft, wenn deren Vertreter beispielsweise mehr über inhaltliche oder bauliche Änderungen einer Einrichtung wissen möchten. Schulklassen und Kindergartengruppen eine Zahnarztpraxis besuchen wollen, Ausflüge mit Bewohnern unternehmen oder sich von Senioren Geschichten erzählen lassen. Als Themen für fachbezogene Veranstaltungen können alle Angebote der Einrichtungen dienen, seien sie therapeutisch, pflegerisch oder medizinisch.

Beispiele für Veranstaltungen

Eine Praxis für Gastroenterologie kann einen Workshop zu den neuesten Verfahren für endoskopische Untersuchungen anbieten, ein Altenpflegeheim Vorträge zu „Bewegung im Alter" oder „Leben mit Demenz". Eine Fachklinik kann die Kenntnisse verschiedener Abteilungen kombinieren und beispielsweise einen Arzt Rheuma als Krankheitsbild vorstellen lassen. Anschließend zeigen Ergotherapeuten und Krankengymnasten Übungen gegen Bewegungseinschränkungen und gibt eine Diätassistentin Ernährungstipps.

Kooperiert werden könnte bei einer Veranstaltung zum Thema Schmerz: Die Informationen der Fachabteilung lassen sich durch die niedergelassener Ärzte, Sportvereine, Therapeuten und Mitarbeitern eines Hospiz ergänzen. Dazu kann es eine Telefonaktion mit Experten geben. Gerade bei Themen, die für Menschen mit krankheitsbedingten körperlichen Einschränkungen angeboten werden, bietet es sich an, deren eingeschränkte Mobilität zu berücksichtigen. Wurden die Experten fachübergreifend ausgewählt, werden Telefonaktionen meist auch von Zeitungen angekündigt und darüber berichtet.

Schwieriger als das Finden geeigneter Themen ist häufig die Organisation, die schon an geeigneten Räumen scheitern kann. Einrichtungen sind nur selten für alle Veranstaltungsformen gerüstet. Im Zweifelsfall muss auf externe Räume zurückgegriffen werden, was zusätzliche Kosten verursacht. Der eleganteste Weg ist dies bei großen Tagungen, Symposien und Kongressen, da sich dafür Standards etabliert haben. Dabei können Sponsoren hilfreich sein – zumal häufig bereits Kontakte zur Pharmaindustrie oder zu Herstellern medizinischer Geräte bestehen, die ihre Produkte gerne auf Veranstaltungen präsentieren. Es sollte jedoch darauf geachtet werden, dass Sponsoren nicht die Veranstaltung dominieren, sondern die Einrichtung als Veranstalter erkennbar ist. Regionale Unternehmen und Krankenkassen können vor allem dann für finanzielle Unterstützungen gewonnen werden, wenn Veranstaltungen gemeinnützigen Charakter haben.

Am Anfang jeder Veranstaltungsplanung steht entweder ein Anlass – wie das zehnjährige Jubiläum eines medizinischen Versorgungszentrums – oder eine Idee, beispielsweise über das Thema Schmerz informieren zu wollen. Daraus ergeben sich Anhaltspunkte für deren Konzeption und Ziele. Auch wenn sich die Erfolge oft nur schwer in Zahlen ausdrücken lassen, sollten die Ziele so genau wie möglich formuliert werden. Ein reibungsloser Ablauf und zufriedene Gäste gehören zu denen, die immer erreicht werden sollten. Aber auch das Informieren, Wecken von Emotionen, Veranlassen von Aktionen und die Motivation gehören dazu.

Findet ein Tag der offenen Tür anlässlich eines Jubiläums statt, sind dessen Ziele daher: über das eigene Fachgebiet informieren, Vertrauen wecken, Mitmachangebote und einfache Tests anbieten sowie zur Nutzung eines Angebotes motivieren. Um feststellen zu können, ob die Ziele erreicht wurden, ist es wichtig, sie konkret zu formulieren: 20 bis 30 Interessierte sollen zu jeder Veranstaltung kommen, wäre ein messbares Ziel, bei dem entschieden werden kann, ob es erreicht oder verfehlt wurde. „Wir wollen eine gute Resonanz haben", ist dagegen zu diffus, um wenigstens intern auch nur Einigkeit herstellen zu können, ob dies erreicht wurde.

Auf die Zieldefinition folgt die Festlegung der Dialoggruppen. Je genauer deren Bedürfnisse berücksichtigt werden, umso zielgerichteter können Angebote geplant werden. Wendet sich der Tag der offenen Tür an alle Menschen, ist das Betriebsfest für die Mitarbeitenden, das Weihnachtsfest für Bewohner oder die Mitarbeitenden. Beim Betriebsfest wird eher betont, dass der Unternehmenserfolg vor allem den Mitarbeitern zu verdanken ist; beim Weihnachtsfest, dass alle Bewohner, womöglich trotz Todes- und schwerer Krankheitsfälle zur positiven und offenen Atmosphäre des Hauses beigetragen haben. Mit welchen Worten auf einer Veranstaltung gedankt und damit auch motiviert werden soll, hängt daher von der Dialoggruppe ab.

Stehen die Ziele, die Dialoggruppen, die Veranstaltungsform, das Thema und die zu vermittelnde Botschaft fest, ist dies bereits ein inhaltliches Konzept, zu dem noch das einzusetzende Budget, ein Finanzierungs-, Zeit- und Personalplan fehlt. Der finanzielle Rahmen muss dabei festgelegt werden, bevor die Detailplanung beginnt. Wird an dieser Stelle deutlich, dass die Veranstaltung nicht allein finanzierbar ist, dann ist dies der richtige Moment, um über Kooperationen und Sponsoren nachzudenken. Für die Gespräche mit diesen ist das Konzept dabei eine wichtige Grundlage.

Nur selten kann eine Person alleine eine Veranstaltung organisieren: PR-Beauftragte sind häufig in Teilzeit beschäftigt und Menschen anderer Berufsgruppen oft zusätzlich zu ihrer eigentlichen Arbeit auch für die PR zuständig. Auch in größeren Einrichtungen, die zahlreiche Veranstaltungen durchführen, wäre die übrige PR-Arbeit kaum mehr leistbar. Die Aufgabe der PR-Abteilung ist zudem die veranstaltungsbegleitende Pressearbeit, weshalb sie über jede Veranstaltung frühzeitig informiert sein muss. Veranstaltungen „sind im Gegensatz zur klassischen PR-Arbeit ohne externe Kooperationspartner bei ihrer Planung, Ausrichtung und Durchführung in der Regel nicht zu realisieren."[39] Bei sehr großen Veranstaltungen kann es sogar sinnvoll sein, eine Eventagentur zu beauftragen. Sie übernimmt einen Großteil der Arbeit, liefert professionelle Anregungen und hat Kontakte und praktische Erfahrungen, die sie einbringen kann.

Beispiel 200jähriges Jubiläum

Das 200jährige Jubiläum eines Krankenhauses sollte als Anlass für mehr als eine zentrale Feierstunde mit den Honoratioren und ein Betriebsfest mit den Mitarbeitern genutzt werden: Zahlreiche kleinere und größere Veranstaltungen könnten für alle Dialoggruppen und über das Jubiläumsjahr verteilt stattfinden. Sollen die internen Mitarbeiter ein solches Mammutprojekt allein organisieren, wären sie allerdings schnell überlastet.

Sollen Mitarbeiter weniger umfassende Veranstaltungen parallel zu ihrer täglichen Arbeit organisieren, kann ein Projektteam gebildet werden, das die Arbeiten plant und verteilt. Aufgabe der Projektleitung ist es dabei, stets den Überblick haben, Kontakt zu allen Beteiligten halten, das Budget verwalten und Geschäftsführung oder Direktorium regelmäßig über den Stand informieren. Dies sollte aber nicht die PR-Verantwortliche sein, da die für aktuelle Aufgaben abrufbar sein muss, was die kontinuierliche Projektarbeit gefährden kann. Oft ist die Zusammenarbeit einer Projektleitung aus dem jeweiligen medizinischen oder pflegerischen Bereich mit den Fachkollegen zudem schneller und unkomplizierter.

Die Befugnisse der Projektleitung müssen im Vorfeld festgelegt werden. Am Anfang ihrer Arbeit stehen dann die Erarbeitung der Konzeption und des Zeitplans: Wie häufig muss sich das Projektteam treffen? Wann muss der Veranstaltungsort gebucht werden, bis wann welche Aufgaben erledigt sein? Wann muss die PR-Abteilung mit der Pressearbeit beginnen und bis wann benötigt sie dafür alle Informationen? Wann ist der Anzeigenschluss der Medien, wann müssen Künstler, Hotelzimmer und Catering gebucht sein?

Mit Bedacht ist der Termin vor allem bei wichtigen Veranstaltungen zu wählen. Zu vermeiden sind Ferienzeiten, Feier- und Brückentage. Auch regionale Feste und Feiern sowie große Sport- und Kulturveranstaltungen sind zu berücksichtigen: Ein Tag der offenen Tür am letzten Spieltag der Fußball-Weltmeisterschaft wird nur wenige Besucher haben. Die Veranstaltungen der Mitbewerber sind vor allem bei nationalen oder internationaler Thementagen zu beachten, wie der Tag des Schlaganfalls oder der Welt-Diabetes-Tag.

Wichtig ist auch die Jahreszeit: Ein Straßenfest im November wird voraussichtlich schlechter besucht werden als eines im Mai. Und die jeweilige Dialoggruppe muss Zeit haben. Für einen medizinischen Fachvortrag ist Mittwoch ab 19 Uhr geeignet, da viele niedergelassenen Ärzte dann keine oder verkürzte Sprechstunden haben. Für einen Tag der offenen Tür ist eher ein Sonnabend günstig: Die Praxen sind geschlossen, die Anwohner müssen nicht zur Arbeit und viele sind ohnehin unterwegs, beispielsweise um einzukaufen. Und so schauen sie auf dem Weg oder im Anschluss daran hinein und bleiben dann häufig länger als zunächst geplant.

Ebenso wichtig wie der Zeitpunkt ist der Ort der Veranstaltung. Findet diese außerhalb des eigenen Hauses statt, ist frühzeitig zu prüfen, ob Größe und Atmosphäre zur Veranstaltung passen und zweckmäßig sind. Beliebte Tagungsorte und Messehallen mit guter Verkehrsanbindung und ausreichend Parkplätzen müssen oft Monate im Voraus gebucht werden. Stets muss geprüft werden, ob ausreichend Tische, Stühle und sanitäre Anlagen vorhanden sind sowie die erforderlichen technische Geräte, wie Beamer, Mikrofon- und Musikanlagen. Sind die nicht vorhanden, können sie bei entsprechenden Firmen gemietet werden.

Checkliste Veranstaltung vorbereiten

▶ Projektgruppe gründen, Projektleitung festlegen
▶ Thema, Ziel, Form und Dialoggruppen der Veranstaltung abstimmen
▶ Termin und Ort festlegen, Budget planen

- ▶ Veranstaltungsangebote und -inhalte zusammentragen
- ▶ Verantwortliche bestimmen
- ▶ Ablaufplan erstellen
- ▶ Räume, Ausstattung und Personalkapazität prüfen und organisieren
- ▶ Bewirtung und Unterhaltungsprogramm planen und buchen
- ▶ Kommunikationsmittel auswählen und erstellen, wie Einladungen, Plakate, Handzettel, Fragebögen und Anzeigen
- ▶ Verteilweg festlegen, wie per Post oder Verteilerdienst
- ▶ Adressen und Kontrolllisten zusammenstellen
- ▶ Fristen für Pressearbeit recherchieren
- ▶ Personaleinsatz planen
- ▶ Präsente und Streuartikel auswählen und bestellen
- ▶ Ausstattung prüfen, wie Tische, Stühle, Stellwände, Sonnenschirme, Stehtische, Geschirr, Dekoration und technische Geräte
- ▶ Verantwortlichkeiten während der Veranstaltung vereinbaren

---

Gewinnspiele und Auslosungen von Tombolas sollten nicht am Veranstaltungsende stattfinden, da dann Viele schon gegangen sind. Günstiger ist es, eine Zeit festzulegen, die auf der Veranstaltung und den Losen bekannt gegeben wird. Vorab ist zu klären, wer die Lose zieht und Gewinne übergibt.

Je nach Größe der Veranstaltung muss sehr früh mit der Presse- und Öffentlichkeitsarbeit begonnen werden. Denn es würde bei einem 200jährigen Jubiläum mit über das Jahr verteilten Veranstaltungen nicht ausreichen, zwei Wochen vor jeder Veranstaltung der Presse eine Ankündigung zu senden. Weder würde die Bedeutung noch die Konzeption des Jubiläumsjahres deutlich. Diese sollte spätestens auf einer Pressekonferenz zu Jahresbeginn vorgestellt werden. Anschließend wird jede Veranstaltung mit Pressearbeit begleitet: Bei Vorträgen anerkannter Fachleute kann der Lokalzeitung ein Interview angeboten und ein Tag der offenen Tür durch Anzeigen und Handzettel bekannt gemacht werden. Wird in einer Jubiläumsschrift die Unternehmensgeschichte dargestellt, würde sie im Jubiläumsjahr den Pressemappen beigelegt, weshalb sie schon vor Beginn dessen Beginn fertig sein muss.

Sollen Veranstaltungen nicht nur in der Presse angekündigt, sondern auch über sie berichtet werden, sind die Journalisten gesondert zur Veranstaltung einzuladen. Der beste Zeitpunkt dafür ist etwa zwei Wochen vor der Veranstaltung. Häufig sagen Journalisten ihre Teilnahme zu und reagieren dennoch genervt, wenn sie ein bis zwei Tage vor der Veranstaltung gefragt werden, ob sie kommen. Denn sie müssen gegenüber Veranstaltern keine Rechenschaft ablegen, ob sie einer Einladung folgen (siehe Seite 65-80).

Checkliste Veranstaltung durchführen

Am Tag der Veranstaltung sollten alle ihre Aufgabe kennen:

▶ Die Geschäftführer oder eine andere verantwortliche Person eröffnet die Veranstaltung und gibt einen kurzen Überblick über deren Ablauf.

▶ Bei großen Veranstaltungen ist ein Mitglied der Projektgruppe, ausgestattet mit einem Mobiltelefon, ausschließlich Ansprechpartner für die Mitarbeiter, damit Materialnachschub und Ablösungen an Ständen, Theken und Beratungsplätzen sowie fehlendes Equipment reibungslos organisiert werden können.

▶ Ein Projektgruppenmitglied sollte für Fotos und Texte zuständig sein, die fürs Internet und die Dokumentation benötigt werden.

▶ Ein anderes Mitglied betreut die externen Teilnehmer, wie Firmenvertreter und Referenten, und sammelt deren Rückmeldungen.

▶ Der oder die PR-Beauftragte steht Journalisten zur Verfügung, vermittelt Interviewpartner, hält ausreichend Pressemappen bereit, betreut Fotografen und Filmteams. Außerdem kümmert er oder sie sich um das Fotomaterial und die Informationen, die Redaktionen für die anschließende Berichterstattung zusätzlich benötigen. Da sie meist die gesamte Zeit präsent sind, können sie dies nutzen, um mit Besuchern zu reden und direkt zu erfahren, wie die Gäste die Veranstaltung einschätzen und Anregungen für Verbesserungen erhalten.

▶ Die technische Leitung oder die Hausinspektion sollte, auch wenn sie nicht Mitglied der Projektgruppe sein sollte, anwesend oder zumindest permanent telefonisch erreichbar sein.

Geregelt sein sollte auch die Zuständigkeit für weitere Aufgaben:

▶ den rechtzeitigen Aufbau des benötigten Equipments,

▶ die technische Funktionskontrolle, beispielsweise für Beamer, Laptops, Mikrofon- und Musikanlagen,

▶ die Kontrolle, ob Sanitäranlagen funktionstüchtig und sauber sind,

▶ die Beschilderung zu und in Gebäuden, zu Veranstaltungsräumen ebenso wie zu den Toiletten und Fluchtwegen,

▶ dass bei Veranstaltungen im eigenen Haus die Mitarbeiter an der Pforte und dem Haupteingang den Ablauf- und Raumplan haben,

▶ dass Gefahrenzonen oder zu schützende Bereiche, wie die Kasse oder der Operationssaal, vor Unbefugten gesichert sind,

▶ dass das Wach- und Sicherheitspersonal darüber informiert ist und

▶ geklärt ist, wer abbaut und aufräumt und was zu beachten ist.

Erfolgreichen Veranstaltungen merkt man meist sofort an, dass sie gelungen sind. Dann sollte die Leitung des Hauses allen Projektmitgliedern noch am selben Tag danken. Nachhaltiger erhalten zusätzliche Anerkennungen das Engagement der Mitarbeiter, sei dies ein gemeinsames Essen für alle Helfer oder ein Präsent. Externen, beispielsweise Kooperationspartnern, sollte ebenfalls ausdrücklich gedankt werden, persönlich oder in einem Brief.

Zur Nachbereitung gehört, dass sich das Projektteam trifft, um Lob, Kritik und Erfahrungen zusammenzutragen, die Veranstaltung also auszuwerten. Gab es schriftliche Rückmeldungsmöglichkeiten, wie einen Fragebogen, wird dieser – je nach Art der Fragen – quantitativ und qualitativ ausgewertet. Der subjektive Eindruck, ob die Veranstaltung gut oder schlecht gelungen ist, wird damit untermauert oder widerlegt (siehe Seite 117-124). Außerdem werden Rechnungen und Honorare bezahlt sowie geprüft, ob das Budget eingehalten wurde.

Die PR-Abteilung wertet die Presseberichte aus, stellt sie zusammen und gibt sie an das Projektteam und die Leitung des Hauses. Sie bearbeitet die Wünsche der Journalisten nach Bildern und Informationen, sichtet Fotos und Texte für die internen Medien und fertigt sie an. Die zur Veranstaltung hergestellten Materialien sollten archiviert werden, um sie künftig als Vorlagen nutzen zu können oder als Anschauungsmaterial für Fehler.

Im Abschlussbericht fasst das Projektteam zusammen, welche Ziele erreicht wurden und welche nicht. Dessen Arbeit wird dokumentiert und dem Bericht ebenso beigefügt wie die Presseberichte. Den erhalten die Geschäftsführung, Kooperationspartner und zumindest die Sponsoren, die die Veranstaltung wesentlich finanziert haben. Sie interessieren sich meist weniger für die dokumentierte Projektarbeit und mehr für die Ziele, die erreicht wurden, also die Zahl der Besucher, Presseberichte und Ergebnisse von Umfragen.

Checkliste Veranstaltungen nachbereiten

▶ Allen Beteiligten danken,
▶ die Zahl der Besucher schätzen oder zählen,
▶ Lob und Kritik zusammenstellen, Besucherbefragung auswerten,
▶ Rechnungen prüfen und begleichen,
▶ die Einhaltung des Budgets prüfen,
▶ Presseberichte zusammenstellen,
▶ die Projektarbeit und die Ziele der Veranstaltung dokumentieren,
▶ als Abschlussbericht an Geschäftsführung und Sponsoren übergeben und
▶ in den Mitarbeitermedien von der Veranstaltung berichten.

1.3 Mit Journalisten arbeiten

Die Zusammenarbeit mit Redaktionen ist – wenn auch bei weitem nicht der einzige – so doch ein wichtiger Teil der PR-Arbeit. Je größer die Häuser sind, umso bedeutender sind Journalisten als Dialoggruppe, da sie als Multiplikatoren große Teile der Bevölkerung informieren. Eine psychotherapeutische Einzelpraxis, die nicht hochspezialisiert ist, wird seltener mit Journalisten zu tun haben, als ein Träger mit mehreren Seniorenwohnungen und Pflegeeinrichtungen oder ein bundesweiter Klinikverband. Pressearbeit bedeutet Anfragen von Journalisten zu beantworten, fehlende Daten zu recherchieren, den Kontakt zu geeigneten Interviewpartnern herzustellen, Informationsmaterial und Fotos in professioneller Qualität zu besorgen oder Foto- und Filmaufnahmen zu ermöglichen.

Unabhängig von der Größe des Hauses gilt dabei für alle: Ist von Pressearbeit die Rede, ist immer die Arbeit mit allen Medien gemeint – mit den Fernsehsendern ebenso wie mit Hörfunkredaktionen, mit Online- ebenso wie mit Printmedien, also den unterschiedlichen Zeitungen und Zeitschriften. Eine Regel der Pressearbeit ist denn auch, dass alle relevanten Medien gleichwertig und zeitgleich informiert und berücksichtigt werden. Die Pressemitteilung zur Eröffnung einer Gemeinschaftspraxis von Hautärzten als regionalem Dermatologikum erhalten die Lokalzeitungen daher ebenso wie die privaten Radiosender der Region. Auf diese Weise haben alle für das Thema relevanten Medien die Chance, das Thema aufzugreifen und sich genauer darüber zu informieren.

Ist die Information medienrelevant und entspricht die Pressemitteilung den geltenden Standards[40], hat sie gute Chancen verbreitet zu werden. Eine Vorauswahl der zu informierenden Medien nach persönlichen Vorlieben, Stil der Berichterstattung oder politischer Meinung ist nicht zu empfehlen.

Die Redaktionen erhalten täglich zahlreiche Informationen – die von Pressestellen und PR-Agenturen erarbeiteten und verbreiteten zusätzlich zu denen der Nachrichtenagenturen und der freien Journalisten. Redaktionen filtern diejenigen zur Veröffentlichung heraus, die aus ihrer Sicht interessant für ihre Zielgruppen sind. Das sind für die Lokalzeitung die Bewohner einer Stadt oder Region, für eine Wirtschaftszeitung die Führungskräfte in Unternehmen, bei einer ärztlichen Fachzeitschrift die Mediziner des jeweiligen Fachgebiets.

Beispiel Medienrelevanz

Eine Lokalzeitung berichtete nur kurz über die Eröffnung eines neuen Operations- und Behandlungstraktes eines Krankenhauses in einer Großstadt, obwohl die Bundesgesundheitsministerin anwesend und die Investitionskosten hoch waren. Für ein bundesweit erscheinendes Fachmagazin der Gesundheitsbranche war die Eröffnung dagegen der Anlass, sie in einer Titelgeschichte aufzugreifen.

Ein Anspruch von Vorgesetzten an PR-Arbeiter ist, dass herausgegebene Pressetexte unverändert von Redaktionen übernommen werden. Dabei wird übersehen, dass jede Presseinformation nur ein Angebot ist, über deren Weitergabe oder Änderung die Redaktion frei entscheidet.

Um Journalisten die Recherche zu erleichtern und bei der Themenwahl zu unterstützen, genügt meist eine solide Pressemitteilung, eine aussagekräftige Pressemappe oder der mündliche Hinweis auf ein Thema. Was sie zusätzlich benötigen, sind vor allem Serviceinformationen: die Namen von Ansprechpartnern, deren Telefonnummern, E-Mailadressen und Erreichbarkeit sowie Hinweise auf Bildmaterial oder weitere Informationen im Internet.

Praxistipp Journalistenanfragen

Auf Anfragen von Journalisten sollte möglichst schnell reagiert werden. Das bedeutet aber nicht, dass alle Informationen umgehend zu geben sind und sämtliche Fragen spontan beantwortet werden müssen: Bitten Journalisten um Auskunft, darf durchaus um Zeit gebeten werden, um die Informationen sammeln zu können. Die Rückmeldung sollte allerdings binnen einer Stunde erfolgen, die Fragen beantwortet oder wenigstens andere Gesprächspartner genannt werden, die bereits auf das Gespräch vorbereitet sind.

Pressearbeit findet ebenso häufig unter Zeitdruck statt wie die journalistische Arbeit, für die sie Material liefert. Ob Bilder für die abendliche Nachrichtensendung benötigt werden oder für die nächste Zeitungsausgabe noch ein Zitat oder die Stellungnahme eines Experten: „Das Hauptmerkmal der journalistischen Arbeit ist, dass sie fast immer unter Zeitnot geschieht."[41] Leider fällt es Gesundheitseinrichtungen manchmal noch schwer, offen und flexibel darauf zu reagieren, dass vor allem aktuell arbeitende Redaktionen auf schnelle Reaktionen angewiesen sind. Erfolgen diese nicht, fragen sie andere Einrichtungen oder Träger – und für das eigene Haus bleibt die Chance ungenutzt, Aspekte eines Themas öffentlichkeitswirksam darzustellen.

Dabei schätzen Journalisten Medizin- und Pflegethemen meist anders ein als die Gesundheitseinrichtungen selbst. Ihre Themenauswahl richtet sich nach journalistischen Kriterien. Informationen verbreiten sie, wenn sie diese für medienrelevant halten. „Journalisten haben zur Frage ‚medienrelevant ja oder nein?' ein Standardbeispiel: ‚Hund beißt Mann' ist keine Nachricht, ‚Mann beißt Hund' ist eine Nachricht. Je häufiger etwas schon passiert ist, umso weniger interessiert es folglich die Medien – und ihr Publikum."[42] Dementsprechend sollten Information

▶ aktuell sein: sich also unmittelbar auf ein Thema beziehen über das aktuell berichtet wird oder einen aktuellen Anlass haben, wie ein bundesweiter Thementag zum Schlaganfall, die Eröffnung einer Station, das Sommerfest einer Pflegeeinrichtung oder ein öffentlicher Vortrag;

▶ neu sein: sei es aufgrund einmaliger Ereignisse – wie ein neues Operationsverfahren, die neue Leitung eines Pflegeheims oder die Eröffnung einer Praxis mit neuem Konzept – oder aufgrund von Veränderungen – wie veränderte Sprechstundenzeiten, ein erweitertes Praxisteam oder Zusatzqualifikationen des Pflegepersonals;

▶ einen lokalen Bezug haben: Es interessiert die Menschen vor Ort, wenn die neue Chefärztin eine besondere Behandlung anbietet, wenn ein niedergelassener Kinderarzt Spenden für ein internationales Projekt sammelt oder im Cafe einer Pflegeeinrichtung ein lokal bekannter Autor öffentlich aus seinen Werken liest;

▶ von Bedeutung für die Öffentlichkeit sein: Kommt die Bürgermeisterin zum ersten Spatenstich eines Ärztehauses oder der Gesundheitsminister zur Einweihung eines Neubaus, ist meist schon dies eine Meldung wert und prominente Gäste daher sehr begehrt;

▶ einzigartig oder originell sein: Journalisten schätzen exklusive Berichte und originelle Inhalte. Auch, wenn diese nicht ständig geliefert werden können, kann bei internen Recherchen doch darauf geachtet werden, was beispielsweise Mitarbeiter in ihrer Freizeit tun. Vielleicht stellt sich dabei heraus, dass ein Arzt in Kamerun Nationalspieler war oder die Pflegedienstleitung ein medizinisches Hilfsprojekt in Osteuropa unterstützt.

Informationen, die an die Medien gegeben werden, müssen mindestens eines dieser Kriterien erfüllen. Ausschlaggebend ist dabei, „dass eine Nachricht für die Nutzer der Medien wichtig ist – und nicht, ob Ihnen daran liegt."[43]

Gut funktionieren kann Pressearbeit darüber hinaus nur, wenn sich beide Seiten respektvoll behandeln. Dabei müssen PR-Arbeiter und Interviewpartner „Die 7 Todsünden im Umgang mit Journalisten" vermeiden:

- lügen,
- vertuschen von Fehlern und Missständen,
- Journalisten vorschreiben, was und wie sie berichten oder arbeiten sollen,
- sie erpressen oder
- belästigen,
- den journalistischen Berufsstand pauschal beschuldigen oder
- die Informationsfreiheit einschränken.[44]

Presseinformation

Das klassische und zugleich eines der wichtigsten Instrumente der Pressearbeit ist die schriftliche Presseinformation, auch Presseerklärung, Presse- oder Medienmitteilung genannt. Die Bezeichnungen suggerieren, dass Presseinformationen ausschließlich an Printmedien geschickt wird. Tatsächlich werden mit ihnen aber auch Fernsehsender, Hörfunkredaktionen und Online-Medien informiert. Gegenüber Telefonaten und Interviews haben sie den Vorteil, dass es seltener zu Missverständnissen kommt und sie weniger Aufwand erfordern als Pressekonferenzen. Manchmal werden Informationen, die per E-Mail, Fax oder Brief versendet werden, in Redaktionen archiviert, um für spätere Recherchen verfügbar zu sein.

Ob Medien ausschließlich schriftlich informiert werden, hängt von der Komplexität des Themas ab. Sind Vorgänge kompliziert, werden Themen nur durch Erklärungen verständlich oder sind umfangreiche Informationen notwendig, könnte eine Pressekonferenz sinnvoll sein. Eine Presseinformation wird auch hierzu verfasst, auf der Pressekonferenz verteilt und anschließend an die Redaktionen gesendet, die nicht vertreten waren.

Der Versand von Presseinformationen an Journalisten kann per Brief, Fax oder E-Mail erfolgen. Richtig ist immer der Weg, der sowohl dem Anlass als auch den Wünschen der Empfänger entspricht: E-Mails sind schnell, kostengünstig und haben den Vorteil, dass ihre Inhalte der Redaktion digital zur Verfügung stehen. Werden Mailanhänge vom Empfänger toleriert – und nicht, wie von zahlreichen Redaktionssystemen, herausgefiltert – können Texte und Bilder zusammen versendet werden. Die meisten Redaktionen bevorzugen in der Mail einen Link zu der Internetseite, von der die Redaktion sich Bilder in Druckqualität laden kann. Der Vorteil von Briefen und Faxen ist, dass Journalisten sie direkt in der Hand haben und diese daher seltener „untergehen".

Beispiel Redaktionen auswählen

Entscheidend für die erfolgreiche Pressearbeit ist, vor dem Versand von Informationen zu prüfen, für welche Medien diese interessant sein könnten und nur diese zu berücksichtigen: Nimmt eine Arztpraxis einen spezialisierten Kollegen ins Team auf, kann das die Lokalpresse interessieren. Die Fertigstellung eines neuen Krankenhausteils kann dagegen sowohl ein Thema für die lokalen Medien als auch für überregionale Fachmagazine für Krankenhausmanagement sein.

Da die Medien unterschiedliche Schwerpunkte haben, sind nicht alle an denselben Themen interessiert. Dass Nachrichtenmagazine Themen anders aufbereiten als Boulevardzeitungen und lokale Tageszeitungen führt dazu, dass die einen eher Daten und Fakten interessieren, die anderen eher Menschen, die ihre Geschichte erzählen. Deshalb ist vorab zu klären, ob Betroffene für Auskünfte oder Interviews zur Verfügung stehen. Ist dies der Fall, sollte der Hinweis darauf in die Presseinformation aufgenommen werden.

Für größere Häuser ist es für die langfristige Zusammenarbeit mit den Medien wichtig, diese regelmäßig zu informieren. Das bedeutet nicht, dass zu jeder Aktivität eine Pressemitteilung herausgegeben werden muss. Aber in der Pflege und der Medizin gibt es im Laufe eines Jahres meist genug Ereignisse, die für die Medien interessant sein können.

Praxistipp Journalisten einladen

Zu größeren Veranstaltungen wird mit Einladungskarten eingeladen. Erhalten die relevanten Medien diese zusammen mit einer Pressemitteilung, so ist die Presse eingeladen und hat vorab bereits Detailinformationen. Verzichtet werden sollte allerdings auf Nachfragen, ob die Einladung angekommen ist und Journalisten kommen werden.

Sollen diese Pressemitteilungen zur Grundlage eines Artikels nutzen, müssen die Texte Kriterien entsprechen, die für Nicht-Journalisten gewöhnungsbedürftig, aber für den Erfolg unerlässlich sind. Dazu gehört, dass Pressemitteilungen journalistisch geschrieben sind, nicht wissenschaftlich, dass jede Pressemitteilung nur ein Thema hat und nicht länger als ein bis maximal zwei Seiten ist. Sie steht auf dem Briefpapier des Hauses und beginnt mit dem Wort „Presseinformation" oder „Pressemitteilung". Jede Pressemitteilung hat eine möglichst prägnante Überschrift, die Leseanreiz bietet. Damit sie auf das Thema aufmerksam machen kann, wird sie am besten formuliert nachdem der eigentliche Text geschrieben ist. Bei längeren Texten kann sie um einen informativen Untertitel ergänzt werden. Die Aussagen oder Fakten, die in der

Überschrift stehen, müssen auch im Text selbst stehen, da Redaktionen die Überschriften selten übernehmen. Der eigentliche Text beginnt mit den wichtigsten Informationen: Die sechs W-Fragen – wer, wo, was, wie, wann, warum – werden möglichst früh beantwortet.

Jede Pressemitteilung muss datiert sein. Das Papier wird dabei nur einseitig und mit breitem Rand auf der rechten Seite beschrieben. Die Sätze selbst sollten kurz und verständlich sein. Schachtel- oder Bandwurmsätze sind also zu meiden. Wer Verben aktiv statt passiv formuliert und Substantive durch Verben ersetzt, schreibt verständlicher. Grammatikalisch werden Pressemitteilungen in der dritten Person geschrieben. Lange Aufzählungen und Zahlenreihen sind darin ebenso zu vermeiden wie Abkürzungen.

In journalistischen Texten und damit auch in Pressemitteilungen werden alle Menschen mit ihrem Vor- und Nachnamen sowie ihrer Funktion oder Qualifikation beschrieben. Jedoch muss in Pressetexten nicht wiederholt „Dr. med." oder gar „Prof. Dr. med." stehen, wenn klar ist, dass ausschließlich Mediziner zitiert werden. Abkürzungen wie „PD" für „Privatdozent" müssen ausgeschrieben werden, da sie nicht allen Menschen geläufig sind und in journalistischen Texten ohnehin alle Abkürzungen erklärt werden müssen. Dabei reicht es aus, den jeweils höchsten akademischen Titel ein Mal zu nennen.

Pressetexte sollten grundsätzlich keine werblichen Aussagen und Superlative enthalten und sachlich, faktenreich und prägnant formuliert sein. Wörtliche Zitate machen den Text anschaulich und dürfen der mündlichen Sprache entsprechend formuliert werden. Direkte und indirekte Zitate dürfen auch konstruiert und anderen „in den Mund gelegt" werden. Vor dem Versand an die Medien müssen die Zitierten das Gesagte allerdings autorisiert haben, also damit einverstanden sein.

Am Ende des Textes sollte stehen, wie viele Zeilen mit wie vielen Anschlägen pro Zeile der Text hat. Die Pressemitteilung wird beendet mit dem Namen, der Telefonnummer, E-Mailadresse und den Bürozeiten derer, die Journalisten bei Nachfragen kontaktieren können. In der Pressemitteilung sollte außerdem stets die Internetadresse des Hauses und der Kooperationspartner angegeben sein sowie die vollständige Postanschrift des Absenders.

Praxistipp Textkontrolle

Geben Sie fertige Pressetexte zunächst Unbeteiligten zu lesen. Nehmen Sie die von diesen geäußerten Hinweise als Anregung für Verbesserungen. Ist das Gegenlesen durch Dritte nicht möglich, versuchen Sie den Text aus Sicht von Journalisten zu lesen, die weder Ihr Haus kennen noch das Thema des Textes.

Was Redaktionen mit den Informationen in Pressemitteilungen tun, darüber entscheiden sie allein. Daran ändert auch der Anspruch mancher Vorgesetzten nichts, Pressetexte sollten unverändert erscheinen. Geschieht dies nicht, erwägen Chefs schon mal Gegendarstellungen oder den Entzug von Anzeigenaufträgen. Journalistische Arbeit zeichnet sich aber durch ihre Unabhängigkeit aus. Schließlich möchte kaum jemand für Zeitungen und Zeitschriften zahlen, die nur PR-Texte enthalten. Und Redaktionen wollen die Wünsche ihrer Leser und Zuschauer erfüllen und so ihre Existenz sichern.

Checkliste Pressemitteilung

▶ Passt das Wesentliche auf ein bis zwei einseitig beschriebene DIN-A4-Seiten?

▶ Hat der Text eine aussagekräftige Überschrift?

▶ Steht das Wichtigste am Anfang?

▶ Sind im Text die Fragen beantwortet: wer, was, wann, wo, wie, warum?

▶ Ist er verständlich formuliert, sind alle Fachausdrücke und Abkürzungen erklärt oder umschrieben?

▶ Ist der Text lesefreundlich: Besteht er aus kurzen Sätzen und vielen Verben? Sind Behördendeutsch, Füll- und Fremdwörter vermieden?

▶ Sind alle Personen mit Vor- und Nachnamen genannt?

▶ Enthält der Text direkte oder indirekte Zitate?

▶ Wurden die journalistischen Gepflogenheiten beim Umgang mit Zitaten, Titeln und Abkürzungen beachtet?

▶ Ist ein Ansprechpartner mit Telefonnummer, Fax und E-Mail genannt, der für Fragen zur Verfügung steht?

Presseverteiler

Unerlässlich für die Pressearbeit ist ein Presseverteiler, der aktuell ist. Er ist die Datensammlung mindestens der Medienkontakte, die regelmäßig gebraucht werden. Ob man diese selbst erstellt oder die Daten kauft, hängt vom Zeit-, Finanz- und Personalbudget ab. Leicht zu ermitteln sind meist die Daten der Medien, von denen aktuelle Ausgaben vorliegen: Sie stehen im Impressum. Die Daten anderer Medien bieten, sortiert nach verschiedenen Kriterien, Firmen an. Manche ordnen sie eher nach der Art der Medien – also nach Tages- und Wochenzeitungen, Publikums- und Fachzeitschriften – andere eher nach Themen, beispielsweise Gesundheit, Ernährung oder Touristik. Zu den bekanntesten Anbietern deutscher Medienadressen gehören die Verlage Zimpel, Stamm und Kroll (Adressen siehe Anhang). Bei ihnen sind Adressen auf CD-ROM, als Buch oder Loseblattsammlung erhältlich, man kann die Daten online erhalten oder einen fertigen Verteiler mit Adressen kaufen. Das spart zwar Arbeit, ist aber relativ teuer. Geachtet werden muss beim Kauf von Adressen darauf, ob diese nur ein Mal oder wiederholt genutzt werden dürfen.

Mögliche Kategorien einer Mediendatenbank:

▶ Zeitungen: Tages-, Wochen und Sonntagszeitungen, Anzeigenblätter,

▶ Nachrichten- und Presseagenturen,

▶ Publikumszeitschriften aufgeteilt nach Themen: wie Frauen, Gesundheit und Veranstaltungsmagazine

▶ Fachzeitschriften nach Themen sortiert: wie medizinische Fachgebiete, Pflege, Gesundheitsmanagement, Kammerzeitschriften und Verbandsmedien

▶ Hörfunk und Fernsehen: regionale und überregionale, private und öffentlich-rechtliche Sender

▶ Online-Medien sowie

▶ freie Journalisten, Pressebüros und Redaktionsgemeinschaften

Zu jeder Adresse im Verteiler sollten mindestens an Daten aufgenommen werden: die Art des Mediums, der Name des zuständigen Ressorts, der Name der Ansprechpartner, die Postanschrift, Telefon- und Faxnummer, die E-Mail-Adresse und Internetseite sowie die Erscheinungsweise und die Auflagenhöhe oder das Verbreitungsgebiet. Sinnvoll ist auch die Rubrik „Sonstiges". Darin können Versand- und Servicewünsche, feste Redaktionstermine und die erforderlichen Dateigrößen für Bilder festgehalten werden. Wer neben der Pressearbeit auch für das Schalten von Anzeigen zuständig ist, sollte auch die Daten der Anzeigenredaktion aufnehmen, wie den Anzeigenschluss und die technischen Angaben.

Praxistipp kostenlose Verteiler

Für rein regionale Presseverteiler lohnt sich bei kleinem Budget eine Anfrage bei der örtlichen Industrie- und Handelskammer oder im Rathaus: Manche stellen Presseverteiler kostenlos zur Verfügung.

Beim Ausbauen und Verfeinern des Presseverteilers ist es wichtig, die Medien zu beobachten und Hinweise von Kollegen und Journalistinnen zu berücksichtigen. Ist unklar, wer die richtigen Ansprechpartner in einer Redaktion sind oder auf welchem Weg diese Pressematerial erhalten wollen, hilft am besten ein Anruf im Redaktionssekretariat weiter. Solche Nachfragen sollten jedoch auf ein Minimum beschränkt werden, damit nicht der Eindruck entsteht, man arbeite unstrukturiert. Wer in einer Redaktion anruft, sollte berücksichtigen, dass die Arbeitszeiten dort andere sind, als im Gesundheitsbereich: Da Journalisten oft auch noch nach 20 Uhr Termine wahrnehmen müssen, beginnt ihr Arbeitstag vormittags gegen 10 oder 11 Uhr. Bei manchen Zeitungen beginnt er mit einer Redaktionskonferenz, gefolgt von Pressekonferenzen, Recherche und dem Schreiben am Nachmittag.

Die größte Chance, Journalisten in der Redaktion zu erreichen, besteht also nachmittags. Da die Arbeitsabläufe in den Redaktionen variieren, kann bei häufig kontaktierten Medien gefragt werden, welche Zeit günstig ist. Zumal es bei brisanten Themen sogar wichtig sein kann, Redaktionen vor Redaktionskonferenzen zu informieren, um in der aktuellen Ausgabe berücksichtigt werden zu können.

Redaktioneller Beitrag

Längere Beiträge, die in Zusammenarbeit mit einer Redaktion entstehen, müssen journalistische Texte sein und können als Nachricht, Bericht oder Reportage verfasst sein. Sie kennzeichnet, dass sie ausführlicher sind als Pressemitteilungen. Sie werden als fertige Beiträge zur Verfügung gestellt und unter dem Namen des Unternehmens oder der Verfasser gedruckt oder dienen Journalisten als detaillierte Textvorlage. Vor allem kleine Redaktionen und Medien, die ehrenamtlich erstellt werden, können auf diese Zulieferung von Pressestellen und PR-Agenturen angewiesen sein. Unternehmen können so manches Mal ungeändert über sich informieren.

Relevant für die Pressearbeit ist, dass die Zahl derjenigen Publikationen stark gestiegen ist, die kostenlos verteilt werden; meist werbefinanzierte Anzeigenzeitungen und Veranstaltungsmagazine. Für viele Leser sind sie wegen der Beilagen mit Sonderangeboten attraktiv, für manche das Einzige regionale Printmedium, das sie lesen. Aus Sicht von Unternehmen spricht der oft günstige Preis für Anzeigen und Beilagen sowie die hohe Leserakzeptanz für sie.

Da in den Redaktionen werbefinanzierter Magazine und Zeitungen meist weniger Redakteure arbeiten als bei Tageszeitungen, veröffentlichen sie eher Presseinformationen, die lediglich überarbeitet werden müssen. Dennoch kann auch bei ihnen über die Bezahlung von Anzeigen keine redaktionelle

Berichterstattung erkauft werden. Denn es ist gesetzlich festgelegt, dass Anzeigen und redaktioneller Teil streng voneinander zu trennen sind.

Beispiel Themenschwerpunkt

Die Anzeigenabteilung informiert eine Klinik, dass ein Schwerpunkt zum Thema „Geburt" geplant ist und fragt, ob sie darin eine Anzeige schalten möchten. Parallel wird häufig auch gefragt, ob die Redakteure, sich zur Recherche an die Klinik wenden dürfen. Wird dies verneint, erscheint die bezahlte Anzeige natürlich trotzdem.
Wird die Frage bejaht, sprechen Journalisten mit Pressesprechern, Ärzten oder Krankenschwestern des Hauses sowie oft auch anderen Institutionen. In der Regel werden in den daraufhin veröffentlichten Beiträgen nur die direkten und indirekten Zitate autorisiert.

Redaktionelle Berichte sind außer für Anzeigenzeitungen und Veranstaltungsmagazine auch für Publikationen anderer Firmen möglich, wie Kunden- und Mitarbeitermagazine, Schüler- und Studentenzeitungen sowie Internetportale. Die Zusammenarbeit beginnt meist nach Absprachen, die auf persönlichen Kontakten basieren. Ein Ergebnis kann sein, dass diese Redaktionen anschließend unabhängig von Anzeigenschaltungen häufiger fragen, ob ein Experte zu diesem oder jenem Gesundheitsthema Auskunft geben kann.

Von großer Bedeutung sind auch redaktionelle Beiträge für medizinische, pflegerische und soziale Medien. Obwohl die sich an Fachpublikum wenden, arbeiten sie dennoch meist nach journalistischen Kriterien. Vor allem Fachaufsätze von Medizinern und Pflegekräften, die den Stand der Forschung berücksichtigen, bieten sich für solche Publikationen an. Eventuell sind sogar mehrteilige Serien oder regelmäßige Beiträge möglich.

Die Fachbeiträge sollten auf jeden Fall von den Experten geschrieben und anschließend von den Pressereferenten oder der PR-Agentur redigiert werden, damit die inhaltliche Aussagekraft gewährleistet ist und der Text gleichzeitig journalistischen Anforderungen entspricht. Deren Thema und Länge ist jeweils vorher mit der Redaktion abzusprechen. Da auch Fachmagazine an aussagekräftigem Bildmaterial interessiert sind, sollte zuvor geprüft werden, ob Grafiken, Röntgenaufnahmen oder Fotos in Druckqualität vorliegen, für die die Nutzungsrechte mit den Urhebern und Abgebildeten geklärt sind. Dabei ist stets sorgfältig darauf zu achten, dass auf den Untersuchungsbildern von Patienten nicht deren persönliche Daten erkennbar sind.

Interviews und Pressegespräche

Außer über schriftliche Pressearbeit kann auch direkt mit Redaktionen Kontakt aufgenommen werden. Neben Pressekonferenzen sind auch Pressegespräche und Interviews Möglichkeiten, Redaktionen zu informieren. Sie bieten die Chance, Aspekte zu diskutieren und bergen gleichzeitig das Risiko mehr zu erzählen als sinnvoll ist.

Pressegespräche finden meist mit fünf bis acht Journalisten verschiedener Redaktionen statt, in der Regel mit den Ressortleitern oder Chefredakteuren. Eingeladen werden sie meist zunächst persönlich oder telefonisch, mit anschließender schriftlicher Bestätigung. Ein Anlass ist häufig, dass aktuelle Hintergrundinformationen weitergegeben werden sollen. Beispielsweise kann über die Vor- und Nachteile der Gesundheitsreform für eine Einrichtung informiert werden.

Praxistipp Vertraulichkeit

Sollen einzelne Informationen von den Journalisten vertraulich behandelt werden, muss dies ausdrücklich gesagt werden. Die meisten Journalisten halten sich dann schon deshalb daran, weil sie an einer guten Zusammenarbeit interessiert sind. Ansonsten gilt: Alles, was bei Gesprächen mit Journalisten gesagt wird, darf veröffentlicht werden. Das gilt auch für die Aufwärmphase und die Verabschiedung.

An Pressegesprächen und Interviews nimmt in der Regel der oder die PR-Verantwortliche des Unternehmens teil, da er oder sie die darauf folgenden Medienreaktionen beobachtet und auswertet. Das ist nur dann umfassend möglich, wenn ihm oder ihr bekannt ist, worüber informiert wurde.

Eine besondere Form von Pressegesprächen sind Interviews. In ihnen fragen Journalisten stellvertretend für ihre Leser oder Hörer und die Interviewten antworten diesen über die Journalisten. Dessen Zweck ist aus Sicht der Journalisten das Beschaffen von Informationen, sein Inhalt Fakten sowie die Meinungen und Erfahrungen der Informanten; aber nicht der Meinungsaustausch mit den Journalisten.

Geleitet wird das Gespräch von den Journalisten. Sie stellen dabei auch Fragen, die Informanten naiv, provokant, schmeichelnd oder unterstellend erscheinen können. Beantwortet werden dabei möglichst die real gestellten Fragen und nicht auf herausgehörte Unterstellungen. Die Antworten sollten dabei sachlich und freundlich, kurz und prägnant sein, Fachwörter vermieden oder erklärt werden.

Zu beachten ist, dass Journalisten trotz bohrender Nachfragen keine persönlichen Gegner sind. Deshalb ist es wichtig, möglichst offen auf bisher nicht bedachte Blickwinkel und Aspekte einzugehen und inhaltlich dabei zu bleiben, die Informationen zu geben, die man geben wollte. Durch Gesprächspausen sollte man sich dabei nicht zum Weiterreden animieren lassen und durch eine angenehme Atmosphäre nicht ablenken: Denn die heiklen Fragen stellen Journalisten meist am Schluss.

Kennzeichnend für alle Arten von Interviews ist, dass die Journalisten Fragen stellen, um eine Antwort zu bekommen. Das klingt selbstverständlich. Aber für Interviewte ist es wichtig zu wissen, dass es Journalisten nicht auf eine bestimmte Antwort ankommt, sondern auf irgendeine. Unabhängig von den Fragen, können Informanten daher mit ihren Antworten steuern, was sie weitergeben und was nicht.

Praxistipp Interviewvorbereitung

Bereiten Sie sich auf Interviews vor, indem Sie sich alle Fragen notieren, die Journalisten zum Thema stellen könnten und überlegen Sie sich die Antworten vorab. Das dient der mentalen Vorbereitung ebenso wie der kritischen Prüfung der eigenen Argumente.

Die bekanntesten Interviewformen sind im Frage-Anwort-Wechsel abgedruckte Zeitungsinterviews und Live-Interviews in Hörfunk und Fernsehen. Zitate von Informanten erhalten Journalisten jedoch deutlich häufiger durch Telefonate und Gespräche von denen nur Teile wiedergegeben werden. Dabei kommt es häufig zu Missverständnissen: Sagen Journalisten „Wir wollen gern zu einem Interview vorbeikommen" bedeutet dies, dass sie ein ausführliches Gespräch führen möchten, um Hintergrundinformationen zu bekommen, aber eine Veröffentlichung noch nicht konkret geplant ist. Heißt es dagegen „Wir würden Sie und Ihr Unternehmen gern porträtieren", soll ein ausführlicher Beitrag erscheinen. Die Veröffentlichung in Form eines Interviews ist dann geplant, wenn gesagt wird „wir würden gern ein Interview mit Ihnen veröffentlichen". Wollen Journalisten dagegen „ein Interview machen", bitten sie um ein Gespräch, für das die Form der Veröffentlichung noch nicht feststeht.

Benötigen sie Fakten und Informationen von demjenigen, der für das Thema zuständig ist, dann sagen sie „Ich hätte da ein paar Fragen". Das beinhaltet also auch die Frage, wer für das Thema zuständig ist. Wird der Gesprächspartner direkt gefragt, würde es heißen: „Ich würde gern von Ihnen wissen" oder „Wie sehen Sie das?".[45]

Pressekonferenz

Ist ein Thema zu umfangreich und komplex für eine Pressemitteilung, kann eine Pressekonferenz das effizientere Instrument sein. Der Anlass und das Thema müssen allerdings den Aufwand rechtfertigen, den auf Seiten der PR-Agentur oder der Pressestelle ebenso wie den der Journalisten.

Beispiel

Planen mehrere Krankenhäuser die verbindliche Zusammenarbeit in einem Bereich, kann dies auf einer Pressekonferenz bekannt gegeben werden. Von jedem Haus könnte dabei eine Vertretung darlegen, was die Vorteile der Kooperation für das jeweilige Haus sind und welche diese für die Patienten hat.

Bei Pressekonferenzen sollten immer mehrere Referenten sprechen, die außerdem anschließend für Interviews zur Verfügung stehen. Pressekonferenzen finden im Idealfall am späten Vormittag statt. Gänzlich abzuraten ist von Terminen am Montag Vormittag und am Freitag nach 14 Uhr, da die Chance auf rege Beteiligung der Journalisten dann aufgrund der redaktionellen Arbeitszeiten gering ist. Eingeladen wird zu Pressekonferenzen stets schriftlich und am besten zwei bis drei Wochen vor dem geplanten Termin.

Dafür werden auf einer DIN-A4-Seite die wichtigsten Informationen zusammengefasst: Der Anlass der Pressekonferenz, deren Thema, die Namen und Positionen der Referenten und der Termin, also das Datum, der Wochentag und die Uhrzeit sowie der genaue Ort.

Pressekonferenzen dauern selten länger als eine Stunde. Dabei sollten die Statements der einzelnen Referenten nur fünf bis zehn Minuten dauern, die aller Referenten zusammen maximal eine halbe Stunde. Der Rest der Zeit ist für die Fragen der Journalisten und deren Beantwortung reserviert. Dieser Zeitrahmen sollte schon bei der Planung berücksichtigt werden, damit die Pressekonferenz weder unprofessionell wirkt noch Journalisten zwischenzeitlich genervt ihre Sachen packen und gehen.

Zusätzlich zu den Referenten, bedarf es noch eines Menschen, der die Pressekonferenz moderiert. Dies ist die Aufgabe der PR-Beauftragten – in Unternehmen ohne PR-Abteilung oder PR-Agentur die eines Menschen, der selbst nicht referiert. Dieser begrüßt die Journalisten, stellt erst sich und dann die Referenten vor, informiert knapp über den geplanten Ablauf und vergibt das Wort in der Reihenfolge der Meldungen.

Checkliste Pressekonferenz

▶ Legen Sie den Termin frühzeitig fest und berücksichtigen Sie die Arbeitszeiten der Journalisten sowie etwaige Konkurrenztermine.

▶ Vor der Pressekonferenz müssen die Referenten ihre Beiträge inhaltlich abstimmen, um Wiederholungen und Widersprüche zu vermeiden. Ideal ist es, wenn PR-Arbeiter und Referenten die Statements und das Auftreten gemeinsam durchgehen, damit nicht nur die Argumente, sondern auch die Sprache und die Kleidung dem Anlass entsprechen. Besonders wichtig ist dies bei Fernsehbeiträgen und -interviews und wenn Pressekonferenzen gefilmt oder Statements und Antworten per Mikrofon aufgenommen werden.

▶ Denken Sie daran, dass Hörfunk- und Fernsehjournalisten Originaltöne der Referenten und Bilder für die Sendungen benötigen. Motive, die gut zum Thema passen und aussagekräftig sind, sollten angeboten und die beteiligten Personen darauf vorbereitet sein – ob dafür eine Untersuchungssituation nachgestellt wird oder ein Arzt-Patienten-Gespräch ohne Tonaufnahme.

▶ Reservieren Sie einen Raum im Haus oder an einem neutralen Ort, der weder zu groß noch zu klein ist. Tische und Stühle können als „runder Tisch" oder frontal angeordnet werden.

▶ Reservieren Sie ausreichend Parkplätze am Haus und schildern Sie diese aus.

▶ Informieren Sie die Mitarbeiter am Haupteingang über die Veranstaltung, damit sie bei Fragen nach dem Raum weiterhelfen können.

▶ Bereiten Sie Namensschilder für die Referenten vor, die vor diesen auf dem Tisch stehen können. Darauf steht mindestens der akademische Titel sowie der Vor- und Nachname des Referenten; möglicherweise auch deren Position und, wenn mehrere Firmen vertreten sind, der Firmenname.

▶ Bereiten Sie eine Gästeliste vor, in die sich alle Journalisten mit ihrem Namen und dem Namen ihrer Redaktion eintragen können.

▶ Legen Sie Pressemappen mit der Presseerklärung und Hintergrundmaterial zum Thema in ausreichender Zahl bereit.

▶ Sorgen Sie für die Bewirtung der Journalisten: Kleinigkeiten wie ein paar Kekse oder belegte Brötchen sowie kalte und warme Getränke reichen meist aus.

Jeder Veranstalter einer Pressekonferenz ist frustriert, wenn nur wenige oder gar keine Journalistem erscheinen. Die häufigsten Gründe dafür sind: Der Anlass war nicht ausreichend medienrelevant und es musste ein, aus Sicht der Journalisten, wichtigerer Termin wahrgenommen werden. Die Pressekonferenz fand am falschen Tag oder zur falschen Uhrzeit statt oder die Vorinformationen waren unzweckmäßig oder lückenhaft.

Um Fehler nicht zu wiederholen, sollten nach einer misslungenen Pressekonferenz alle Beteiligten die Planung, Organisation und Durchführung der Pressekonferenz rekapitulieren und gegebenenfalls für den nächsten Termin ändern. Falsch wäre es dagegen beleidigt zu sein und die entsprechenden Journalisten beim nächsten Mal nicht mit einzuladen.

Pressemappe

Die Pressemappe besteht aus Informationen, die für die Journalisten zusammengestellt wurden. Es sollte sie zu jeder Pressekonferenz und größeren Veranstaltung geben. Optisch sollte die Mappe im Corporate Design des Hauses gestaltet sein (siehe Seite 17-18) und den Anforderungen der Journalisten genügen. Von umfangreichen Loseblattsammlungen ist beispielsweise abzuraten, da diese leicht herausfallen und durcheinander geraten. Pressemappen sollten enthalten:

▶ Die aktuelle Pressemitteilung zur Pressekonferenz oder Veranstaltung, in der die Fakten und Statements zum Thema zusammengefasst ist. Sie dient der inhaltlichen Orientierung der Journalisten vor und während der Veranstaltung sowie als Anregung und Datenfundament während des Schreibens;

▶ bei längeren Veranstaltungen – wie Messen und Symposien – deren Ablauf oder Tagesordnung;

▶ die Kurzlebensläufe der Referenten mit Foto;

▶ die grundlegenden Daten des Hauses – wie das Datum der Gründung, die Organisationsstruktur und -form, der Name und Sitz des Trägers, die Zahl der Mitarbeiter, Bewohner, Patienten oder der Betten und

▶ die Visitenkarte des PR-Arbeiters oder anderer Ansprechpartner für spätere Rückfragen.

Je nach Thema der Pressekonferenz kann die Mappe um Bild- und Hintergrundmaterial erweitert werden: Besonders kostengünstig ist es, ein Datenblatt beizulegen, auf dem die bereitliegenden Fotos und Grafiken abgebildet sind und auf dem steht, wie und wo die Dateien zum Download im Internet bereitstehen. Eine andere Möglichkeit ist es, eine CD mit den Bildern in Druckqualität beizulegen. Bildunterschriften dürfen auf keinen Fall fehlen. Ist das Thema der Pressekonferenz eine medizinische Konferenz zum Thema Darmkrebs, bietet es sich an, ein Blatt mit den wichtigsten Daten beizulegen – wie dessen Häufigkeit in Deutschland bei Männern und Frauen, den Risikogruppen und Präventionsmöglichkeiten, den Untersuchungsmethoden und Therapien. Möglich sind zur Hintergrundinformation aber auch Informationsbroschüren zu einzelnen Abteilungen, das Leitbild, ein historischer Überblick und Organigramme.

Praxistipp Pressemappe

Versetzen Sie sich beim Zusammenstellen der Pressemappe in die Situation der Journalisten, die womöglich nur wenig von Ihrem Haus und Thema wissen, aber schnell die Daten und Fakten darüber benötigen.

Die Pressemappe erhalten die Journalisten vor oder zu Beginn der Pressekonferenz. Journalisten, die ihre Teilnahme an der Pressekonferenz absagen, können gefragt werden, ob sie dennoch die Pressemappe erhalten möchten. Die meisten nehmen dies gerne an. Sinnvoll ist es außerdem eine Art Basismappe vorzubereiten, die unabhängig von aktuellen Anlässen knapp und grundlegend über das Haus informiert; also auch dann, wenn Journalisten überraschend zu einem Interview ins Haus kommen oder Fernsehjournalisten im Haus Filmaufnahmen machen.

1.4 Intern kommunizieren

So wichtig es vielen Unternehmen ist, dass die Öffentlichkeit sie positiv wahrnimmt, so bedeutungslos scheint ebenso vielen die Kommunikation mit ihren Beschäftigten zu sein. Eine Studie des Kommunikationswissenschaftlers Rolke belegte, dass die Loyalität der Mitarbeiter geringer ist als die der Kunden, was die Unternehmen selbst verschuldet hätten. Denn die Beachtung der Interessen der Beschäftigten habe in den vergangenen zehn Jahren ständig abgenommen: „Ungezählte Reorganisationsprozesse und kommunikativ schlecht gemanagte Firmenübernahmen haben die Ablösebereitschaft weiter verstärkt", so Rolke. In 40 Prozent der von ihm befragten Unternehmen kommunizierte das Management deutlicher besser mit seinen Kunden als mit seinen Mitarbeitern.[46]

Viele Unternehmen verkennen also, dass Öffentlichkeitsarbeit intern beginnt und beginnen muss. Denn mit der internen Kommunikation sind Ziele verbunden, die erheblich zum wirtschaftlichen Erfolg beitragen: Die Motivation der Mitarbeiter und ihre Identifikation mit dem Haus steigern, wodurch Personalfluktuation und Fehlzeiten sinken, Veränderungen bereitwilliger mitgetragen und zusätzliche Aufgaben eher übernommen werden. Der Dialog zwischen Mitarbeitenden und Führung lässt Vertrauen zur Leitung wachsen und verbessert das Betriebsklima. Wenn die Beschäftigten sich gut informiert fühlen, reden sie entsprechend positiv mit Bekannten und Freunden, gegenüber Kunden und Patienten, Angehörigen und Kollegen. Damit sind sie aktive und vor allem glaubwürdige Botschafter des Hauses.

Öffentlichkeitsarbeiter wissen meist um die Wichtigkeit der internen Kommunikation und die möglichen Folgen, wenn diese falsch eingeschätzt wird. Durch Mitarbeiterbefragungen auch in Krankenhäusern und Kliniken wurde immer wieder nachgewiesen, dass Kommunikation und Information wichtig für die Zufriedenheit und Motivation der Beschäftigten sind.[47] Dennoch sind Führungskräfte oft schwer zu überzeugen. Manche verhindern gar die adäquate Kommunikation mit der Belegschaft – sei es, dass sie konsequent nicht informieren oder PR-Mitarbeiter einen permanenten „Maulkorb" erhalten.

Dabei ist die interne Kommunikation nicht nur eine Aufgabe der PR-Beauftragten. Sie sind mindestens ebenso von mangelnder Motivation und Informationsvermeidung betroffen wie andere Mitarbeiter auch. Denn wenn die schon Wichtiges nicht erfahren und von entscheidenden Sitzungen ferngehalten werden, wie sollen sie dann ihre Aufgabe erfüllen und die Belegschaft ange-

messen informieren können? Das Problem besteht in Gesundheitseinrichtungen schon deshalb häufiger, als man oft annimmt, weil PR-Abteilungen oder Pressestellen dort oft noch neu sind und die selbstverständliche
Integration in Führungsstrukturen häufig Schwierigkeiten bereitet.

Wenn Leitungen vermeiden wollen, dass Mitarbeiter vor allem vom „Flurfunk" informiert werden, müssen sie sich der internen Kommunikation widmen und Mitarbeiter stets vor der Öffentlichkeit informieren. Denn die, die
sich so gut wie niemand sonst im Unternehmen auskennen, gelten in ihrem
sozialen Umfeld als Experten für „ihr" Unternehmen. Sie sind es, die zu
Zeitungsberichten befragt werden und glaubwürdig empfehlen oder abra-
ten.

An die Regel „Mitarbeiter vor der Öffentlichkeit informieren" halten sich
viele Führungskräfte noch, wenn die Nachrichten positiv sind. Negatives
wird dagegen gern unter Verschluss gehalten und steht oft früher in der
Lokalzeitung als in der Mitarbeiterzeitung oder am Schwarzen Brett. Ob eine
Abteilung geschlossen wird oder entlassen wird, müssen die Beschäftigten
aber auch dann zuerst erfahren, wenn sie damit nicht einverstanden sind.
Wie sonst soll Vertrauen und Loyalität entstehen, können sie anderen Argumente und Informationen bieten? Mitarbeiter merken sehr genau, ob sie
respektiert, ernst genommen und wertgeschätzt werden. Ihre „Loyalität kann
man sich nicht erkaufen, man muss sie sich verdienen. Dahinter steckt ein
Verdienst, eine außergewöhnliche Leistung"[48]

Zahlreiche Beispiele bei Konzernen, Mittelständlern und Behörden haben
gezeigt, dass unzulänglich informierte und unzufriedene Mitarbeiter Wege
finden, sich gewünschte Informationen zu beschaffen. Sind diese brisant
oder unterstützen das Gefühl, ungerecht behandelt zu werden, wenden sie
sich damit auch an die Presse. Milliardenschwere Betrügereien und skanda-
löse Korruptionen wurden so bekannt. Aber es gab auch falsche Unrechts-
beschuldigungen, die dennoch große Schäden anrichteten.

Im Gesundheitswesen kann insbesondere die Ermunterung, sich doch an
die Presse zu wenden, weil „sich hier sonst sowieso nie was ändert" erheb-
liche wirtschaftliche Folgen haben. Empfehlen dies Mitarbeiter Patienten
und Angehörigen, zeigt dies deren Frustration bis Resignation. Werden solche Alarmsignale übergangen, kann man davon ausgehen, dass es zu einer
Krise kommt, die mit keiner noch so guten PR-Arbeit zu verhindern ist. Auch
deshalb sollten sich Unternehmen von Geheimniskrämereien verabschieden. Gut informierte Mitarbeiter verstehen durchaus, dass nicht alles im
Intranet oder in der Mitarbeiterzeitung diskutiert werden kann und sollte
und dass spezielle Situationen es auch erfordern können, „im Moment keine

Auskunft" zu geben – sofern dies die Ausnahme bleibt und die kontinuierliche Information gesichert ist.

Diese zu sichern, ist umso schwieriger, je größer ein Unternehmen ist: Kann in einer Gemeinschaftspraxis in regelmäßigen Teamsitzungen noch alles mit allen besprochen werden, so gelingt dies in Einrichtungen mit mehreren Abteilungen nicht mehr. Spätestens dann muss die persönliche Kommunikation durch schriftliche Mittel ergänzt werden. Denn nur, wenn alle wissen, was das Unternehmen prägt, seine Ziele sind und aktuell verändert wird, können sie die Zusammenhänge verstehen und bereit sein, auch unpopuläre Maßnahmen mitzutragen. Im Idealfall trägt die interne Kommunikation zum positiven Image des Hauses bei und ist damit auch von finanziellem Wert.

Ein wesentlicher Unterschied zwischen interner und externer Kommunikation ist, dass die Beschäftigten bis zu einem gewissen Maß verpflichtet sind, angebotene Informationen wahrzunehmen. Eine wesentliche Parallele ist, dass auch bei der internen Kommunikation von den Bedürfnissen der Dialoggruppen ausgegangen werden muss. Dabei gilt es den Weg zwischen zu viel und zu wenig Information zu finden.

Praxistipp Einblicke ermöglichen

Die Bereiche Pflege, Medizin und Verwaltung einer Einrichtung wissen oft nur wenig vom Alltag der anderen, was zu Kommunikationsproblemen und Konflikten bei der Zusammenarbeit führen kann. Die internen Kommunikationsmittel sollten daher für Einblicke in die Aufgaben und Abläufe anderer Abteilungen genutzt werden.

Für den Betriebsfrieden und die Arbeitszufriedenheit ist es zentral, dass Vorgesetzte und Kollegen respektvoll und höflich miteinander umgehen. Ist der Dialog sowohl von oben nach unten als auch von unten nach oben und horizontal möglich, ist die Kommunikation lebendig und gleichberechtigt. Ein relativ einfaches Mittel, die Qualität und Akzeptanz der internen Kommunikation zu prüfen, ist die Beobachtung der Intensität des „Flurfunks". Der ist immer dann besonders ausgeprägt, wenn Informationsbedürfnisse der Mitarbeiter nicht gestillt werden. Dann sollte geprüft werden, ob die eingesetzten Kommunikationsmittel ihren Zweck erfüllen: Stimmen die Verbreitung und Erscheinungshäufigkeit? Werden die erforderlichen Informationen gegeben? Vielleicht ergibt schon diese Prüfung, dass die Konzeption der Mittel überarbeitet werden muss. Dringend muss dann darüber nachgedacht werden, wenn diese Fragen mehrheitlich mit ja beantwortet werden:

▶   Wechselt das Personal häufiger als in anderen Häusern der Branche?

- Sind Fehlzeiten und Krankheitstage auffällig hoch?
- Kommen Mitarbeiter unpünktlich zu Sitzungen und Veranstaltungen?
- Sind Mitarbeiter nur widerwillig bereit Überstunden zu machen?
- Sträuben sie sich gegen die Übernahme neuer Arbeitsgebiete, bei der Einführung neuer Technik oder anderer Organisationsstrukturen?
- Werden Neuerungen trotz Dienstanweisungen ignoriert?
- Werden Fortbildungsangebote nicht genutzt?
- Kommen die Beschäftigten kaum zu Festen des Hauses? Ist die Stimmung dort zurückhaltend, schweigsam oder gehemmt?
- Wird Unzufriedenheit in Scherzen oder Bemerkungen angedeutet?

Zu den Mitteln der internen Kommunikation gehören dabei nicht nur die Mitarbeiterzeitung und das Intranet, sondern auch Telefonate, Briefe und E-Mails. Dazu zählen auch Protokolle, Rundschreiben, Aushänge, Informationsmappen für neue Mitarbeiter, Glückwünsche zur Genesung, zu Jubiläen, abgeschlossenen Fort- und Weiterbildungen und Kondolenzbriefe. Außerdem gehören das Management von Mitarbeiterbeschwerden ebenso dazu wie Ausflüge und Feiern, Besprechungen und Sitzungen, Abteilungs- und Betriebsversammlungen. Zu beachten ist, dass mit den internen Kommunikationsmitteln auch alle internen Dialoggruppen erreicht werden. Dazu gehören:

- die Mitarbeiter, deren Angehörige und die Beschäftigten der Einrichtungen, die zum Konzern oder Verbund gehören,
- die Praktikanten, Zivildienstleistenden und Auszubildenden sowie die Krankenpflege-, Altenpflege- und Therapeutenschulen, die Auszubildende in die Einrichtungen entsenden,
- Mitarbeiter in Elternzeit und Mutterschaftsurlaub,
- ehemalige Mitarbeiter, wie Rentner und Pensionäre,
- Kooperationspartner und deren Mitarbeiter – wie angeschlossene Praxen und Ärztehäuser sowie Dienstleister, die regelmäßig im Haus tätig sind, wie Leiter von Fortbildungen und einweisende Stellen.

Zu den schriftlichen Instrumenten der internen Kommunikation gehören auch interne Richtlinien wie die zur Kommunikation, in denen der Umgang mit den Journalisten festgelegt ist. Denn da viele Gesundheitseinrichtungen öffentlich zugänglich sind, können Journalisten auch unverhofft im Haus und auf dem Gelände auftauchen. Die Mitarbeiter müssen dann wissen wer zu benachrichtigen ist, ob und wozu sie Auskunft geben dürfen.

Gerade Beschäftigte, die selten Kontakt zu Journalisten haben, sind sonst unsicher und lassen sich zu Auskünften verleiten. Und die geborenen Selbstdarsteller produzieren sich direkt vor Kamera und Mikrophon und schätzen dabei unter Umständen ihre Rolle und den Anlass falsch ein. Daher sollte verbindlich geregelt sein, wer Auskunft geben darf und wie das Verhalten gegenüber Journalisten sein soll. Das bietet den Mitarbeitern auch Sicherheit, da sie dann wissen, welche Auskünfte sie verweigern sollten und dass sie zu Recht auf die Pressestelle oder die Unternehmensführung verweisen.

Die Pressestelle sollte dabei über jede Anfrage von Journalisten informiert werden. Sie ist meist auch die einzige Stelle, die außer der Geschäftsleitung berechtigt ist, Informationen herauszugeben und Interviews zu geben. Sie sollten Journalisten, Filmteams und Fotografen, die im Haus und auf dem Gelände unterwegs sind, stets begleiten. Die Beschäftigten sollten allerdings informiert sein, dass dies nicht aus Misstrauen geschieht, sondern zum Schutz der Persönlichkeitsrechte der Patienten und Mitarbeiter

Organisatorisch sollte die interne Kommunikation in der Nähe der Geschäftsführung angesiedelt sein. Oft wird die Aufgabe explizit der Leitung der PR-Abteilung übertragen. In anderen Branchen werden sogar Manager für interne Kommunikation eingestellt. Wird die Stelle neu geschaffen, ist die ausdrückliche Unterstützung der Geschäftsführung erforderlich, damit interne Kommunikation als wichtiges Instrument der Unternehmensführung etabliert werden kann und alle Beschäftigten über deren Aufgaben informiert sind. Der internen Kommunikation widmen deshalb bereits viele Unternehmen des Gesundheitsbereichs einen Abschnitt in ihrem Leitbild (siehe Seite 13-15).

Betriebsfest

Verbessern lässt sich die interne Kommunikation oft sehr effizient durch Betriebsfeste, gemeinsame Ausflüge und Feiern – obwohl manche sie unnötig teuer finden und überflüssig für den Unternehmenserfolg und das Image. Dabei lassen sich Menschen, die im Alltag kaum miteinander zu tun haben, weil sie durch Hierarchien oder Abteilungsgrenzen voneinander getrennt arbeiten, nirgendwo leichter miteinander ins Gespräch bringen. Je größer ein Unternehmen ist, umso eher sollte eine Kultur des Feierns etabliert werden.

Im Sinne eines guten Betriebsklimas und damit der Identifikation mit dem Unternehmen, können regelmäßige Feste Wunder wirken – wenn die Mitarbeit dabei die Wertschätzung und Anerkennung erhalten, bei denen dies in den Monate davor zu kurz kam. Für ein Praxisteam und die Mitarbeiter einer Abteilung ist immer ein Sommer- oder Weihnachtsfest oder ein gemeinsames Abendessen im Restaurant möglich. Besondere Aufmerksamkeit verdienen Jubilare, die das Haus als langjährige Mitarbeiter durch Höhen und Tiefen begleitet haben. Für sie sollte es eine Feier geben, auf der sie ausdrücklich geehrt und bei der ihnen mit einem angemessenen Präsent gedankt wird.

Besonders wichtig sind Feste für die Mitarbeiter, die weder eine feste Abteilung noch direkte Kollegen haben. Dazu gehören auch mit nur einer Person besetzte Stabsstellen, die der Unternehmensführung direkt unterstehen sind und sich nirgendwo richtig zugehörig fühlen, und im Außendienst tätige Beschäftigte wie die Mitarbeiter ambulanter Pflegedienste.

Einführungstag

Neue Mitarbeiter sind für die interne Kommunikation eine besonders wichtige Dialoggruppe: Sie sind neugierig auf ihr Umfeld und offen für Informationen. Genutzt werden kann dies bei Einführungstagen für neue Mitarbeiter: Während des ersten Arbeitstages – oder einem anderen Tag in den ersten Wochen – stellen sich Direktorium und Abteilungen den Neuen vor. Haben neue Mitarbeiter diese persönlich erlebt, ihre Aufgabengebiete von ihnen beschrieben bekommen und ihnen Fragen stellen können, haben sie nicht nur einen Eindruck von deren Umgangs- und Führungsstil. Es fällt ihnen auch leichter, sie auf Probleme anzusprechen.

Nach oder während der Vorstellungen der Beschäftigen, erhalten die Neuen meist das Leitbild und Organigramm des Hauses sowie einen Überblick über die Kommunikationsmittel des Hauses. So wissen sie frühzeitig, wo sie welche Informationen erhalten. Nach dem Rundgang durchs Haus können sie auch eine Mappe mit den Daten und Fotos derer erhalten die sich ihnen vorgestellt haben sowie das Programm der innerbetrieblichen Fortbildung.

Eine Begrüßung, bei der das Informationsbedürfnis neuer Mitarbeiter ernst genommen wird, ist auch in kleinen Einrichtungen möglich. Beispielsweise kann eine neue Praxismitarbeiterin von einer langjährigen durch die Räume geführt und allen Mitarbeitern vorgestellt werden. Dabei informiert sie ebenso über die Angebote der Praxis wie über Einkaufsmöglichkeiten der Umgebung und gemeinsame Rituale, wie die Pausengestaltungen und die Regelungen für die Kaffeekasse. Abschließend könnte sie ein mit dem Logo der Praxis versehenes Namensschild übergeben oder einen Kaffeebecher.

Intranet

Das Intranet ist eine Ergänzung der klassischen Instrumente der internen Kommunikation. Viele Informationen lassen sich dort nach Themen geordnet unterbringen. Diese können vom Leitbild über Fortbildungstermine bis zum Telefonverzeichnis reichen. Sollen Mitarbeiter nur einzelne Bereiche einsehen können – beispielsweise die Abteilungsleitungen nur die Protokolle ihrer Sitzungen – so kann dies über Zugriffsrechte geregelt werden. Über deren Sinn und Zweck sollten alle Mitarbeiter informiert sein, damit sich niemand ausgeschlossen fühlt. Je größer das Haus ist, umso weniger kann das Intranet die Mitarbeiterzeitung oder den Newsletter ersetzen, und umso eher diese ergänzen. Ebenso wie im Internet sollten dessen Inhalte stets aktuell sein. Wenn Abteilungen die Inhalte für „ihre" Seiten selbst einstellen, bezieht dies Mitarbeiter ein und macht auch transparent, wie viel Arbeit es erfordert, Texte online zu stellen.

Geeignet ist das Intranet besonders für Detailinformationen: In Kliniken und Pflegeeinrichtungen gibt es unzählige Standards für die Medizin und die Pflege in denen die Mitarbeiter bei Bedarf nachschlagen. Damit diese nicht auf allen Stationen in Papierform stehen müssen, können sie im Intranet hinterlegt werden. Dort können auch Formulare und Stellenausschreibungen der Personalabteilung verfügbar sein sowie Hinweise für EDV-Anwendungen. Die Aktualität im Intranet sollte regelmäßig von einer übergeordneten Stelle kontrolliert werden. Meist ist dies die Aufgabe der Internet- und Intranet- oder PR-Verantwortlichen. Diese sollten auch Ergänzungen vorschlagen und bei technischen oder redaktionellen Problemen helfen. Sie betreuen beispielsweise auch aktuelle Seiten die keiner Abteilung zugeordnet werden können.

Mitarbeiterzeitung

Ein klassisches Instrument der internen Kommunikation ist die Mitarbeiterzeitung. 1888 erschien die erste deutschsprachige Werkszeitung „Der Schlierbacher Fabrikbote". Heute gibt es über 1.500 Titel mit einer Gesamtauflage von jährlich 15 Millionen Exemplaren.[49] Auch in Zeiten von Intranet, Telefonkonferenzen und Werks-Fernsehen wird sie kaum ausgemustert werden. Deren Vorzüge sieht die Leiterin der Unternehmenskommunikation von Compagnie de Saint-Gobain, dem zehntgrößten französischen Industriekonzerns, Regina Decker, darin dass

- ▶ dieses Leitmedium Orientierung gibt, darin Entscheidungen erklärt und für Neues geworben werden kann,
- ▶ sie überall und jederzeit gelesen und
- ▶ an Andere weitergegeben werden kann,
- ▶ für umfassende Erklärungen und Analysen geeignet ist,
- ▶ einen höheren Stellenwert hat als ein digitaler Newsletter,

▶ die Mitarbeiter motivierter sind, in der Zeitung genannt und vorgestellt zu werden, und diese gut akzeptieren.[50]

Obwohl Mitarbeiterzeitungen einen gemeinsamen Wissensstand aller Mitarbeiter fördern, wird das Potential nur selten ausgeschöpft. Das liegt zum einen daran, dass sie für einige Sprachrohr der Geschäftsführung ist. Zum anderen vergeben viele Unternehmen die Umsetzung der Zeitung an externe Agenturen. Das hat meist den Nachteil, dass dann Themen behandelt werden, die, mit der Führungsebene ausgewählt, die Mitarbeiter kaum interessieren. Da die Agenturmitarbeiter nicht erfahren, was die Mitarbeiter bewegt, bleiben heikle Themen ausgespart.

Um dies zu vermeiden, muss zunächst festgelegt werden, wer für die Mitarbeiterzeitung verantwortlich ist. Idealerweise sollte dies weder die Personalabteilung noch eine Agentur sein. Denn die sind nur selten selbst von dem betroffen, worüber sie schreiben und können kaum unbefangen an Themen herangehen, über die sie mit bestimmten Absichten vom Auftraggeber informiert wurden. Wäre die Personalabteilung für die Mitarbeiterzeitung verantwortlich, würde zudem vermutet, dass sie ihre Kenntnisse gezielt einsetzt und bei Bedarf auch einschüchtert.

Besser wäre es, die Mitarbeiterzeitung würde von den Mitarbeitern gemacht. Dafür müsste von den Mitarbeitern verschiedener Abteilungen eine Redaktion gebildet werden, die sich regelmäßig trifft, Themen festlegt, recherchiert, schreibt und fotografiert. Um die Themenvielfalt sicherzustellen und das Vorkommen aller Bereiche, sollten Mitarbeiter aller Berufe und Hierarchieebenen in der Redaktion vertreten sein.

Damit die Zeitung von der Belegschaft akzeptiert wird, muss sie journalistisch aufbereitet sein und darin Themen aufgegriffen werden, die die Belegschaft interessieren. Dazu gehört es auch, beispielsweise in Leserbriefen, Kritik zuzulassen. Glaubwürdig werden Mitarbeiterzeitungen vor allem durch eine Berichterstattung, die nicht nur Positives vermeldet. Um die dafür erforderliche unabhängige Arbeit zu ermöglichen, sollten die Grundlagen in einem Redaktionsstatut festgelegt und dieses von der Unternehmensführung unterschrieben werden.

Dies schützt die Mitarbeiter der Redaktion vor An- und Eingriffen und stellt sicher, dass in der Zeitung nichts erscheinen darf, was respektlos, verunglimpfend, rassistisch oder sexistisch ist oder gegen die Religionsfreiheit verstößt. Dennoch müssen deren Inhalte abgestimmt werden. Nicht zuletzt, weil alle Redaktionsmitglieder mit den Kollegen in den Abteilungen, über die sie berichten, täglich zusammenarbeiten. Das erfordert gegenseitige Rücksicht.

Mitarbeiterzeitungen journalistisch aufzubereiten, bedeutet auch, regelmässige Rubriken einzuführen – wie Nachrichten, Portraits von Abteilungen, Buchempfehlungen, Veranstaltungen oder Leserbriefe. Darin sollten möglichst viele journalistische Textarten verwendet werden: Berichte und Reportagen ebenso wie Glossen, Interviews und Kommentare.

Praxistipp Leseanreiz

Schaffen Sie Leseanreiz, indem Sie auch Humorvolles bieten. Besser geeignet als der Abdruck von Witzen sind kleine Geschichten aus dem Alltag der Einrichtung. So setzten sich Patienten nach Geschlechtern getrennt in den Wartebereich, nachdem die Worte „Damen" und „Herren" an einer Sichtschutzwand zwischen den Toiletten und dem Wartebereich angebracht worden waren. Ein anderes Mal stellten Pflegekräfte zwischen die medizinischen Geräte einer Intensivstation eine futuristisch aussehende Mikrowelle. Die erwarteten Nachfragen oder Bemerkungen während der Visite blieben allerdings aus.
Vermeiden Sie es jedoch die Namen der Beteiligten zu nennen, um deren Persönlichkeitsrechte nicht zu verletzen. Meist geht es ohnehin weniger um die konkreten Personen, als um Situationen, die zum Schmunzeln einladen.

Wegen ihrer Fachkompetenz und Unabhängigkeit von einzelnen Abteilungen unterliegt die Chefredaktion der Zeitung meist der Pressestelle. Da sie ist als Stabstelle der Unternehmensführung direkt unterstellt ist, unterliegt sie weder Anweisungen von Ärzten und der Pflege noch der Personal- oder kaufmännischen Leitung. Für einige Mitarbeiterzeitungen wurden Redaktionsbeiräte gebildet. Die Aufgabe der Menschen aus verschiedenen Abteilungen und Hierarchieebenen ist es, Themen vorzuschlagen, die Zeitung kritisch zu begleiten und Rückmeldungen aus dem Haus weiterzugeben. Die Beiräte sind aber auch wichtige Vermittler, die helfen können, Konflikte zu lösen und verschlossene Türen zu öffnen.[51]

Ob es eine Mitarbeiterzeitung gibt, ist neben einer Frage der erforderlichen Arbeitszeit auch eine des Budgets. Manche Unternehmensverbünde geben eine gemeinsame Zeitung heraus, in der jede Einrichtung eigene Seiten zur Verfügung hat oder die nach Themen aufgeteilt ist.

Erfolgreich sind dabei nur Mitarbeiterzeitungen, die regelmäßig und mindestens alle drei Monate erscheinen. Das hält das Interesse der Leser wach und dient der regelmäßigen Information. Bei außergewöhnlichen Ereignissen – wie einer Zertifizierung oder Fusion – kann eine Sonderausgabe erscheinen, die ausschließlich Aspekte dieses Thema darstellt. Besonders gelungene Zeitungen können übrigens für den „inkom-Grandprix" um die beste Mitarbeiterzeitung eingereicht werden, den die Deutsche Public Relations Gesellschaft jährlich ausschreibt.[52]

Ist eine Zeitung wegen der Kosten nicht möglich, kann als knappere Version ein Newsletter herausgegeben werden, in dem sogar monatlich auf vier bis acht Seiten die wichtigsten Informationen zusammengefasst werden können. Die Verteilung erfolgt am einfachsten mit der Lohnabrechung und nur an die ehemaligen Mitarbeiter per Post. Noch kostengünstiger ist dies als PDF-Datei, die per E-Mail verschickt wird – vorausgesetzt, alle Mitarbeiter haben tatsächlich die Möglichkeit diesen zu lesen. Denn meist fehlt Ärzten und Pflegepersonal schon schlicht die Zeit, ihn während der Arbeitszeit am Computer zu lesen. Manche Stationen verfügen auch nur über ein oder zwei Computer, an denen tagsüber beinahe pausenlos gearbeitet wird. Dann lesen die Beschäftigten den Newsletter lieber ausgedruckt, beispielsweise während der Busfahrt zur Arbeit oder zu Hause. Drucken sich jedoch fast alle Mitarbeiter den Newsletter aus, sollte dieser besser gleich gedruckt veteilt werden. Experten gehen davon aus, dass elektronische Medien die gedruckten nur in den Branchen dauerhaft ersetzen, in denen alle Mitarbeiter ständig am Computer arbeiten. Gesundheitseinrichtungen können daher bei der internen Kommunikation auch künftig auf gedruckte Medien nicht verzichten.

Schwarzes Brett

An zentraler Stelle platziert sollen am Schwarzen Brett wichtige Mitteilungen hängen, die die Beschäftigten auf dem Weg zur Arbeit oder nach Hause schnell wahrnehmen können sollen – seien es Hinweise auf Veranstaltungen oder eine kurzfristig einberufene Betriebsversammlung. Wie bei allen Medien mit begrenztem Platz, haben auch hier aktuelle und wichtige Informationen Priorität. Soll der Aushang einer Kontrolle unterliegen, sollte er sich in einem abschließbaren Glaskasten befinden und festgelegt sein, wer was wann und wie lange aushängen darf. Dies und wer die Schlüssel dazu hat, müssen alle Mitarbeiter wissen.

Gibt es mehrere zentrale Orte im Haus, an denen sich alle Mitarbeiter regelmäßig aufhalten, dann können die Inhalte der Schwarzen Bretter variieren: Hängen am Haupteingang Ankündigungen für Veranstaltungen und der Pressespiegel, dann können dies in der Nähe der Mitarbeiter-Cafeteria Stellenausschreibungen sein sowie Mitteilungen der Geschäftsführung und des Betriebrates, in Pflegeeinrichtungen zusätzlich die des Heimbeirates und der Hausleitung.

1.5 Krisen managen

So sensible Einrichtungen wie die der Gesundheitsbranche sind dauerhaft anfällig für Krisen. Denn dort geht es um Gesundheit und Wohlbefinden, um Leben und Tod. Eine Krise kann durch vieles ausgelöst werden: falsche Medikamente, mangelhaft durchgeführte Operationen und Pflegefehler, infizierte Blutpräparate, mit Salmonellen verseuchtes Essen, umstrittene oder verheimlichte Forschung, Entlassung von Mitarbeitern, umstrittene Entscheidungen der Leitung, Fehlverhalten von Mitarbeitern und öffentliche Diskussionen interner Probleme.

Wie andere Unternehmen, so sind auch die meisten Gesundheitseinrichtungen auf Krisen kaum vorbereitet. Meist werden sie von den Ereignissen überrascht. Gegenüber der Öffentlichkeit und den Medien reagieren sie dann entweder gar nicht oder nicht angemessen, indem sie Ereignisse herunterzuspielen versuchen und nur schleppend informieren oder so spät, dass sich längst eine öffentliche Meinung gebildet hat.

Nicht allen Einrichtungen ist während einer akuten Situation bewusst, dass sie Presseberichte nicht dadurch verhindern können, dass sie keine Auskünfte geben. Die Berichterstattung erfolgt dann lediglich ohne ihre Stellungnahme. Ist das Vertrauen erst einmal erschüttert, kann es sehr lange dauern, bis die Vorgänge hinreichend erklärt, womöglich vergessen und das Vertrauen wieder hergestellt ist. Und nicht einmal das ist immer möglich.

Krise vermeiden

Krisen beginnen oft nicht erst mit dem Ereignis selbst. Meist liegen ihnen wahrgenommene oder zumindest erahnbare Risiken zugrunde oder es gingen Ereignisse voraus, auf die nicht oder falsch reagiert wurde. Mal beschwerten sich Patienten einer Praxis wiederholt bei den Ärzten über das Verhalten des Praxispersonals, mal regten Beschäftigte seit Monaten Änderungen im Umgang mit Angehörigen an, mal stellten externe Dienstleister die Zusammenarbeit ein. Risiken und Warnsignale rechtzeitig zu erkennen, fällt nicht nur Gesundheitseinrichtungen schwer. Viele hoffen schlicht, ihr Haus sei frei von Risiken und dass Katastrophen nur anderen passieren.[53]

Weil aber jedes Haus gefährdet ist, in eine Krise zu geraten, werden in zahlreichen Industrieunternehmen regelmäßig die internen und externen Risiken geprüft. Potentiellen Katastrophen wird mit Gegenmaßnahmen und

Risikomanagement begegnet; wenn es um den Brandschutz geht ebenso wie bei der Notstromversorgung und in der Kommunikation. Bei manchen wird fortlaufend das Risikopotential von Themen und Ereignissen geprüft und Strategien für den Umgang damit entwickelt. Dann weiß man bestenfalls schon vor einer Krise, wie reagiert wird, wenn beispielsweise wegen eines Großfeuers plötzlich drei Kamerateams auf dem Gelände unterwegs sind. Wenn es um Menschenleben und die Suche nach Schuldigen geht, bestehen dort Pläne, wie mit Journalisten, die Sensationen suchen, umgegangen wird.

Praxistipp Risikomanagement

In jeder Klinik sollte vereinbart sein, wie reagiert werden soll, wenn beispielsweise nach Großunfällen oder der Verbreitung lebensgefährlicher Infektionen Journalisten noch vor den Verletzten oder Kranken im Haus sind. Nicht nur Pflegeeinrichtungen mit prominenten Bewohnern sollten Regeln für den Umgang mit trauernden Angehörigen haben und wie sie vor Journalisten und allzu Neugierigen geschützt werden sollen.

Wurden die Folgen von Extremsituationen zuvor mindestens einmal gründlich durchdacht und ausführlich besprochen, sind die Reaktionen aller im Ernstfall meist souveräner und gelassener. Es können Vereinbarungen und Vorbereitungen getroffen werden, die es erleichtern, angemessen zu reagieren – und das, obwohl kein Haus auf jede Krise optimal vorbereitet sein kann, weil jede Krise anders ist. Jede hat ein anderes Thema, andere Hauptdarsteller, einen eigenen Ablauf und Charakter.[54] Müssen die Mitarbeiter dann noch überlegen und klären, wer gegenüber Journalisten wie reagiert, wie Angehörige untergebracht werden und ob die Telefonnummer dieser oder jener Institution richtig ist, sind Fehler und Überlastung vorprogrammiert.

Damit die PR-Arbeit im Krisenfall möglichst professionell und reibungslos funktioniert, muss auch dies vorbereitet werden. Ziel der Krisen-PR ist es, eine Beschädigung des Images so gering wie möglich zu halten. Die Pressestelle oder PR-Agentur allein ist dabei zu einer umfassenden und fehlerfreien Krisen-PR nicht in der Lage. Dies ist nur mit Unterstützung der Leitung möglich. Gemeisterte Krisen sind daher immer das Ergebnis gemeinsamer Bemühungen oder, wenn diese zu einem Imageschaden führen, eines kollektiven Versagens.

Eine Grundbedingung der Vorbeugung ist ein gutes Verhältnis zu Journalisten: Gute und kooperative Kontakte zu ihnen ermöglichen schadensbegrenzende Kommunikation. Verhielt sich die Leitung zuvor gegenüber Fragen grundsätzlich widerwillig und ablehnend, werden Journalisten während einer Krise der Leitung auch bei kleineren Anlässen eher misstrauen.

Zur Vorbereitung auf eine Krise gehört außerdem, Vorkommnisse und Trends zu beobachten, aus denen Krisen entstehen können. Denn nahezu „jede zukünftige Krise sendet Signale zu einem früheren Zeitpunkt aus ... Diskontinuitäten passieren nicht über Nacht, sondern kündigen ihr Kommen vorher an."[55] Daraus lassen sich Szenarien entwickeln, aus denen strategische Ansätze ableitbar sind, die in Krisenplänen umgesetzt werden. Dies sind Strategiepapiere, die auf dem Wissen möglichst vieler basieren. Denn Einzelne können nicht alle Gefährdungen kennen, schon gar nicht wenn mangelnde Transparenz hinzukommen oder beispielsweise Ergebnisse von Studien unter Verschluss gehalten werden. Ideen, was Krisen auslösen und wie mit ihnen umgegangen werden kann, haben zudem nicht nur Leitung, Pressestelle und Ärzte. Die haben auch die Medizin- und Haustechnik, IT- und Hygienebeauftragte, Qualitätsmanager, Controller, Arbeitssicherheitsfachkräfte, seelsorgerisch und pflegend Tätige. Deshalb muss eine interne Schnittstelle geschaffen werden, bei der die Informationen der relevanten Bereiche gesammelt werden. Diese besteht im Idealfall aus mehreren Menschen, um auch bei Urlaubs- und Krankheitszeiten handlungsfähig zu sein.

Grundlage einer Art Krisenhandbuch, das stets auch die Krisen-PR umfassen sollte, können Notfall- und Katastrophenpläne sein. Sie sind zu aktualisieren und mit Hilfsmitteln zu vervollständigen, wie die Listen mit den Festnetz- und Handynummern aller wichtigen Personen, den Presseverteiler, vorbereitete Internetseiten und Ablaufpläne. Je gründlicher die Hilfsmittel vorbereitet wurden und je besser die Beschäftigten die wesentlichen Inhalte kennen, umso schneller und sicherer kann im Ernstfall reagiert werden.

Im Vorfeld ist außerdem festlegbar, wer wofür zuständig ist: Wer sind die Ansprechpartner für Angehörige am Telefon, wer vor Ort? In welchen Situationen sollen externe Fachleute, wie sozialpsychiatrische Dienste oder Therapeuten, hinzugezogen werden? Worauf sind diese spezialisiert und wie sind sie erreichbar? Wer beantwortet welche Fragen der Journalisten und wo erhält die Person die erforderlichen Informationen? Zu beachten sind dabei unterschiedliche Auslöser von Krisen. Geht diese auf einen Brand zurück, wird die Feuerwehr Informationen haben. Bei Pflege- oder Behandlungsfehlern, kann dagegen die Pflegedienstleitung oder die ärztliche Direktorin Stellung nehmen. Bei einer wirtschaftlichen Krise, Entlassungen oder Unregelmäßigkeiten der Geschäftsführung gibt dagegen diese Auskunft.

Um im Einzelfall zu entscheiden, wer wem welche Auskünfte gibt und wann externe Hilfe angefordert wird, kann ein Krisenstab gebildet werden, dem die Unternehmensführung und die Pressestelle angehören müssen. Wer sonst noch dazu gehören sollte, muss je nach Art der Krise entschieden werden.

Wenn irgend möglich, sollte der Umgang mit Notfällen regelmäßig geübt werden. Nichts deckt Schwachstellen schneller auf. Außerdem gehen die Mitarbeiter – und gegebenenfalls auch die Bewohner und Patienten – sicherer mit Notfällen und der dann veränderten Kommunikation um.

Bei Krise in anderen Einrichtungen lohnt es sich, auf deren Argumente und Verhalten zu achten, um dann die eigene Vorbereitung prüfen und verbessern zu können.

Checkliste Auf Krisen vorbereiten

▶ Ermittlung aller Risiken mit Krisenpotential und ihrer Warnhinweise.

▶ Analyse der aktuellen Gefährdung und ihrer Ursachen.

▶ Entscheiden, bis wann welche Ursachen zu beseitigen sind und zu wann für welche Krisenpläne vorzubereiten sind.

▶ Wer soll neben Leitung und Pressestelle zum Krisenstab gehören?

▶ Wer gehört zur internen Schnittstelle? Haben diese die erforderlichen Informationen aus allen Bereichen für einen Krisenplan?

▶ Kennen alle Mitarbeiter die für sie relevanten Teile des Krisenplans und können jederzeit darauf zugreifen?

▶ Welche Aufsichtsbehörden sind einzubeziehen?

▶ Sind alle wichtigen Adressen und Telefonnummern aktuell und verfügbar, beispielsweise der Redaktionen und Sachverständigen?

▶ Stehen auf der Telefonliste auch die Handy- und Privatnummern aller in Krisenfällen wichtigen Personen? Wer hat diese Liste wo?

▶ Wer informiert in welchen Fällen die Beschäftigten, die Bewohner, die Patienten und Angehörigen? Wurden für die Information der Beschäftigten Telefonketten verbindlich vereinbart?

▶ Wann soll eine Hotline für Angehörige eingerichtet werden? Wo erhält man die Telefonnummer, wer betreut die Hotline technisch und wer ist für die Anrufe zuständig?

▶ Wer darf Journalisten Auskünfte geben, wer Interviews? In welchen Fällen sollen Pressekonferenzen durchgeführt werden?

▶ Sind Materialien für den Krisenfall aktuell und jederzeit verfügbar, wie eine Pressemappe und vorbereitete Internetseiten?

▶ Ist juristische Beratung für medienrechtliche Fragen verfügbar?

Während einer Krise

Ist eine Krise erst einmal da, hat das Haus meist keinen oder nur geringen Einfluss auf deren Dynamik und Verlauf. Das macht den Umgang damit so kompliziert. Dennoch ist im Krisenfall sofortiges Handeln notwendig. Besonders wichtig ist die gute Erreichbarkeit des Krisenstabes, gezielte Reaktionen und die vertrauensbildende Kommunikation: Je größer die Ratlosigkeit und je diffuser die Strategie, umso chaotischer ist meist die Kommunikation nach innen und außen. Um dieses Risiko gering zu halten, sollte der Krisenstab so klein wie möglich sein. Eine klare Verteilung der Aufgaben sorgt für Struktur und Handlungsfähigkeit. Das Krisenhandbuch unterstützt bei der Festlegung einer Strategie, erinnert an erforderliche Maßnahmen und bietet notwendige Instrumente und Informationen.

Für alle Kommunikationsmaßnahmen gilt: Sie müssen schnell erfolgen. Erfolgreiche Krisen-PR erkennt man an der kurzen Zeit, die zwischen dem Ereignis, der Information der Beschäftigten und der Stellungnahme gegenüber den Journalisten verging. Denn je kürzer der zeitliche Abstand ist, umso größer ist die Chance, Gerüchten und Interpretationen mit Informationen und Argumenten zuvor zu kommen. Bei Krisen sollten Anfragen von Journalisten innerhalb weniger Stunden beantwortet werden, damit die tagesaktuell arbeitende Presse sich nicht ausschließlich bei anderen informiert. Erfolgt dies auf einer Pressekonferenz, können die eigenen Standpunkte dargelegt und anhand der Fragen oft schon Tendenzen der Berichterstattung erkannt werden. Hierbei sollten auch alle Redaktionen, die nicht teilgenommen haben, unaufgefordert und umgehend nach der Pressekonferenz die Pressemitteilungen und Hintergrundinformationen erhalten.

So schnell wie möglich sollten die Medien zumindest eine Reaktion des Unternehmens erhalten. Diese kann zunächst auch darin bestehen, anzukündigen, dass, sobald erste Erkenntnisse vorliegen, die Medien bei einer Pressekonferenz informiert werden. So ist erst einmal etwas Zeit gewonnen und Gesprächsbereitschaft signalisiert. Denn „die Grundregeln der Presse- und Öffentlichkeitsarbeit gelten auch im Fall einer Krise: Seien Sie seriös, gesprächsbereit und vor allem ehrlich."[56] Das bedeutet dann auch, zuzugeben, wenn eine Krise durch Fehlverhalten entstanden ist.

Werden Sachverhalte dagegen in der Hoffnung geleugnet oder verheimlicht, dass die Öffentlichkeit davon nichts erfährt, bekommen Journalisten dies meist schnell mit und recherchieren dann umso intensiver. Können sie das Leugnen wieder besseren Wissens schließlich nachweisen, ist der Vertrauensverlust größer und nachhaltiger, als er sonst gewesen wäre. Denn nun wurde obendrein noch versucht die Öffentlichkeit zu täuschen.

Skandale über die lange berichtet wird, entstehen oft erst durch die Informationspolitik der Betroffenen, die immer nur das bestätigen, was ihnen nachgewiesen wurde. Das erfüllt dann immer wieder aufs neue zwei wichtige Kriterien für Medienrelevanz: Die Information ist neu und aktuell (siehe Seite 65-67. Gleichzeitig sind die Betroffenen dabei eher passive Beobachter als aktive Gestalter des Geschehens. Während es in der Berichterstattung um die Einschätzung der Ereignisse geht, hinterlassen die Betroffenen eher den zwielichtigen Eindruck, mehr verbergen als aufklären zu wollen.

Eine denkbar schlechte Idee wäre es auch, Journalisten Auskünfte zu verweigern. Ihnen erschließen sich „bei Bedarf zusätzliche, häufig unerschöpfliche Informationsquellen: besorgte Bürger, erschöpfte Einsatztrupps, kaltgestellte Mitarbeiter.“[57] Das Schweigen wirkt dagegen wie ein Schuldeingeständnis. Und wenn auf Vorwürfe nicht reagiert wird, bestimmen die Kontrahenten die öffentliche Meinung. Schon deshalb ist es besser, sich für die Aufdeckung von Fehlern und Versäumnissen des Hauses zu engagieren, Informationen anzubieten und die zuverlässige Erreichbarkeit der Pressestelle sicherzustellen. „Fehler einräumen, Misserfolge Misserfolge nennen, Schwierigkeiten zugeben, die man sich selbst zuzuschreiben hat: Nichts fällt schwerer, und nichts verschafft dennoch soviel Respekt.“[58] Zeigen die Verantwortlichen zudem Betroffenheit, ziehen die notwendigen Konsequenzen, leisten Wiedergutmachung und beseitigen schnellstmöglich die Ursachen, ist ein größerer Imageschaden oft abwendbar.

Ist intern ermittelt, wer von den Ereignissen betroffen ist, was, wann und wo genau geschehen ist und welche Gegenmaßnahmen eingeleitet wurden, sollten die Journalisten offensiv darüber informiert werden. Zurückhaltung zu wahren gilt es allerdings bei der Nennung von Ursachen, möglichen Schuldigen und mit Spekulationen. Den häufig zunächst erforderlichen Analysen von Ursachen, sei es durch interne Befragung oder – beispielsweise bei Bränden – durch Sachverständige, sollte auch dann nicht vorgegriffen werden, wenn Journalisten darauf beharren.

Stellen viele Journalisten der Pressestelle die gleichen Fragen, können diese und deren Antworten, nach Absprache mit der Leitung, auf den Internetseiten des Hauses im nicht-öffentlichen Pressebereich veröffentlicht werden. Dort sollten außerdem alle Pressemitteilungen und weitere Informationen für die Presse ständig aktuell verfügbar sein. Aber auch dann gilt es, darauf vorbereitet zu sein, wenn Journalisten versuchen, zu Aussagen zu verleiten, indem sie

▶   früher gemachte, anders lautende Aussagen zitieren, oder

▶   Erklärungen für widersprüchliche Stellungnahmen aus dem Haus erbitten,

▶ die Aussagen eines Experten oder Sachverständigen denen eines „Gegenexperten" oder „Zeugens" gegenüber stellen oder

▶ die gewählte Vorgehensweise mit einer idealtypischen vergleichen.[59]

Bei länger anhaltenden Krisen sollte die Medienberichterstattung beobachtet werden. Nicht nur die Inhalt, auch der Ton und zitierte Einschätzungen geben Aufschluss darüber, welche Argumente angekommen ist. Die Pressestelle oder PR-Agentur kann vergleichen, ob und wie die Krise in den verschiedenen Medien dargestellt wird. Werden in einer Art Krisentagebuch ständig die Pressereaktionen auf Entscheidungen festgehalten, ist überprüfbar, ob die vereinbarten Strategie zu den vermuteten Reaktionen führten.

Praxistipp Mitarbeiter einbinden

Noch wichtiger als die Journalisten sind die Mitarbeiter: Sie informieren die Patienten, Angehörigen und Besucher, werden von ihren Familien und Bekannten zu den Vorgängen und Vorwürfen befragt. Können sie keine Auskunft geben oder reimen sich Erklärungen selbst zusammen, wirkt dies merkwürdig. Dagegen hilft nur, die Mitarbeiter ehrlich, umfassend und als erste zu informieren, damit durch eine falsche Informationsabfolge keine Gerüchte ausgelöst werden, die die Krise verstärken können. Dies macht am besten und so schnell wie möglich die Geschäftsführung persönlich. Schon zuvor können Fragen der Beschäftigten gesammelt und möglichst beantwortet werden und über die aktuelle Entwicklung per Intranet, Rundschreiben und Aushänge am Schwarzen Brett informiert werden.

Vor allem bei schriftlichen Informationen muss darauf geachtet werden, dass diese nicht im Widerspruch zu andern Informationen stehen. Denn je größer die Krise umso weniger kann sichergestellt werden, dass Schriftliches intern bleibt.

Auf einer Belegschaftsversammlung sollte dann dargelegt werden, was genau passiert ist, welche Maßnahmen ergriffen wurden, wie der weitere Ablauf ist, wer die wichtigsten Ansprechpartner und Kontaktstellen für welche Fragen und bei welchen Problemen sind und wer Fragen der Mitarbeiter beantwortet. Das deckt nicht nur das Bedürfnis der Beschäftigten nach Informationen und Orientierung, sondern vermittelt auch Wertschätzung und sichert dadurch deren Vertrauen, Loyalität und Engagement. Deutlich gemacht werden sollte, dass während der Krise allein die Geschäftsführung das Haus nach außen repräsentiert und festgelegt ist, wer außer ihr für die Anfragen von Journalisten zuständig ist. Die Mitarbeiter honorieren dies schon deshalb, weil sie hoffen und erwarten, durch die Krise geführt zu werden. Waren für die erste Versammlung noch nicht alle Informationen verfügbar, können weitere je nach Kenntnisstand folgen.

Nach einer Krise

Ist eine Krise einigermaßen überstanden, wird oft schnell zum Arbeitsalltag zurückgekehrt und die eigentliche Ursachen rückt in den Hintergrund. Vor allem bei Krisen, die psychisch belastend waren, sollte stattdessen zunächst darauf geachtet werden, ob Betroffene, Mitarbeiter und die Mitglieder des Krisenteams akut oder längerfristige Unterstützung brauchen; sei es in Form psychologischer Betreuung, rechtlicher Beratung oder Arbeitsentlastung.

Mit etwas zeitlichem Abstand sollte zudem das gesamte Krisenmanagement noch einmal in Ruhe überprüft werden. Das Krisentagebuch hilft dabei ebenso wie ein Treffen aller unmittelbar Beteiligten zur Nachbereitung, bei dem die positiven und negativen Ereignisse gesammelt und analysiert werden:

▶   die Organisation der Abläufe und Verantwortlichkeiten,
▶   die Kommunikationsstrategie und
▶   die Zusammenarbeit mit Externen.

Ermittelte Fehler und Versäumnisse können genutzt werden, um das Krisenhandbuch zu überarbeiten und Verbesserungen zu veranlassen. Fehlten Telefonnummern von Ansprechpartnern, werden diese nun ergänzt. Wurden Defizite im Umgang mit Journalisten deutlich, helfen Interviewtrainings um beim nächsten Mal besser gewappnet zu sein. Verstanden wichtige Teile der Öffentlichkeit Informationen zunächst nicht oder lehnten Argumente ab, werden diese nun überarbeitet. Auf diese Art werden Krisenmanagement und Krisen-PR ständig verlässlicher und dadurch letztlich vielleicht sogar seltener gebraucht, weil sie auch darin unterstüzten, Krisen zu vermeiden.

1.6 Dienstleistungen nutzen

Es gibt zahlreiche Spezialisten, die mit Projekten oder der Übernahme der gesamten Marketing- und PR-Arbeit beauftragt werden können. Hinzu kommen Betriebe und Dienstleister mit denen alle Unternehmen, die aktiv PR-Arbeit machen, Kontakt aufnehmen müssen. Zu ihnen gehören Autoren, und Texter, Webdesigner und Grafiker, Druckereien und Werbemittelfirmen. Sie alle haben spezifische Arbeitsweisen und benötigen andere Informationen, um tätig werden zu können. Wer die Zusammenarbeit mit ihnen effizient gestalten möchte, muss wissen, was sie erwarten und was man von ihnen erwarten kann.

Druckerei

Für Publikationen, die professionell aussehen sollen, sind Druckereien auch im Zeitalter von preiswerten Farblaserdruckern nicht zu ersetzen. Mehr Papiersorten stehen zur Auswahl, die Farben sind klarer, der Druck brillanter und die Bindung haltbarer. Für viele Druckereien gehört es zum Service, bei der Papier- und Farbwahl zu beraten, bei Druckauflagen und Formaten, manchmal sogar bei Fragen des Layouts. Sie wissen häufig auch, wie viel ein Faltblatt wiegen darf, damit es inklusive Umschlag noch als Infobrief per Post versendet werden kann und können mitunter sogar bei der Konzeption von Formatvorlagen für die Geschäftsausstattung unterstützen.

Beispiel Preisoptimierung

Sie haben die Ausstattung Ihrer Praxis mit Briefpapier, Faltblatt und Visitenkarten bei einer Agentur in Auftrag gegeben. Deren Entwürfe sind originell und treffen Ihren Geschmack. Aber in der Druckerei erfahren Sie, dass deren Druck fast das Doppelte von dem kostet, was Sie eingeplant hatten. Ursachen sind eine Farbe, die die Druckerei nicht vorrätig hat, ein Format, bei dem die Papierbögen nicht optimal ausgenutzt werden und ein teures Papier. Die Hinweise der Druckerei ermöglichen nun die Entscheidung, ob dies zwecks Preisoptimierung geändert werden soll oder die teurere Variante eher ins Corporate Design und zum Image passt.

Druckereien haben vielseitige Erfahrungen, da sie meist Kunden aus unterschiedlichen Branchen haben. Daher können sie einschätzen, welche Formen, Formate und Papiere für welchen Zweck zeitgemäß und praktikabel sind. Ein Gespräch und Preisvergleiche lohnen sich immer, bevor ein neues Broschürenformat entworfen oder das Briefpapier geändert wird. Schon kleine Unterschiede beim Papier können dafür entscheidend sein, ob Reflexe darauf das Lesen erschweren oder durchscheint, was auf der Rückseite steht.

Praxistipp
Wollen Sie für eine große Veranstaltung 10.000 Einladungen versenden, können Sie in der Druckerei fragen, ob diese mit einer Firma zusammenarbeitet, die auf Portooptimierung spezialisiert ist. Dann könnte die Druckerei die Einladungen direkt an diese liefern und dort die Kuvertierung, Adressierung oder Etikettierung sowie die Versendung erfolgen.

Vor der Erstellung von Zeitplänen und Fristen für Publikationen muss jeweils der Zeitbedarf der Druckerei bekannt sein. Je nach Höhe der Auflage und der Aufwendigkeit der Gestaltung können vom Druck über das Trocknen des Papiers und den Schnitt bis zur Faltung oder Bindung drei Tage oder Wochen vergehen. Hinzu kommt die Zeit für die weitere Bearbeitung, wie die Kuvertierung, Adressierung und der Versand.

Wer aus Kostengründen Plakate oder Handzettel intern ohne Einschaltung einer Werbeagentur gestalten möchte, kann in der Druckerei fragen, ob sie gegen Honorar die Druckvorstufe erstellt. Dies ist vor allem dann preiswerter als die Erstellung durch Grafiker, wenn ein Gestaltungsraster vorliegt und nur Einzelheiten geändert werden. Vorteilhaft ist dies beispielsweise wenn für mehrere Praxen in einem Ärztehaus ähnliche Visitenkarten oder Plakate zu Veranstaltungen mit wechselnden Themen gedruckt werden.

Manche Druckereien erstellen sogar einfache Gestaltungen und setzen Ideen kostengünstig um. Gibt es konkrete Ideen für das Aussehen eines Handzettels, für deren Umsetzung technisches Know-how benötigt wird, kann manche Druckerei ebenfalls weiterhelfen. Das gilt auch für Elemente wie Grafiken. Zumindest lohnt sich die Frage, ob die Druckerei dafür ausgerüstet ist, wenn kreative Idee bereits vorhanden sind.

Für viele Gesundheitseinrichtungen werden fremdsprachige Publikationen immer wichtiger. Schwierigkeiten können dadurch entstehen, dass kyrillische und arabische Buchstaben bei den meisten Textverarbeitungen nicht zur Grundausstattung gehören. Einige Druckereien haben dafür sowohl Programme vorliegen als auch Erfahrungen bei deren Einsatz.

Fotografen

Da ein Bild angeblich mehr sagt als viele Worte, werden Fotos nicht nur in der Werbung als Ergänzung und Kontrast zu Texten eingesetzt. Sie können Neugier und Interesse wecken, ihr Stil kann Botschaften vermitteln und die Aussage emotional berühren. Ob Fotos professionell angefertigt wurden oder Amateure mit ihrer Digitalkamera unterwegs waren, können auch Laien oft deutlich erkennen. Für Veröffentlichungen sollten deshalb nur Bilder professioneller Fotografen verwendet werden. Dabei dürfen sie nur dann für weitere Zwecke, wie das Intranet und das Internet, eingesetzt werden, wenn dies vertraglich vereinbart wurde.[60]

Damit auch Fotografen zum Image des Hauses beitragen können, benötigen sie ausführliche Angaben, die sie im Briefing (siehe Glossar) erhalten. Werden sie schon in der Konzeptionsphase einer Publikation, womöglich zusammen mit der Werbe- oder PR-Agentur, zum Gespräch eingeladen, haben alle den gleichen Wissensstand und sind wiederholte Erklärungen unnötig. Fotografen müssen nicht nur wissen, wie viele Bilder mit welchen Motiven von ihnen erwartet werden. Sie müssen auch informiert sein, welche Farben beispielsweise eine Broschüre haben soll, ob die modern oder konservativ gestaltet ist, welche Gewichtung Texte und Fotos haben sollen, ob Hoch- oder Querformate benötigt werden. Wichtige Berater sind Fotografen, wenn es um authentische Bilder geht, also reale Personen oder Räume abzubilden sind. Werden Motive mit Modellen gestellt, können auch Fotos von Bildagenturen verwendet werden, was Geld und Zeit spart.

Praxistipp Material sammeln

Gefallen Ihnen Fotos, die andere Einrichtungen verwenden oder haben Sie welche, mit einer Atmosphäre die Ihnen für die Fotos gefällt? Zeigen Sie diese den Fotografen bei der Vorbesprechung. Dann haben die eine konkrete Vorstellung davon, was Sie erreichen wollen.

In einigen Häusern werden beim Corporate Design auch die Bildsprachen festgelegt, die für alle Kommunikationsmittel verwendet werden. Dabei wird festgelegt, ob Bilder informieren oder dokumentieren, Aufmerksamkeit erregen, zum Lesen motivieren und welche Atmosphären sie vermitteln sollen. Dieses Bildkonzept sollten die Fotografen erhalten oder mit ihnen gemeinsam erstellt werden. Liegt es schriftlich vor, ist die Qualität erstellter Fotos leicht prüfbar und ebenso unterschiedliche Einschätzungen über vermeintlich gute oder schlechte Fotos.

Für gute Fotos benötigen Fotografen – neben klaren Aufträgen und guten Motiven – ausreichend Zeit und gutes Licht. Welches Licht das ist, entscheiden am sichersten die Fotografen. Aufgabe der PR-Beauftragten ist es, mögliche Beteiligte und die Mitarbeiter der zu fotografierenden Abteilung auf den Termin vorzubereiten und schriftlich deren Einverständnis zur Veröffentlichung der Fotos einzuholen. Fotografen haben dafür meist ein Formular, das sie zur Verfügung stellen können. Stets sollte eine ortskundige Person Fotografen im Haus begleiten – schon um Accessoires zu besorgen, Räume aufzuschließen, Fotografen vorzustellen und über die geplante Verwendung der Bilder zu informieren. Im Idealfall geschieht diese durch eine Mitarbeiterin oder einen Mitarbeiter der PR-Abteilung oder der Agentur, da diese die Konzeption kennen und wissen, was die Bilder ausdrücken sollen.

Bilder von Fotografen sollten auf der Festplatte, einer CD-ROM oder DVD gespeichert werden, um sicher aufbewahrt zu sein und dennoch für die tägliche Arbeit verfügbar zu sein. Denn Fotografen archivieren diese nur selten.

Internetagenturen

Als Mitarbeiter einer Full-Service-Agentur, als Spezialagentur oder Freiberufler konzipieren und planen Webdesigner und Programmierer Internetauftritte und programmieren Intranet- und Internetseiten. Um einen Internetauftritt erstellen zu können, der sowohl den Vorstellungen der Auftraggeber als auch deren technischen Möglichkeiten entspricht, benötigen sie detaillierte Daten und Informationen. Da es dabei nicht nur um die Vorgaben des Corporate Designs, das Image und Kommunikationskonzepte geht, sondern auch um vorhandene Technik und benötigte Programme, sollte ein Vertreter der IT-Abteilung am Briefing (siehe Glossar) teilnehmen. Er kann die Fragen zu technischen Details dann direkt beantworten, die unmittelbaren Einfluss auf Entwürfe haben. Die Antworten entscheiden auch darüber, welche technische Lösung zweckdienlich und einfach handhabbar ist. Kostengünstig und flexibel einsetzbar sind häufig Content-Management-Systeme (siehe Glossar), die deshalb häufig für das Internet und Intranet verwendet werden. Sie ermöglichen es den Mitarbeitern, Texte und Bilder selbstständig ins Internet und Intranet einzustellen und nur bei Spezialfragen die Agentur einschalten zu müssen. Der Arbeitsbereich der Webdesigner beschränkt sich darauf, den Rahmen für den öffentlichen Auftritt des Hauses im Internet und Intranet zu liefern. Texte, Fotos, Filme und Grafiken müssen entweder selbst oder extern gegen Honorar angefertigt werden.

PR-Agenturen

Gibt es keine Pressestelle oder sollen Kampagnen extern konzipiert und realisiert werden, kann eine spezialisierte Agentur damit beauftragt werden.
Diese kann beispielsweise Pressemitteilungen schreiben, Pressefotos anfertigen, die Presseberichte regelmäßig zusammenstellen und auswerten, Internetseiten betreuen, Pressekonferenzen veranstalten, Reden schreiben, Veranstaltungen und PR-Kampagnen organisieren. Mit PR-Agenturen kann die
Zusammenarbeit projekt- oder zeitbezogen vereinbart werden. Bei der zeit-
bezogenen Zusammenarbeit übernimmt die Agentur langfristig die gesamte
oder einen Teil der Presse- und PR-Arbeit. Meist wird deren Etat für ein Jahr
festgelegt sowie die Leistungen, die sie dafür zu erbringen hat.

Auch für PR-Agenturen gilt: Sie benötigen viel mehr Informationen über
das Haus, als am Ende öffentlich verbreitet werden können und sollen, also
Hintergrundwissen, um konzipieren und realisieren zu können. Daher dauert
es zu Beginn eine Weile, bis eine Agentur alle Informationen hat, die sie
benötigt. Außerdem muss sie permanent wissen, was es im Haus und in der
Branche neues gibt, schon um beispielsweise Redaktionen aktuelle Themen
anbieten zu können. Um dies sicherzustellen, sind regelmäßige Treffen sinnvoll. Außerdem sollte die Agentur alle Materialien erhalten, die intern im
Umlauf sind.

Da PR-Agenturen in enger Abstimmung mit der Leitung und unter dem
Namen des Hauses Veröffentlichungen herausgeben, müssen sie das Corporate Design erhalten. Ebenso wichtig ist es, dass sie die Corporate Identity
kennen, da alle Publikationen den Werten und Normen des Hauses entsprechen müssen, dessen Unternehmenskultur vermitteln und zum Erreichen seiner Ziele beitragen sollen. Das setzt Vertrauen und Zeit voraus, um
sich auf die verschiedenen Arbeits- und Sichtweisen von Agentur und Auftraggeber einzustellen. Deshalb sollte die Zusammenarbeit, ob projekt- oder
zeitbezogen, langfristig angelegt sein. Sonst wird zum Hindernis, was Arbeits-
erleichterung werden sollte (siehe Seite 22-25).

Unsicherheit herrscht häufig bei der Frage, welche Honorare für welche
PR-Arbeit üblich und angemessen sind. Die Deutsche Public Relations Gesellschaft publiziert regelmäßig die Ergebnisse von Honorarumfragen. Danach
berechneten Alleinunternehmerinnen und -unternehmer im Jahr 2003 für eine
regionale Pressekonferenz 2.980 Euro, für eine überregionale 5.323 Euro, für
kontinuierliche Betreuung ein monatliches Grundhonorar zwischen 1.200 und
3.200 Euro zuzüglich Mehrwertsteuer. Für eine Stunde Arbeit an einem Presse-
text wurden im Durchschnitt 77 Euro in Rechnung gestellt, für Sekretariats-
arbeiten 55 Euro pro Stunde. [61]

Werbe- und Marketing-Agenturen

Werbe- und Marketingagenturen fördern den Verkauf. Dafür entwickeln sie alles erforderliche, vom Logo der Praxisgemeinschaft bis zu Gesundheitskampagnen und der weltweiten Plakataktion für Pharmaprodukte. Sollen die Kommunikationsmittel eines Hauses oder einer Organisation professionell in Layout, Bild und Text sein, ist der Einsatz einer Agentur meist unverzichtbar. Agenturen, die sich Full-Service-Agenturen nennen, bieten von der Werbung über die PR, das Internet und Events alles zur Realisierung an. Wann spezialisierte Agenturen vorzuziehen sind, hängt vom Ziel, den unternehmerischen Präferenzen und dem Budget ab. Kleine, ortsansässige Agenturen können die regionale Arbeit an Einzelprojekten oft preiswerter anbieten als große Full-Service-Agenturen, die wiederum eher über die erforderlichen Strukturen und die Erfahrung für überregionale Kampagnen verfügen.

Die Zusammenarbeit mit Agenturen gestalten Gesundheitseinrichtungen unterschiedlich: Manche lassen alle Kommunikationsmittel von einer Agentur herstellen, andere erstellen einen Teil selbst. Arbeitsaufwändig sind beide Varianten. Die Kreativleistung der Agenturen ist allerdings meist ergiebiger, da sie den erforderlichen Abstand zum Haus haben und in der kreativen Arbeit erfahrener sind. Da die Gesundheitsbranche ein sehr spezieller Markt ist und besonderen Grenzen in der Werbung unterliegt (siehe Seite 107-111), sollte eine Agentur über fundiertes Vorwissen im Gesundheitsbereich verfügen. Denn weil nur die wenigsten die gesetzlichen Bestimmungen kennen, denen Praxen und Krankenhäuser unterliegen, mussten schon zahlreiche kreative Ideen verworfen werden.

Praxistipp Agenturwettbewerb

Bei der Suche nach einer Agentur für größere Projekte sollten zunächst einige in Frage kommende ausgewählt und angeschrieben werden. Im Brief sollte das Vorhaben kurz vorgestellt und der Agentur angeboten werden, sich mit Entwürfen um den Auftrag zu bewerben. Erwähnt werden sollte, wie hoch der Etat sein soll, ob nicht angenommene Entwürfe honoriert werden und dass es Mitbewerber gibt. Dieser Wettbewerb der Agenturen heißt in der Fachsprache „Pitch". Schon bei den ersten Kontakten wird deutlich, ob die Entwürfe Ihren Vorstellungen entsprechen und die Einhaltung von Vorgaben und Fristen Ihrem Arbeitsstil. Die Nutzungsrechte an den Entwürfen bleiben dabei auch nach der Präsenation bei den Agenturen.

Den Anfang der Zusammenarbeit bildet dann das Briefing (siehe Glossar). Teilnehmen sollten neben PR-Verantwortlichen beispielsweise auch diejenigen für dessen Haus oder Abteilung ein Faltblatt erstellt werden soll. Denn sie können sowohl inhaltliche Fragen beantworten als auch Zusammenhänge erklären. Die Agentur benötigt außerdem schriftlich die Angaben zum Corporate Design. Vor dem Briefing sollte allerdings schon entschieden sein, welche Zielgruppe die Broschüre hat, welchen Umfang sie haben und in welcher Auflage sie wann erscheinen soll, wer die Texte schreibt und ob Bildmaterial vorhanden ist. Gibt es „Vorgänger" der geplanten Broschüre oder soll diese in einer Reihe mit der anderer Häuser oder Abteilungen erscheinen, muss die Agentur auch von diesen Exemplare erhalten.

Je besser das Treffen vorbereitet ist, umso schneller und reibungsloser kann die Umsetzung erfolgen. Zum Briefing gehört auch, den zeitlichen Ablauf zu planen. Denn die Erstellung einer neuen Broschüre kann, je nach Umfang und der geleisteten Vorarbeiten bis zu einem halben oder ganzen Jahr dauern.

Nach dem Briefing erstellt die Agentur auf Basis der anschließend schriftlich festgehaltenen Vereinbarungen ein Angebot. Auftraggeber sollten außer auf den Preis genau auf die enthaltenen Leistungen achten: Meist sind das Anfertigen von Bildern sowie das Schreiben und Korrigieren von Texten nicht enthalten. Diese stellen Auftraggeber möglichst in digitaler Form zur Verfügung und klären dann mit der Agentur, ob Ton, Verständlichkeit und vermittelte Atmosphäre zur Broschüre und Dialoggruppe passen. Insbesondere in Fachabteilungen geschriebene Texte eignen sich oft schon wegen der zahlreich verwendeten Fremdworte unbearbeitet nicht für die Veröffentlichung. Gibt es im Haus niemanden, der professionell Texte verfasst, können Texter diese gegen Honorar schreiben.

Hat die Agentur die Publikation erstellt, darf diese nur dann verändert oder erweitert werden, wenn dies schriftlich ausdrücklich vereinbart wurde. Gibt ein Haus verschiedene Publikationen heraus, lohnt es sich, mit der Agentur ein Gestaltungsraster festzulegen, das für alle verwendet wird, um die Wiedererkennung sicherzustellen.

Werbemittelfirma

Bei Tagen der offenen Tür und größeren Veranstaltungen werden den Besuchern neben schriftlichen Informationen oft kleine Präsente überreicht, auf denen der Name und das Logo des Hauses eingedruckt sind. Das können Luftballons sein, Kugelschreiber, Schlüsselbänder, Tassen, Leinenbeutel oder Schreibblöcke. Zahlreiche Hersteller bieten diese Give-aways an. Ob diese in deren Katalogen ausgesucht oder extra angefertigt werden, ist eine Frage des Preises und des Anlasses. Geprüft werden sollte stets die Qualität der Grundprodukte und ihre Verarbeitung, um bei Dialoggruppen keinen unerwünschten Eindruck zu erzielen: Wird beispielsweise bekannt, dass ein Produkt Schadstoffe enthält und von Kindern in Indien hergestellt wurde, kann dies dem Image sozialer Einrichtungen erheblich schaden.

Für die Produktion der Werbemittel benötigt die beauftragte Firma in druckfähiger Form alles, was auf den Präsenten erscheinen soll: das Logo, die Schrift, Texte und Hausfarben. Diese werden, je nach Produkt, mal als Folien aufgeklebt, mal wird eine Beschichtung aufgetragen, mal das Logo aufgestickt, mal eingeprägt oder aufgedruckt. Um vorab einen genaueren EIndruck zu erhalten, können meist Musterexemplare angefordert werden.

Auch die Herstellung von Werbemitteln benötigt Vorbereitungszeit. Sollen beispielsweise weiße Porzellantassen mit einem Logo versehen werden, müssen ungefähr zwei Wochen Produktions- und Lieferzeit eingeplant werden, nachdem alle benötigten Angaben und Daten in digitaler Form beim Hersteller vorliegen.

Die Kosten pro Stück richten sich unter anderem nach dem Material und der Stückzahl. Je mehr Exemplare bestellt werden, umso niedriger ist der Einzelpreis. Auch die Zahl der erforderlichen Farben kann den Preis beeinflussen, da bei einigen Artikeln jede aufzutragende Farbe berechnet wird. Der Aufdruck eines Logos in schwarz und grün kann dann entsprechend teurer sein als ein rein schwarzes.

Werbemittel sollten zum Anlass und zum Haus passen. Sollen Kinder diese erhalten, müssen die Auflagen für kindersicheres Spielzeug berücksichtigt werden. Die Außendienstmitarbeiter der Werbemittelfirmen und unabhängige Werbemittelexperten beraten, welche Präsente gut angenommen werden. Anschließend lässt sich immer noch entscheiden, ob das Haus die Trends mitmachen möchte oder sich bewusst dagegen entscheidet.

1.7 Rechtliche Grenzen beachten

Die Bestimmungen, die die Werbung von Gesundheitseinrichtungen beschränken, wurden gelockert. Aber sie unterliegen nach wie vor Gesetzen mit denen das Vertrauensverhältnis zwischen Ärzten und Patienten geschützt werden soll. Denn die Gesetzgeber wissen, dass Praxen, Pflegeeinrichtungen und Kliniken wirtschaftlich arbeiten und auf ihre Angebote und Leistungen hinweisen müssen. Deren Möglichkeiten für Werbe- und PR-Maßnahmen bleiben dennoch begrenzt: durch die ärztliche Berufsordnung und das Heilmittelwerbegesetz, das für Medizin, Pflege und Therapien gilt. Ergänzt werden diese Gesetze durch die, an die sich alle Unternehmen halten müssen – wie das Gesetz gegen unlauteren Wettbewerb, die Landespressegesetze, das Kunsturhebergesetz, den Schutz der Persönlichkeitsrechte, das Teledienstegesetz und die Richtlinien des Datenschutzes.

Auf deren Einhaltung achten bisweilen nicht nur die Berufsverbände und Kammern, sondern auch die Mitbewerber. Dennoch befindet zahlreiche Veröffentlichungen zur Zeit in einer rechtlichen Grauzone – oder gehen gar darüber hinaus. Für dieses Handeln nach dem Motto „wo kein Kläger, da kein Richter" dürften durch die zunehmende Konkurrenz auf dem Gesundheitsmarkt die Grenzen künftig allerdings enger werden.

Bekannt sein sollten die Gesetze mindestens all denen, die Marketing- und PR-Maßnahmen umsetzen oder diese verantworten. Die Leitung des Hauses muss dabei auf die Einhaltung der gesetzlichen Bestimmungen sowohl hausintern als auch durch eingeschaltete Agenturen achten. Noch wird es allerdings leider häufig den PR-Verantwortlichen überlassen, immer wieder aufs Neue die Einhaltung der Gesetze einzufordern und über deren Details zu informieren. So müssen manche ständig wiederholen, dass es verboten ist, in Veröffentlichungen für medizinische Laien mittels Fachvokabular für Behandlungsmethoden zu werben.

Praxistipp aktuelle Gesetze

Die aktuellen Gesetze finden Sie auf den Internetseiten der Bundesärztekammer, des Bundesverbandes der Allgemeinen Ortskrankenkassen und in einer Broschüre der Deutschen Krankenhausgesellschaft[62]. Lassen Sie sich in Zweifelsfällen dennoch rechtlich beraten. Hinweise auf Fachanwälte erhalten Sie bei den Anwalts- und Ärztekammern. Viele Kammern bieten zudem Beratung und Seminare zu den wichtigsten gesetzlichen Regeln.

Heilmittelwerbegesetz

Das Heilmittelwerbegesetz (HWG) gilt als Verbraucherschutzgesetz für Patienten. Es soll sie vor unsachgemäßer und undurchschaubarer Beeinflussung schützen und regelt, inwieweit Angehörige von Heilberufen werben dürfen. Es gilt nach Paragraph 1 für „die Werbung für Arzneimittel ... sowie für andere Mittel (z. B. Kosmetika), Verfahren, Behandlungen und Gegenstände, soweit sich die Werbeaussage auf die Erkennung, Beseitigung oder Linderung von Krankheiten, Leiden, Körperschäden oder krankhaften Beschwerden beim Mensch oder Tier bezieht".

Was Werbung ist wurde im Gesetz nicht definiert. Entscheidend ist daher bei allen öffentlichkeitswirksamen Maßnahmen lediglich der Unterschied zwischen zulässig und nicht zulässig. Welches von beiden vorliegt, entscheiden Gerichte in der Regel danach, wie die Werbung von Laien verstanden wird und welche Reaktionen sie bei ihnen hervorrufen kann. Die rein sachliche Information einer Pflegeeinrichtung, Praxis oder Klinik gilt damit als zulässig, solange das Leistungsspektrum dargestellt wird, ohne einzelne Angebote oder Personen hervorzuheben. Denn verboten sind nicht nur wertende Anpreisungen, sondern auch „getarnte Werbung" – und dazu gehören auch „objektive, sachliche Informationen und Aufklärungen, die es darauf anlegen Aufmerksamkeit zu erregen, Interesse zu wecken und damit den Absatz von Waren oder Leistungen zu fördern".[63]

Beispiel Schlaflabor

In einer Imagebroschüre dürfen gleichberechtigt nebeneinander alle Kliniken, Institute und Abteilungen einer Einrichtung sachlich beschrieben werden. Aber es verstößt gegen das Gesetz, wenn einzelne Person, Untersuchungsverfahren oder Abteilungen besonders hervorgehoben werden – ob eine Chefärztin oder das Schlaflabor.

Weniger streng ist dies für die Kommunikation in Fachkreisen geregelt, zu denen Ärzte, Krankenpfleger, Hebammen, Apotheker, Therapeuten und Optiker gehören.[64] Mit ihnen darf freizügiger kommuniziert werden als mit Laien. Einige Anbieter medizinischer Themen sowie Krankenhäuser haben deshalb einen passwortgeschützten Bereich auf ihren Internetseiten, zu dem nur Fachleute Zugang erhalten. Sie bekommen dort Informationen über Medikamente, Studien und Therapien ohne Laien in ihren Entscheidungen zu beeinflussen. Die Unterscheidung gilt auch für medizinische und pflegerische Fachmedien, in denen anders berichtet, dargestellt und geworben werden darf als in Publikumszeitschriften und Tageszeitungen. Verboten sind allerdings in beiden falsche Angaben über die Wirkung von Behandlungen und Untersuchungen sowie das Verschweigen von Nebenwirkungen.

Verhindert werden soll, dass mit Gutachten, Zeugnissen, wissenschaftlichen oder fachlichen Veröffentlichungen sowie Hinweisen darauf geworben wird (§ 11 Nr. 1 HWG). Dies gilt vor allem deshalb als unzulässig, weil Patienten meist nicht das Fachwissen haben, um beispielsweise die Veröffentlichung eines Medizinjournalisten von der eines Arztes unterscheiden zu können. Eine Folge ist, dass Image- und Patientenbroschüren keine Bewertungen von Ärzten zu Behandlungsmethoden und Hinweise auf ärztliche Gutachten enthalten dürfen. Verboten sind auch Formulierungen, wie „Experten raten", „wissenschaftliche Untersuchungen bestätigen", „die therapeutische Wirksamkeit wurde nachgewiesen" und „seit Jahren klinisch erprobt".[65] Denn es ist ausdrücklich untersagt, damit zu werben, dass ein Verfahren, eine Behandlung oder ein Arzneimittel ärztlich oder anderweitig fachlich empfohlen oder geprüft ist oder angewendet wird (§ 11 Nr. 2 HWG). Das gilt auch für die werbliche Wiedergabe von Krankengeschichten sowie Hinweise darauf (§ 11 Nr. 3 HWG) – unabhängig davon, ob diese real oder frei erfunden, von Ärzten oder Laien verfasst sind. Denn weil Patienten nicht zu Selbstdiagnosen und -behandlungen verleitet werden sollen, dürfen weder die Entstehungen noch die Verläufe und Behandlungen von Erkrankungen dargestellt werden.

Nach dem so genannten „Weißkittelverbot" dürfen außerdem keine Bilder von Personen in Berufskleidung sowie von Angehörigen von Heilberufen bei der Ausübung ihre Tätigkeit eingesetzt werden (§ 11 Nr. 4 HWG). Dies soll verhindern, dass fachliche Autorität suggeriert und zielgerichtet genutzt wird und betrifft nicht nur Ärzte, sondern alle Berufsgruppen des Gesundheitswesens. Es bezieht sich auf jede Arbeitskleidung und nicht nur auf Kittel, ob nun weiß oder grün. Weil dagegen häufig verstoßen wurde, gab es schon entsprechend viele Abmahnungen und Gerichtsverfahren.

Verboten ist auch die vergleichende Darstellung vor und nach der Anwendung von Verfahren, Arzneimitteln und Behandlungen (§ 11 Nr. 5b HWG). Das gilt seit dem 1. April 2006 auch für so genannte Schönheitsoperationen. Daher unterliegen nun auch Hinweise zu Brustvergrößerungen und Fettabsaugungen dem Heilmittelwerbegesetz und sind „Vorher-Nachher-Werbefotos" in Medien für medizinische Laien verboten.[66]

Zahlreiche Gesundheitseinrichtungen verstoßen in ihren Publikationen gegen das Verbot der Werbung mit fremd- oder fachsprachlichen Bezeichnungen (§ 11 Nr. 6 HWG). Denn nach dem Gesetz müssen alle darin verwendeten Begriffe allgemein bekannt sein. Eine Festlegung, welche Begriffe dies sind und welche nicht, gibt es allerdings nicht.[67] Folglich müssen alle Fachtermini übersetzt oder umschrieben werden, die in Veröffentlichungen für potentielle Verbraucher stehen.

Damit Patienten nicht durch reale oder erfundene „Leidensgenossen" beeinflusst werden, darf nicht mit Äußerungen Dritter geworben werden, insbesondere nicht mit Dank-, Anerkennungs- und Empfehlungsschreiben sowie Hinweisen darauf (§ 11 Nr. 11 HWG). Unzulässig sind auch Aussagen wie „nach drei Wochen normalisierte sich mein Blutzucker", „eine Operation war jetzt nicht mehr erforderlich", „leider kannte ich dieses Verfahren nicht schon früher" und „diese Behandlung hat schon vielen geholfen".

Verstöße gegen die Paragraphen werden je nach Schwere mit Geldbußen bis hin zu Freiheitsstrafen bestraft. Meist müssen zumindest alle Kommunikationsmitteln, in denen gegen das Gesetz verstoßen wird, vernichtet werden. Die Entscheidung darüber treffen die Gerichte und Verwaltungsbehörden.

Ärztliches Berufsstandsrecht

Jede Gesundheitseinrichtung, in der Ärzte tätig sind, muss bei der Öffentlichkeitsarbeit zusätzlich das ärztliche Standesrecht beachten – unabhängig davon, ob die Ärzte dort angestellt sind, eine Einzel- oder Gemeinschaftspraxis betreiben oder mit der Einrichtung kooperieren. Die für diese gültige Musterberufordnung gibt die Bundesärztekammer heraus. Sie dient als Leitlinie für die Berufsordnungen der Bundesländer. Weil diese in Nuancen variieren die entscheidend sein können, ist stets die Berufsordnung des Bundeslandes maßgeblich.[68]

Das im Berufsstandsrecht festgelegte Werbeverbot für Ärzte, so stellte das Bundesverfassungsgericht im Jahr 2001 fest, soll dem Schutz der Bevölkerung dienen und „das Vertrauen der Patienten darauf erhalten, dass der Arzt nicht aus Gewinnstreben bestimmte Untersuchungen vornimmt, Behandlungen vorsieht oder Medikamente verordnet", sondern sich am medizinisch Notwendigen orientiert. Das Werbeverbot beuge einer gesundheitspolitisch unerwünschten Kommerzialisierung des Arztberufes vor. Das Bundesverfassungsgericht befand dies immer dann für verfassungsgemäß, wenn es die berufswidrige Werbung verbietet. „Für interessengerechte und sachangemessene Informationen, die keinen Irrtum erregen, muss im rechtlichen und geschäftlichen Verkehr Raum bleiben."[69] Damit beschränken zu starke Werbeverbote die Freiheit der Ärzte bei der Berufsausübung, zumal durch Gesundheitsreformen das Informationsbedürfnis der Menschen noch gestiegen ist – sei es zu Praxisgebühren, Zuzahlungen für ärztliche Leistungen und Medikamente oder die Gesundheitskarte.

Jetzt werden alle Werbeträger gleich behandelt – ob Praxisschild, Briefpapier, Rezeptvordruck, Internetseiten oder Anzeige. In und auf allen dürfen neben den organisatorischen Hinweisen die Tätigkeitsschwerpunkte genannt werden und die nach dem Weiterbildungsrecht erworbenen Zusatzqualifikationen. Auch die Rundfunk- und Fernsehwerbung ist nun erlaubt, sofern Inhalt und Umfang den gesetzlichen Vorgaben zur sachlichen und berufsbezogenen Information entsprechen. Durfte früher nur zu besonderen Anlässen – wie Urlaub, Praxisvertretung oder Änderung der Sprechzeiten – informiert werden, ist jetzt die Sachinformation jederzeit in allen Medien zulässig.

Um Konflikte zwischen Ärzten sowie Ärzten und Einrichtungen zu vermeiden, sollten geplante Kommunikationsmaßnahmen rechtzeitig abgesprochen und die Übereinstimmung mit dem Berufsstandsrecht des Bundeslandes geprüft werden. Damit dies nicht umgangen wird, ist nicht nur allen Ärzten die berufswidrige Werbung untersagt. Es sind auch alle verpflichtet einzuschreiten, wenn ihnen berufswidrige Werbung bekannt wird.[70]

Gesetz gegen den unlauteren Wettbewerb

Mit dem Gesetz gegen den unlauteren Wettbewerb (UWG) wird der auf Gewinn ausgerichtete Wettbewerb ebenso geregelt wie der nicht auf Gewinn ausgerichtete. Das Gesetz gilt damit auch für gemeinnützige und kirchliche Einrichtungen. Danach kann, „wer im geschäftlichen Verkehr zu Zwecken des Wettbewerbs Handlungen vornimmt, die gegen die guten Sitten" verstoßen, auf „Unterlassung und Schadenersatz in Anspruch genommen werden" (§ 1 UWG).[71] Da im Gesetz nicht definiert ist, was „gute Sitten" sind, legten dies Gerichte fest. Danach sind „sittenwidrig": Täuschung, Zwang, Belästigung, Anlocken, Appelle an Gefühle, Laienwerbung, Preiskampf, Nachahmung und Rufausbeutung.[72] Gesundheitseinrichtungen müssen besonders darauf achten, nicht an Ängste zu appellieren und auf Belästigungen zu verzichten, beispielsweise durch unaufgefordert zugesandte Werbung.

Verboten sind auch „irreführende Angaben im geschäftlichen Verkehr zu Zwecken des Wettbewerbs" (§ 3 UWG). Irreführend kann bereits die Bezeichnung „Fachkrankenhaus" sein, wenn diese bei Laien zu unzutreffenden Vorstellungen von der dort vorhandenen Fachkompetenz führt.[73] Ebenso gehören das Behaupten von Alleinstellungsmerkmalen und die Vortäuschung von Exklusivität dazu, wie bei der Bezeichnung „Norddeutsches Zentrum für Physiotherapie". Bei der Werbung mit Qualitätszertifikaten und Informationen über Disease-Management-Programme ist es außerdem nicht zulässig, Verbindungen zu Behandlungsabläufen und -ergebnissen herzustellen.[74]

Urheber- und Nutzungsrechte

Welche Bestimmungen bei der Verwendung von Fotos, Grafiken und Texten eingehalten werden müssen, ist vor allem in den Gesundheitseinrichtungen meist unklar, die erst mit der aktiven Werbung, PR und Marketing beginnen. Grundsätzlich gilt, dass immer diejenigen die Urheber eines Werkes sind, die dies angefertigt haben. Das gilt für Fotos und Grafiken ebenso wie für Kunstwerke, Texte und Layouts. Ohne Zustimmung der Urheber darf das Werk weder verwendet noch geändert werden. Außerdem müssen deren Namen stets genannt werden. Die Urheberrechte können nicht verkauft, verschenkt oder vererbt werden und gelten bis siebzig Jahre nach dem Tod aller Urheber eines Werkes. Um Werke dennoch nutzen zu können, werden Nutzungsrechte daran erworben. Sie werden meist schriftlich zwischen Urhebern und Nutzern vereinbart, wobei die zeitliche, räumliche und inhaltliche Beschränkung der Nutzung vereinbart werden muss.

Wird eine Fotografin beauftragt, Fotos einer Praxis anzufertigen, muss also vertraglich vereinbart werden, wofür, wie lange und in welchen Medien die Fotos verwendet werden dürfen. Je länger und umfangreicher das Recht ist, die Fotos zu nutzen, umso höher ist deren Preis. Ist die vereinbarte Zeit abgelaufen oder sollen die Bilder zusätzlich in einem Faltblatt oder im Internet genutzt werden, müssen die Rechte dafür erst bei den Inhabern der Nutzungsrechte erworben werden. Das gilt auch für Fotos die im Internet von Bildagenturen angeboten werden. Auch für diese müssen Nutzungsverträge abgeschlossen werden und bei jeder Veröffentlichung die Namen der Fotografen angegeben werden. Dieselben Auflagen gelten für andere Werke, seien es Kunstwerke, Grafiken oder Texte. Ohne ausdrückliche Erlaubnis des Verlages dürfen beispielsweise Grafiken aus einem Anatomieatlas nicht für eigene Publikationen verwendet werden, weder in gedruckter Form noch im Internet.

Praxistipp

Benötigen Sie Grafiken von Organen oder Erkrankungen, kann sich eine Anfrage bei den Pharmafirmen lohnen, die Medikamente zur Behandlung der Krankheiten herstellen. Viele stellen das Bildmaterial, das sie selbst für Messen oder Tagungen benötigen auch anderen zur Verfügung. Sie bestehen dabei nur selten auf der Nennung der Firma oder eines Medikaments. Die Urheber der Werke, also die Namen der Grafiker müssen dennoch bei Veröffentlichungen angegeben werden.

Sollen Ausschnitte aus Texten für eigene Publikationen übernommen werden, gilt es, die Zitierregeln zu beachten: Zitate dürfen nur kurz sein, sie dürfen nur aus Ausschnitten bestehen, die eigene Argumente belegen, und deren Quelle ist anzugeben. Längere Auszüge – seien sie aus Büchern, Zeitungen oder dem Internet – sind ausschließlich in wissenschaftlichen Werken erlaubt. Zeitungsberichte, Internetbeiträge und längere Buchausschnitte dürfen beispielsweise weder in Mitarbeiter- oder Bewohnerzeitungen abgedruckt werden noch in Broschüren oder Faltblättern. Dafür ist das Einverständnis der Inhaber der Nutzungsrechte erforderlich. Dies sind meist die Autoren, bei Büchern die Verlage.

Sollen Zeitungs- und Zeitschriftenbeiträge dennoch zumindest für die interne Kommunikation für einen Pressespiegel genutzt werden, ist dafür eine Abgabe an die Verwertungsgesellschaft Wort (VG Wort, Adresse siehe Anhang) zu zahlen. Sie vertritt die Rechte der Autoren an dieser Form der Zweitverwertung und verteilt die Erlöse an sie. Bevor die PR-Abteilung nach Durchsicht der Medien Kopien an die Unternehmensführung und weitere Abteilungen verteilt, muss sie sich von sich aus bei der VG Wort melden und mit ihr einen Vertrag abschließen. Dies betrifft auch Texte aus Online-Zeitungen und gilt immer, wenn mehr als sieben Vervielfältigungen für den internen Gebrauch angefertigt werden. Werden Beiträge elektronisch verbreitet – beispielsweise per interner Rundmail oder Intranet – ist statt der VG Wort die Presse Monitor GmbH in Berlin zuständig[75] (Adresse siehe Anhang).

Uneingeschränkt verwendet werden dürfen dagegen von der PR-Abteilung geschriebene und unverändert von Redaktionen übernommene Pressemitteilungen. Aber schon wenn Zwischenüberschriften eingefügt oder einzelne Worte verändert wurden, liegt eine geistige Eigenleistung der Journalisten vor, an der sie die Nutzungsrechte haben.

Persönlichkeitsrechte

Ohne Einwilligung dürfen von niemandem Bilder gemacht und veröffentlicht werden. Patienten, Bewohner und Mitarbeiter müssen daher stets gefragt werden, ob sie mit Foto- und Filmaufnahmen und deren Verwendung einverstanden sind. Am sichersten ist ein schriftliches Einverständnis. Werden Fotos an Redaktionen gesendet oder von Journalisten Filmaufnahmen gemacht, ist zusätzlich der Datenschutz zu beachten: Name, Geburtsdatum, Erkrankung, Krankheitsverlauf und ähnliche Angaben dürfen nur öffentlich verbreitet werden, wenn Patienten dem ausdrücklich schriftlich zugestimmt haben.

Besondere Aufmerksamkeit ist bei Notfällen, in psychiatrischen Einrichtungen und auf Intensivstationen forderlich. Dort können die meisten Menschen aufgrund ihrer Situation die Konsequenzen einer Filmaufnahme, von Fotos und Interviews nicht in vollem Umfang abschätzen. Für die Beschäftigten bedeutet dies, dass sie ihrer Fürsorgepflicht nachkommen müssen und sie vor der Verletzung ihrer Persönlichkeitsrechte zu schützen haben. Daher sollten sie sich nach dem Zweck von Fotos, Filmen und Zitaten bei der jeweiligen Redaktion erkundigen. Seriös arbeitende Journalisten bieten dies auch von sich aus an oder reagieren auf Nachfrage hilfsbereit und souverän. Die meisten verstehen auch, wenn zum Schutz von Beschäftigten oder Patienten im Einzelfall Foto- oder Filmaufnahmen abgelehnt werden.

Statt diese grundsätzlich abzulehnen, sollte allerdings mit Journalisten oder Fotografen gemeinsam geplant werden, wann sie möglich sind. PR-Verantwortliche sollten Fotografen im Haus begleiten, auch um Hilfen organisieren und Ideen einbringen zu können, die nur bei genauer Kenntnis des Hauses möglich sind. Fühlen Journalisten sich dadurch kontrolliert, kann freundlich aber bestimmt erklärt werden, dass dies wegen der Fürsorgepflicht grundsätzlich so gehandhabt wird. In hartnäckigen Fällen kann auch auf den Ehrenkodex des Deutschen Presserats hingewiesen werden. Darin steht: „Der private Wohnsitz sowie andere Orte der privaten Niederlassung, wie z. B. Krankenhaus-, Pflege-, Kur-, Haft- und Rehabilitationsorte, genießen besonderen Schutz" und das körperliche und psychische Erkrankungen „grundsätzlich in die Geheimsphäre des Betroffenen" fallen.[76]

Andererseits dürfen auch PR-Verantwortliche ohne Einwilligung der Abgebildeten deren Fotos nicht verwenden. Denn ohne Einwilligung dürfen nur in vier Fällen Fotos veröffentlicht werden, wenn sie:

▶ von Behörden angefertigt wurden, wie Fahndungsfotos;

▶ Menschen nur zufällig darauf abgebildet sind, wie bei einem Bild vom Brandenburger Tor, an dem zufällig Passanten vorbeigehen;

▶ öffentliche Veranstaltungen abbilden, wie Demonstrationen oder Versammlungen, und die Fotos deren Massenhaftigkeit zeigen;

▶ Personen der Zeitgeschichte zeigen, wie Politiker, Sportler, Stars und Sternchen, sofern damit deren Privatsphäre nicht verletzt wird.[77]

In allen anderen Fällen hat jeder Mensch nicht nur ein „Recht am eigenen Bild" und entscheidet allein, was damit geschehen darf, sondern auch ein „Recht am eigenen Wort". Deshalb müssen PR-Verantwortliche wörtliche und indirekte Zitate vor der Veröffentlichung in einer Publikation oder Pressemitteilung stets von den Zitierten autorisieren lassen. Umgekehrt können sie nur bei Interviews, die in Frage-Antwort-Form veröffentlicht werden, darauf bestehen, diese vorab zur Genehmigung des Wortlautes zu erhalten.

Pressegesetze

Die Pressefreiheit ist im deutschen Grundgesetz verankert. Nach Artikel 5 hat jeder „das Recht, seine Meinung in Wort, Schrift und Bild frei zu äußern und zu verbreiten" und findet keine Zensur statt. Dennoch fordern Führungskräfte und Mitarbeiter immer mal wieder, Beiträge von Journalisten vorab vorgelegt zu bekommen. Auch wenn dahinter nur Unkenntnis der journalistischen Arbeitsweise steht, käme dies dennoch einer Zensur gleich. Journalisten fühlen sich entsprechend gegängelt und in ihrer Berufsausübung behindert.

Ihre Aufgabe ist es, die Öffentlichkeit über Themen von allgemeinem Interesse zu informieren. Was dazu gehört, darüber klaffen die Vorstellungen von Redaktionen und Unternehmen manchmal allerdings weit auseinander. Den Anspruch von Führungsetagen, über ihr Haus habe ausführlich und positiv berichtet zu werden, kennen Pressesprecher daher auch nur zu gut.

Selbstverständlich passieren auch Journalisten Fehler. Mal wurde schlecht recherchiert und falsche Fakten werden veröffentlicht, ein anderes Mal wird ein Satz so aus dem Zusammenhang gelöst, dass dessen Sinn entstellt ist. Vielleicht wird auch ein Fehler aufgebauscht oder über Mitbewerber nicht objektiv berichtet. Die Möglichkeiten, darauf zu reagieren sind begrenzt:

▶ Man kann sich beim jeweiligen Journalisten beschweren,

▶ um eine Berichtigung der Fehler bitten,

▶ sich bei der Ressort- oder Abteilungsleitung beschweren,

▶ sich an die Chefredaktion oder die Verlagsleitung wenden, wenn fortgesetzt nicht ausreichend objektiv berichtet wird, was sich allerdings nur rentiert, wenn dies der üblichen Linie der Redaktion widerspricht,

▶ einen Leserbrief zu Artikeln schreiben, die einen ärgern oder zu denen man Anregungen, ergänzende Informationen oder Argumente hat.

▶ eine Gegendarstellung per Gericht beantragen. Dies ist der in den Landespressegesetzen[78] vorgesehene juristische Weg, sich gegen falsche Darstellungen zu wehren. Gegendarstellungen müssen definierte Anforderungen erfüllen, um durchsetzbar zu sein: Sie müssen sich auf behauptete Tatsachen in Beiträgen im redaktionellen Teil beziehen, von denen man objektiv betroffen ist. „Das ‚Gefühl subjektiver Betroffenheit' reicht nicht aus. In einer Gegendarstellung muss man sich darauf beschränken, die Tatsachenbehauptungen zu dementieren; Kommentierungen, wertende Stellungnahmen und ‚Gegenangriffe' gegen die Redaktion sind nicht zulässig."[79] Gegendarstellungen sind daher nicht gegen Kritiken, Bewertungen, Ansichten, Werturteile, Kommentare, Gutachten und Prognosen möglich.

▶ Und man kann sich beim Deutschen Presserat (Adresse siehe Anhang) über Beiträge in Zeitungen und Zeitschriften beschweren oder bei den Aufsichtsgremien der Hörfunk- und Fernsehsender über deren Programm[80].

Am günstigsten ist es meist, erst das Gespräch zu suchen. Oft klären sich dabei Missverständnisse und beide Seiten erhalten Einblicke in die Arbeitsweisen des anderen. Das ist hilfreicher als den Anwalt drohen zu lassen.

Teledienstegesetz

Alle Betreiber einer Homepage unterliegen dem Teledienstegesetz (TDG). Es soll „einheitliche wirtschaftliche Rahmenbedingungen für die verschiedenen Nutzungsmöglichkeiten der elektronischen Informations- und Kommunikationsdienste" schaffen (§ 1 TDG)[81]. Alle Internetseiten müssen danach ein Impressum haben. Dieses muss „leicht erkennbar, unmittelbar erreichbar und ständig verfügbar" sein (§ 6 TDG). Die dort genannten Verantwortlichen haften für alle Rechtsverstöße. Im Impressum müssen stehen:

▶ der Name und die Postanschrift derer, die die Inhalte einstellen. Sind dies juristische Personen, wie eine GmbH, muss die vollständige Firmenbezeichnung, deren Sitz sowie Name und Anschrift der Vertretungsberechtigten genannt werden, also die Geschäftsführer;

▶ die Telefonnummer, E-Mail und – sofern vorhanden – die Faxnummer;

▶ die Aufsichtsbehörde, wenn die Internetseite im Rahmen einer Tätigkeit angeboten wird, die behördlich zugelassen werden muss;

▶ das Register, in das die Einrichtung eingetragen ist, sowie deren Registernummer: Krankenhäuser und Kliniken sind meist im Handelsregister eingetragen, viele gemeinschaftlich als Partnerschaften geführte Arztpraxen im Partnerregister;

▶ berufsbezogene Angaben: Angehörige von Berufen, deren Zugang und Berufsbezeichnung gesetzlich geregelt sind, müssen die Berufsbezeichnung und den Staat, in dem diese verliehen wurde, angeben. Dazu gehören insbesondere Ärzte und Apotheker, aber auch Physiotherapeuten und Logopäden. Sie müssen auch die Kammer angeben der sie angehören und die berufsrechtlichen Regelungen per Link oder als vollständigen Text zugänglich machen;

▶ die Umsatzsteueridentifikationsnummer, wenn diese beantragt wurde. Dies betrifft vor allem Einrichtungen, die umsatzsteuerpflichtige Leistungen oder Waren im Inland erstellen und ins Ausland verkaufen, wie einige Zahnarztpraxen und Gutachter[82].

1.8 Ergebnisse ermitteln

Bilanzen, Geschäftsberichte und Forschungsergebnisse sind bekannte Instrumente in denen Erfolg oder auch Misserfolg der eigenen Arbeit festgehalten und für Dritte überprüfbar gemacht werden. Der Wert und Nutzen der Arbeit wird oft erst durch die Messung der Ergebnisse deutlich und für andere nachvollziehbar. Lehnten Mitarbeiter in Kommunikationsabteilungen in der Vergangenheit die Evaluation ihrer Arbeit ab, argumentierten sie meist damit, dass Erfolge und Misserfolge in der Kommunikation nicht messbar seien. Viele verließen sich auf ihre Beurteilung der Atmosphäre, folgten ihrem Spürsinn und unterlagen wahrscheinlich nicht selten einem Trugschluss.[83]

Das hat sich gründlich geändert. Mit gestiegenen Investitionen in die Presse- und Öffentlichkeitsarbeit wuchs auch der Wunsch der Unternehmen und Institutionen, zu erfahren, ob Geld und Personal sinnvoll eingesetzt werden. Hinzu kamen zunehmende Ansprüche: War es zunächst schon ein Erfolg, wenn überhaupt in der Presse berichtet wurde, sollte dies im nächsten Schritt schon ausführlich geschehen. Statt der Beiträge in der Lokalzeitung, zählten bald eher die in überregionalen Medien – was zu der Frage führte, welche Ziele mit welchen PR-Maßnahmen erreicht werden können und sollen.

PR-Arbeiter wissen natürlich, was sie täglich tun und sind von dem Nutzen ihrer Arbeit für das Unternehmen überzeugt. Aber kennen den auch die Kollegen und Vorgesetzten? Und wie lässt der sich in Zahlen ausdrücken und womöglich mit denen anderer Häuser vergleichen? Ergebnisse der Kommunikation zu messen ist nicht immer einfach und es gibt dafür keinen „Königsweg" – zumal zahlreiche Faktoren über den Erfolg einer Veranstaltung und die Berichterstattung entscheiden, wie das Wetter und die Angebote anderer Veranstalter.

Langfristige Ergebnisse können nur mit hohem Aufwand gemessen werden: Wegen der Atmosphäre und der medizinischen Versorgung in einer Pflegeeinrichtung, empfiehlt ein Angehöriger diese einer Arbeitskollegin, als die für ihren Vater nach einer Einrichtung sucht. Zwischen dem Erstgespräch, das der Angehörige so positiv erinnert, und dem Anruf seiner Arbeitskollegin in der Einrichtung, können Monate liegen. Von dem Zusammenhang erfährt man in der Einrichtung nur, wenn ausdrücklich danach gefragt wird. Ein anderes Mal wird in einem Zeitungsbericht über Brustkrebs dargestellt, wie effizient zwei Praxen im Sinne der Patientinnen zusammenarbeiten. Wer eine

Weile später von einer Bekannten hört, dass bei ihr Verdacht auf Brustkrebs besteht, erinnert sich vielleicht daran, gibt die Information an sie weiter und sie lässt sich dort einen Termin geben.

Der Zuwachs an Vertrauen und die Festigung des Images einer Einrichtung, die durch die PR-Arbeit erreicht wurden, lassen sich nur schwer messen. In der Werbung und im Marketing sind die Ergebnisse anhand von Verkaufszahlen und Umsatzsteigerung, Markenbekanntheit und Platzierung im Handel möglich. Aber in der PR geht es um „psychologische Aspekte des Erfolges, wie beispielsweise die Wertschätzung eines Unternehmens oder sein Image in der Öffentlichkeit. Eine Erfolgsmessung ist deshalb ohne aufwändige Umfragen oder Interviews bei Teilöffentlichkeiten, Zielgruppen und Szenemitgliedern nicht möglich."[84] Und die sind so teuer, dass kaum eine Gesundheitseinrichtung sie bezahlen kann und will.

Daher hängt die Evaluation der PR-Arbeit meist von den personellen Ressourcen der PR-Abteilung ab: Wird die PR-Arbeit von einem Mitarbeiter „nebenbei" geleistet oder ist die Pressesprecherin das sprichwörtliche „Mädchen für alles" mit einer Teilzeitstelle an einer großen Klinik, reicht die Zeit kaum für die adäquate PR-Arbeit aus; schon gar nicht für die regelmäßige Erfolgskontrolle mit unterschiedlichen Instrumenten.

Gelingt eine Aktion, ist die Medienresonanz vielfältig, kommen die Besucher zahlreich, dann ist der Erfolg leicht kontrollierbar und kann auch in Zahlen ausgedrückt werden. Schwieriger wird es, wenn Zeitungen nicht berichten und kaum Besucher kommen. Da wird oft schnell zur täglichen Arbeit zurückgekehrt und ansonsten gehofft, dass alle die Pleite schnell vergessen. Mittelfristig günstiger ist es, auch dann den Erfolg zu messen, um strategische Fehler und Ursachen zu ermitteln und sie gezielt abzustellen. Vielleicht berichteten Journalisten nicht über eine Veranstaltung, weil die Pressemitteilung erst am Tag der Veranstaltung in der Redaktion ankam und die Besucher gingen zu einer herausragenden, zeitgleich stattfindenden Veranstaltung. Oder ein Vortrag wurde am wärmsten Abend des Jahres gehalten, was auch die perfekteste Vorarbeit nicht immer ausgleichen kann.

Werden Analysen konsequent durchgeführt oder sogar miteinander kombiniert, erhalten PR-Abteilung einen guten Überblick über die Stärken und Schwächen ihrer Arbeit und über die von der Qualität ihrer Arbeit unabhängigen Einflussfaktoren. Die Ziele der Arbeit können damit immer wieder aktualisiert, dass Image des Hauses geprüft und die Ergebnisse der Arbeit gegenüber Vorgesetzten und Führungsgremien transparent, überprüfbar und mit Zahlen dargestellt werden. Das macht es für sie oft nachvollziehbarer, dass trotz kontinuierlicher und guter PR-Arbeit manche Themen eher aufgegriffen und andere eher ignoriert werden.

Evaluation von Veranstaltungen und Publikationen

Der Erfolg von Veranstaltungen lässt sich am einfachsten an der Zahl der Besucher ermitteln. Aber auch im Vorfeld kann es schon hilfreich sein, Reaktionen zu messen: Durch eine mit der Einladung versendeten Antwortkarte ist das Interesse an den Zu- und Absagen erkennbar sowie daran, ob die, die zugesagt haben, auch kommen. Das erleichtert gleichzeitig die Planung, weil die erforderliche Raumgröße und Bewirtung klarer wird. Wird beispielsweise eine Feier zur Zertifizierung des Hauses veranstaltet und erscheinen trotz adäquater Pressearbeit keine Journalisten, könnte die Ursache sein, dass Journalisten das Thema für die Leser zu trocken oder irrelevant erscheint. Aufschluss bringen häufig stichprobenartige Nachfragen in Redaktionen.

Bei einer Veranstaltung kann die Zahl der Besucher ermittelt werden, ohne diese erkennbar zu zählen: Erhalten alle Besucher zur Begrüßung ein Präsent, entspricht die Differenz zwischen ursprünglich vorhandenen und verbliebenen Geschenken der Zahl der Besucher. Wichtig bei Ergebniskontrollen sind Daten, die vergleichbar sind: Die Resonanz auf einen Tag der offenen Tür lässt sich nicht mit der auf eine Fachveranstaltung oder einer Vortragsreihe vergleichen.

Die Qualität von Veranstaltungen ist durch Fragebögen ermittelbar, die an die Besucher verteilt werden. Damit kann geklärt werden, ob
▶   die Informationen interessant und verständlich waren,
▶   der zeitliche Umfang ausreichte,
▶   ob zu einzelnen Aspekten eine Folgeveranstaltung gewünscht wird,
▶   die Besucher mit den Räumen, der Organisation und dem Rahmenprogramm zufrieden waren und
▶   gerne mehr schriftliche Informationen gehabt hätten.
Messbare Ergebnisse ermöglicht auch die Beobachtung, zu welchen Themen welche Publikationen mitgenommen und bestellt werden. Wurde eine Broschüre zum Thema Diabetes herausgegeben, die kaum jemand mitnimmt, kann oft schon durch einzelne Nachfragen herausgefunden werden, ob die Inhalte uninteressant sind oder nicht verstanden werden oder kein Bedarf bestand, beispielsweise weil Selbsthilfegruppen oder Verbände ausreichend über das Thema informieren. Dann kann ein anderer Weg ermittelt und finanziert werden, die Dialoggruppe zu erreichen – wie ein Informationstag, bei dem Diabetes-Patienten Experten direkt befragen können.

Messbar sind auch die Effekte interner Kommunikationsmittel. Mit Umfragen in der Mitarbeiterzeitung oder im Intranet kann ermittelt werden, ob die Informationen dort den Interessen der Beschäftigten entsprechen, aus ihrer Sicht vollständig und interessant sind. Werden die Mitarbeiter aufgefordert,

Leserbriefe an die Mitarbeiterzeitung zu senden, zeigt die Resonanz, ob diese gelesen wird und welche Themen sie interessieren.

Bevor die Verbreitung interner Medien geändert wird, sollte deren Akzeptanz explizit geprüft werden: Sollen Umläufe und Aushänge durch Rundmails und Ankündigungen im Intranet ersetzt werden, kann eine Umfrage vorab ergeben, dass dann Teile der Beschäftigten von den Informationen abgeschnitten wären. So kommen vielleicht Reinigungskräfte, Küchenpersonal und Honorarkräfte nie ins Intranet und die Pflegenden nur selten.

Medienresonanzanalyse

Um die Resonanz in den Medien ermitteln zu können, sollten die für das Thema und die Region relevanten Tageszeitungen sowie die wichtigsten Fachzeitschriften abonniert werden. Dann können die Medien nach dem Versand von Pressemitteilungen und nach Pressekonferenzen auf Veröffentlichungen über die Einrichtung und deren Mitbewerber hin beobachtet werden. Anderenfalls lohnt es sich, bei Anfragen von Journalisten stets zu fragen, wann Beiträge erscheinen sollen, um Sendungen aufnehmen oder die Zeitungsausgaben kaufen zu können.

Soll systematischer ausgewertet werden, kann ein Ausschnittsdienst mit der Sammlung der Medienberichte beauftragt werden (Adressen siehe Anhang). Vor allem für größere Einrichtungen mit aktiver Pressearbeit kann dies effektiv und zeitsparend sein. Auch bei diesem Auftrag gilt es, die Ziele genau zu formulieren, also welche Medien auf welche Stichworte und Themen hin beobachtet und ausgewertet werden sollen. Wenn dies dazu führt, dass die Pressearbeit effektiver und Aktionen der PR-Arbeit zielgerichteter konzipiert werden, können sich die nicht geringen Kosten für diese Dienstleistung rasch amortisieren. Wichtig ist es, den Ausschnittdienst vor dem Versand der Pressemitteilung oder der Pressekonferenz zu beauftragen, da die Medien nicht rückwirkend beobachtet werden.

Praxistipp Mitbewerber beobachten

Sammeln Sie auch Berichte über Mitbewerber. Das ermöglicht einen Vergleich mit deren PR-Arbeit, ohne übermäßige Kosten zu verursachen. Für den regelmäßigen Pressespiegel können Beiträge über diese mit gesammelt und am Jahresende der eigenen Arbeit qualitativ und quantitativ gegenübergestellt werden. Daraus können sich interessante und wichtige Anregungen für künftige Strategien und Themen ergeben.

Nach welchen Kriterien die Berichterstattung ausgewertet wird, hängt von den zuvor festgelegten Fragen ab: Vielleicht ist nur die quantitative Auswertung relevant, also die Zahl der Veröffentlichungen, oder zusätzlich deren Tendenzen und Inhalte, also die qualitative Analyse. In beiden Fällen ist die Grundlage das so genannte Clipping, eine nach Datum geordnete Sammlung der Aus- und Mitschnitte. Sie wird je nach Ziel täglich, wöchentlich oder monatlich zusammengestellt. Der daraus entstehende Pressespiegel in Print- oder Digitalversion wird meist an die Führungskräfte weitergegeben, an zentralen Stellen ausgehängt und im Intranet zur Verfügung gestellt. Dabei muss darauf geachtet werden, die Urheber- und Nutzungsrechte einzuhalten (siehe Seite 112-113).

Bei der quantitativen Medienresonanzanalyse interessiert vor allem die Zahl der veröffentlichten Beiträge, also die Abdruckquote. Diese lässt sich wiederum in eine absolute und eine relative Abdruckquote[85] aufteilen: Die absolute Quote gibt die Veröffentlichungen nach einer Pressemitteilung oder Pressekonferenz oder während eines Zeitraumes an, beispielsweise während eines Monats. Ihr gegenübergestellt werden kann die Zahl der angeschriebenen Journalisten, umso nach und nach die optimale Abdruckquote zu ermitteln.

Die Basis für die relative Abdruckquote sind die Auflagenhöhen und Reichweiten der Medien. Damit lässt sich ermitteln, wie viele Menschen durch Veröffentlichungen erreicht wurden. Die erforderlichen Mediadaten der Zeitungen und Sendungen stehen häufig online auf deren Internetseiten und können bei den Anzeigenabteilungen bestellt werden. Deren Prüfung ergibt, dass ein Bericht in einer Zeitung mehr Leser erreichen kann als drei Artikel in einer anderen. Um die Pressearbeit stetig zu verbessern, können weitere Daten erfasst und ausgewertet werden, wie:

- das Thema der Pressemitteilung und
- der Termin der Versendung,
- welche Redaktionen beziehungsweise Schwerpunkte des Presseverteilers beliefert wurden,
- welche Medien berichteten: Tageszeitungen, Publikumszeitschriften, Online-Magazine, Fernsehen oder Radio,
- wie hoch der Anteil an Bildern im Vergleich zum Text war,
- die Schlagzeilen,
- der Autorennamen,
- die Umfänge der Beiträge: Zahl der Zeilen und Sendeminuten,
- die Darstellungsformen wie Nachrichten, Berichte oder Interviews,
- die Platzierungen: auf welchen Seiten und Rubriken berichtet wurde.

Mit der qualitativen Analyse wird die Auswertung weiter vertieft. Dabei stehen die Inhalte und Argumente der Beiträge im Mittelpunkt:

▶ Wurden die zentralen Aussagen der Pressemitteilung oder Pressekonferenz übernommen?

▶ Gab es kritische Anmerkungen zur Darstellung des Sachverhalts?

▶ Enthielt der Bericht positive oder negative Bewertungen des Hauses, seiner Angebote oder seines Verhaltens? In welchem Umfang?

▶ Wurden Mitbewerber genannt? Wurden diese stärker oder gleich stark berücksichtigt?

▶ Dominierten einzelne interne oder externe Multiplikatoren die Berichterstattung über die Einrichtung?

▶ Bestimmten eigene oder von anderen initiierte Anlässe, Themen und Bewertungen die Berichterstattung? Wenn ja, welche?

▶ Welche Botschaften wurden transportiert und mit welchem Tenor?

Eine qualitative Analyse der Berichterstattung über Mitbewerber kann besonders hilfreich sein, bevor neue Themen forciert werden: Wer wissen möchte, wie die Spendenaktionen einer anderen Einrichtung in der Öffentlichkeit ankommt bevor er selbst eine initiiert, kann diese Analyse als Entscheidungshilfe nutzen.

Input-Output-Analysen

Mit einer Input-Output-Analyse wird untersucht, wie Redaktionen angebotene Informationen (Input) aufgreifen: Wurde berichtet (Output) und wie wurden die Informationen angenommen? Die Analyse zeigt, welche Medien Information vollständig übernehmen und für welche sie Ausgangsbasis für Recherchen ist. Daraus lässt sich ermitteln, welche Kontakte verbessert werden können. Zusammengestellt werden kann:

▶ welche Redaktionen die angebotenen Informationen weitergeben,

▶ ob Teile oder vollständige Texte veröffentlicht werden,

▶ in welchem Zeiträumen über welche Themen berichtet wurde und

▶ welche Journalisten und Redaktionen nicht berichteten.

Die Input-Output-Analyse eignet sich besonders für die Beobachtung der Berichterstattung während abgegrenzter Zeiträume, beispielsweise im Anschluss an Veranstaltungen. Daraus lässt sich ersehen, welche Aspekte und Einzelinformationen besonders gut aufgegriffen werden. Beispielsweise berichten regionale Zeitungen eher über öffentliche Veranstaltungen zu so genannten Volkskrankheiten – wie Diabetes oder Bluthochdruck – als über Krankheiten, die weniger Menschen betreffen.

Anzeigen-Äquivalenzanalyse

Bei der Anzeigen-Äquivalenzanalyse wird ausgerechnet, was ein Beitrag gekostet hätte, wenn dieser in gleicher Größe als bezahlte Anzeige erschienen wäre. Damit lässt sich ermitteln, in welchem finanziellen Rahmen der Wert der PR-Arbeit liegt. Viele PR-Profis lehnen diese Analysen wegen zu starker Vereinfachung ab, insbesondere weil sie den Eindruck vermitteln, PR-Arbeit sei Teil der Werbung. Denn im Gegensatz zu Anzeigen, für die fast an jeder Stelle eines Mediums der Platz gekauft werden kann, können Beiträge im redaktionellen Teil nicht gebucht werden. Die Einflussmöglichkeiten von PR-Abteilungen und -Agenturen darauf, ob berichtet wird, wo und wie ausführlich dies geschieht, ob mit Bild oder ohne, sind deutlich geringer.

In der Äquivalenzanalyse bleibt außerdem unberücksichtigt, dass redaktionelle Beiträge weitaus glaubwürdiger für die Dialoggruppen sind als Anzeigen, da sie von Journalisten geschrieben werden, die unternehmensunabhängig auftreten. Dagegen entspricht der Tenor in Anzeigen immer den Wünschen des Unternehmens. Der zweite Kritikpunkt ist denn auch, dass negative Bewertungen in Berichten nicht gezählt werden können, da es schließlich auch keine negativen Anzeigen gibt. Dennoch trägt auch kritische und negative Berichterstattung zum Unternehmensimage bei und bietet Anhaltspunkte, wo am Profil gearbeitet werden muss. Auch wenn dies vordergründig kein finanzieller Vorteil ist, kann sie dennoch dazu beitragen, Veränderungen anzustoßen, Angebote zu erweitern und die Kommunikation zu verbessern. Gerade kritische Berichte tragen dazu bei, dass Unternehmen sich weiterentwickeln und dies öffentlich deutlich werden kann.

Der dritte Kritikpunkt ist, dass bei der Äquivalenzanalyse nur der Teil eines Beitrages in Euro umgerechnet wird, in dem das Unternehmen oder die jeweilige Veranstaltung genannt wird. Das verkürzt aber die sinngemäße Aussage eines Berichts erheblich, da ja auch ohne explizite Nennung eines Hauses positiv über dessen Einrichtungen berichtet werden kann. Da dies ebenfalls nicht berücksichtigt wird, ist die Äquivalenzanalyse letztlich so effektiv wie Äpfel mit Birnen zu vergleichen – und wird dennoch in der PR-Literatur immer wieder als Messinstrument genannt.

Trotz dieser in der Summe zahlreichen und meist durchaus preiswerten Möglichkeiten, die Erfolge der Arbeit zu prüfen, meinen nach wie vor viele PR-Arbeiter, dass sie leider keine Möglichkeit zur Evaluation haben. Mal werden die Kosten als Hinderungsgrund angegeben, mal das nicht vorhandene Personal, mal die knappe Zeit. Auch wenn die geannten Gründe leider allzu oft den Tatsachen entsprechen, müssen PR-Arbeiter dennoch die Erfolge und

Wirkungszusammenhänge ihrer Arbeit eindeutig nachweisen – wenn sie erreichen wollen, dass die PR als so selbstverständliches und gleichberechtigtes Führungsinstrument eingeschätzt und behandelt wird, wie es das Controlling und Qualitätsmanagement bereits sind.

Wird nicht evaluiert, wird das Aufgabenspektrum und die Möglichkeiten der PR in Gesundheitseinrichtungen weiterhin kaum jemandem richtig klar sein und werden die PR-Arbeiter weiterhin alleine die Schuld dafür übernehmen sollen, wenn Veranstaltungen misslingen oder negative Presseberichte erscheinen. Vorbeugung bedeutet hier: Die eigenen Erfolge aufzeigen, zu gemachten Fehlern zu stehen und den Einfluss anderer deutlich zu machen.

2 Kliniken

Die Struktur der Krankenhauslandschaft in Deutschland ist im Umbruch. Zahlreiche Einflüsse sorgen dafür, dass sich das Selbstverständnis von Kliniken und Krankenhäusern grundlegend wandelt und wandeln muss. Galt in der Vergangenheit die besondere medizinische Qualifikation einzelner Häuser, Abteilungen oder Chefärzte als Erfolgsgarant, wird diese heute als selbstverständlich vorausgesetzt. Patienten können wählen zwischen Universitätskliniken, kommunalen oder konfessionellen Häusern, Privat- und Spezialkliniken. Gleichzeitig ist Gesundheit in einem Ausmaß Thema in Fernsehsendungen, Internetbeiträgen und Spezialzeitschriften, das noch vor einigen Jahren kaum denkbar schien. Diese Medien treffen auf ein immer größeres Publikum, das wissen möchte, wer was behandelt, wo und auf welche Art – und zwar nicht nur medizinisch.

Die Menschen sollen gleichzeitig mehr Verantwortung für ihre Gesundheit übernehmen, was auch bedeutet, dass sie sich genauer mit den Angeboten der Krankenhäuser beschäftigen und diese kritischer auswählen. Sie werden die Leistungen umso differenzierter prüfen, je mehr sie dafür bezahlen müssen. In der Folge wird „der Gesundheitsmarkt der nahen Zukunft von Kommunikation stärker geprägt, als sich viele Verantwortliche dies heute vorstellen mögen. Ausgaben für Pressearbeit, Werbung und Marketing werden schon in wenigen Jahren einen ähnlichen Anteil am Gesamtbudget eines Krankenhauses – und damit den gleichen Stellenwert – haben, wie sie ihn schon heute in Unternehmen anderer Branchen einnehmen."[86]

Gleichzeitig wird die Kommunikation auf dem Gesundheitsmarkt komplexer und die Qualitätsanforderungen daran schon deshalb höher, weil dessen Strukturen vielschichtiger werden. Denn auch Krankenhäuser und Kliniken öffnen sich immer stärker dem Markt und nehmen den Wettbewerb mit anderen Angeboten nicht mehr nur als Randerscheinung wahr. Sie nehmen an Zertifizierungen teil, bieten Dienstleistungen und Zusatznutzen, die über medizinisches hinausgehen. Denn es wird immer klarer: „Um Glaubwürdigkeitsverluste und Irritationen zu vermeiden, müssen Marken- und Imagebildung – und damit die interne und externe Kommunikation langfristig hohe Priorität haben."[87] Und so ist es denn auch nicht mehr erstaunlich, dass mittlerweile mehr als zwei Drittel von 218 befragten Krankenhäusern regelmäßig PR-Maßnahmen durchführen und ebenso viele Häuser mit mehr als 300 Betten künftig mehr Geld für PR ausgeben wollen.[88] Diejenigen, die glauben, in der Informationsgesellschaft auf professionelle Kommunikation verzichten zu können, unterschätzen vermutlich den gerade erst begonnenen Verteilungskampf im Gesundheitswesen. Denn künftig muss in stärkerem Umfang als bisher um die Aufmerksamkeit von Patienten, Einweisern und der Öffentlichkeit geworben werden. Dies leistet PR. Und deshalb sparen Krankenhäuser, die auf PR verzichten, an der falschen Stelle.

2.1 Pressestelle oder Agentur

Die Kommunikation eines Krankenhauses ist komplex und sollte in dessen Gesamtstrategie integriert werden, professionell und kontinuierlich sein. Je größer eine Klinik ist, umso eher stellt sich daher die Frage, ob dies die Aufgabe einer internen Abteilung sein oder eine Agentur damit beauftragt werden soll. Auch Mischformen sind möglich: Dann gibt es eine Abteilung für Presse- und Öffentlichkeitsarbeit und PR-Leistungen werden hinzu gekauft, etwa bei großen Veranstaltungen. Was für welches Krankenhaus passt, hängt von dessen Situation, Anforderungen und Erwartungen ab. Gleichzeitig lässt sich kaum zuverlässig festlegen, welche Variante wann die kostengünstigere und effizientere ist. Sicher ist, dass Dienstleister immer erforderlich sind, da beispielsweise ohne Druckerei keine PR-Arbeit möglich ist, und stets Honorare oder Abgaben an Verwertungsgesellschaften[89] zu zahlen sind.

Für eine realistische Kalkulation wird vor der Entscheidung über die interne oder externe Vergabe eine Zusammenstellung der Aufgaben benötigt. Eine Basis für den Vergleich der Kosten bieten Honorarkataloge[90], Angebote und Leistungsverzeichnisse von Agenturen sowie Gehaltstabellen für qualifizierte PR-Arbeiter. Da Agenturangebote immer nur die vereinbarten Aufgaben abdecken, sind alle weiteren Leistungen gesondert zu zahlen. Flexibler können interne PR-Mitarbeiter sein. Vor allem die kleinen Dinge sind zeit- und kostenintensiv wenn eine Agentur diese übernimmt – wie Texte für die Mitarbeiterzeitung schreiben, Mitarbeiter fotografieren oder das Intranet aktualisieren.

Neben Agenturen, die sich auf Bereiche der Kommunikation spezialisiert haben – etwa auf Pressearbeit, Events oder Internet – gibt es Full-Service-Agenturen (siehe Seite 104). Dort arbeiten meist Menschen verschiedener Kommunikationsberufe zusammen, sodass auf eine einheitliche Kommunikation und vernetzte Maßnahmen geachtet wird. Sind Auftraggeber mit einem Bereich unzufrieden, beispielsweise dem Webdesign, und wollen damit andere beauftragen, kommen sie gegenüber „ihrer" Agentur in Erklärungsnot. Finden sie mit der keine gemeinsame Lösung, leidet darunter oft die weitere Zusammenarbeit mit anderen Agenturmitarbeitern.

Gibt es dagegen eine interne PR-Abteilung, kann frei entschieden werden, ob eine Agentur Grafiken und Fotos erstellt und eine andere die Konzeption und Organisation einer Veranstaltung übernehmen soll. Besonders schwierig kann es sein, eine Agentur zu finden, die Pressearbeit professionell realisiert. Werbe- und PR-Agentur haben darin „oft zu wenig Erfahrung.

Spätestens wenn Ihnen jemand erzählt, dass der Trend jetzt von der klassischen Pressearbeit hin zum Event geht, sollten Sie misstrauisch werden."[91] Sinn, Zweck und Finanzierbarkeit von Agenturvorschlägen sollte daher stets kritisch geprüft werden.

In der Praxis zeigt sich auch immer mal wieder, dass nicht alle Agenturen, die sich als erfahren im Gesundheitsbereich bezeichnen, mit den Grundlagen der Branche vertraut sind: Manche kennen das Heilmittelwerbegesetz (siehe Seite 108-110) nicht, manche nicht die berufsständischen Organisationen, einige haben wichtige Fachmedien noch nie gelesen, anderen muss die Struktur des Klinikalltags erst vermittelt werden.

Aufträge an eine Agentur zu vergeben, kann dann für Krankenhäuser von Vorteil sein, wenn diese bereits für andere Krankenhäuser oder Institutionen des Gesundheitsbereichs gearbeitet hat, also über einschlägiges Know-how verfügen. Denn die haben bereits ein Netzwerk formeller und informeller Kontakte über das sie auch über Mitbewerber informiert sind, das sich eine neue interne PR-Abteilung erst aufbauen muss.

Andererseits arbeiten manche PR-Agenturen schon mal „Output- statt Outcome-orientiert", entfalten also Aktivitäten, „ohne die für die Auftraggeber wesentlichere Wirkung zu erreichen", und geben Wirkungsversprechen ab, „von denen sie von vornherein vermuten, dass sie diese nicht einhalten können. Sie lösen damit Aufträge aus, die sich scheinbar rechnen, laufen dabei aber Gefahr, dass die Agenturleistung im krassen Missverhältnis zur erzielten Wirkung steht."[92] Sie treffen mitunter auf Leitungen, die gutgläubig auf ihre Vorschläge vertrauen. Fehlt das Fachwissen um sinnvolle von unsinnigen PR-Maßnahmen zu unterscheiden, können die auch schlicht überfordert sein. Im guten Glauben, dass die Agentur nur das Beste für die Auftraggeber erreichen möchte, werden dann schon mal unnütze Maßnahmen in Auftrag gegeben. Es gibt also auch unter den Agenturen schwarze Schafe, die „ihre Auftraggeber finanziell melken, also möglichst schnell möglichst hohe Rechungen stellen"[93.]

Eine interne PR-Abteilung wird, da die Zusammenarbeit dauerhafter angelegt ist, seltener die finanziellen Grundlagen ihrer Arbeit und den Vertrauensverlust riskieren. Gleichzeitig ist mit ihr ein Ansprechpartner vor Ort erreichbar, der die Stimmung und Arbeitsbedingungen im Haus täglich erlebt, was zusätzlich Zeit für die Kommunikation spart: Sie sind im Idealfall in dessen Strukturen eingebunden und durch Kollegen bereits über vieles informiert. Das wiederum ist für die interne Kommunikation günstig, beispielsweise der Recherche von Beiträgen fürs Intranet. Es vereinfacht auch, rechtzeitig auf Gerüchte und kommunikative Fehlentwicklungen zu reagieren.

Soll sichergestellt sein, dass eine Agentur ebenso aktuell arbeiten kann, muss diese entweder jemanden zur Verfügung stellen, der überwiegend im Krankenhaus arbeitet oder die Leitung muss sicherstellen, dass die Agentur ständig gut informiert ist. Außerdem muss sie sich für Besprechungen mit der Agentur Zeit nehmen, beispielsweise bei Anfragen von Journalisten, auf die umgehend reagiert werden muss. Dagegen würde es die Leitung entlasten, wenn andere Abteilungen sich direkt an die Pressestelle wenden können. Die PR-Abteilung kann wichtige Fakten dazu dann vorab recherchieren und der Leitung mit dem Anliegen auch das Material vorlegen, das für eine Entscheidung nötig ist. Das erhöht die Flexibilität und reduziert Reaktionszeiten dann erheblich, wenn die Befugnisse der PR-Abteilung festliegen und sie eigenverantwortlich Arbeiten soll und kann.

Dagegen ist es der Vorteil einer Agentur, dass sie nicht in die Hierarchie und das Profilierungsgerangel im Krankenhaus eingebunden ist – und sie dessen Unternehmenskultur nur aus kommunikativer Sicht zu interessieren braucht. Vorschläge und Kritik braucht sie also nicht wegen interner Abhängigkeiten zurückzuhalten. Den Kompetenzen von Agenturen, ihren Beziehungen und Erfahrungen wird dabei oft mehr vertraut, als denen interner PR-Arbeiter. Als Externe, denen ein Vertrauensbonus entgegengebracht wird, müssen sie oft nicht einmal ihre Fachkenntnisse nachweisen. Der Umgang mit ihnen scheint nahezu automatisch optimistischer und sachlicher als mit internen PR-Mitarbeitern. Möglicherweise gilt auch hier der sprichwörtliche „Prophet im eigenen Land" wenig, ist die Leitung über den Wert einer internen PR-Abteilung nicht hinreicht informiert oder das Thema PR vor allem Medizinern nicht ganz geheuer. In kleineren und mittelgroßen Häusern ist es außerdem oft noch so ungewöhnlich, eine Pressesprecherin oder einen PR-Beauftragten zu haben, dass die Möglichkeiten und Grenzen der PR weitgehend falsch eingeschätzt werden. Die Leitung müsste dann sachlich informieren und ihre Entscheidung für diese Abteilung offensiv vertreten.

Die Erfahrung, dass PR-Arbeit nicht für alle stets bequem sind, teilen sie mit den Agenturen. Agenturen gehen zunächst ohne „Betriebsblindheit" an die Arbeit und nehmen Missstände in der Kommunikation dadurch oft schneller wahr als die Mitarbeiter vor Ort. Dürfen sie Kritik in Verbesserungen umsetzen, ist dies ein Gewinn für das Unternehmen. Für interne Mitarbeiter ist es meist deutlich schwieriger Änderungen einzuführen.

Oft können Agenturen durch neue Sichtweisen, Argumente oder Darstellungen eine Aufbruchstimmung auslösen, die es ermöglicht, auch langjährig eingesetzte Strategien und Kommunikationsmittel zu ändern. Besonders hilfreich ist dies in Situationen, in denen man „eh nur auf der Stelle tritt" oder den Eindruck hat, Mitbewerbern hinterher zu laufen. Dann können mit Unterstützung einer Agentur, Entscheidungen beschleunigt und Bedenken einzelner Mitarbeiter oder Abteilungen aufgelöst werden. Diesen Vorteil der Unabhängigkeit steht der Nachteil der Fremdheit gegenüber: Agenturmitarbeiter sind in erster Linie loyal gegenüber ihrer Agentur und erst in zweiter Linie gegenüber dem Auftraggeber. Dennoch ist ein Vertrauensvorschuss des Auftraggebers notwendig, um die Zusammenarbeit zu ermöglichen und müssen manchmal auch vertrauliche Daten herausgegeben werden.

Da sie nicht in die Strukturen des Hauses eingebunden sind, erhalten die Agenturmitarbeiter kein vollständiges Bild der internen Situation. Problematisch ist dies vor allem bei der internen Kommunikation, beispielsweise wenn die Agentur für die Inhalte des Intranets zuständig ist, aber von internen Schwierigkeiten nicht betroffen ist und nur von der Leitung über Missstimmungen informiert wird. Die Belegschaft hat dann mitunter den Eindruck, dass ihre Probleme nicht thematisiert oder als belanglos betrachtet werden. Soll dies vermieden werden, muss die Leitung konsequent gegensteuern und auch Gespräche zwischen Agenturmitarbeitern und Betriebs- oder Personalrat ermöglichen.

Die kontinuierliche und intensive Information der Agentur muss dauerhaft gut organisiert sein, was vor allem dann aufwendig ist, wenn einzeln entschieden wird, welche Informationen weitergegeben werden und wer die internen Ansprechpartner sein sollen. Die Informationen müssen außerdem recherchiert und zugesendet werden, was ebenfalls Zeit erfordert.

Checkliste Agentur oder Pressestelle

Interne Pressestelle
- ▶ ist permanent vor Ort
- ▶ kennt das Haus und die Mitarbeiter durch den Arbeitsalltag
- ▶ erhält und besorgt sich Informationen selbstständig, aber
- ▶ muss sich in die Hierarchien und Unternehmenskultur einfügen
- ▶ neigt zur Betriebsblindheit und
- ▶ braucht Zeit, um formelle und informelle Netzwerke aufzubauen

Externe Agentur
- ▶ hat eine vom Haus unabhängige Sichtweise
- ▶ verfügt über formelle und informelle Kontakte
- ▶ kann Veränderungen leichter initiieren, ist aber
- ▶ auf permanente Informationen aus dem Haus angewiesen
- ▶ benötigt einen großen Vertrauensvorschuss
- ▶ arbeitet mit Informationen, die auf spezifischer Sichtweise basiert

---

2.2 Die PR-Abteilung organisieren

Kommunikation ist Managementaufgabe und Führungsinstrument zugleich und sollte insbesondere in Zeiten des Überangebots an Informationen strategisch geplant und zielbewusst organisiert werden. Soll sie zur Erreichung der Unternehmensziele beitragen, darf die interne Abteilung kein Dasein als „Kellerkind" fristen. Meist wird die Pressestelle deshalb als Stabsstelle der Leitung zugeordnet. Das ermöglicht kurze Informationswege und die schnelle Abstimmung in eiligen Situationen. Vermieden wird damit auch, dass die Pressestelle zwischen sich widersprechende Interessen von Pflege, Medizin, Verwaltung und Leitung also „zwischen die Stühle" gerät. Eine andere Möglichkeit – und manchmal der Idealfall – ist es, die Pressestelle direkt dem Vorstand zu unterstellen. Das signalisiert allen Mitarbeitern, dass dem Vorstand die PR-Arbeit wichtig ist und erleichtert deren Arbeit.

Dafür müssen sich die Verantwortlichen allerdings auch über die Aufgaben der Pressestelle einig sein. Bevor eine neue PR-Stelle mit geeigneten Kandidaten besetzt werden kann, muss also geklärt sein, was unter Public Relations verstanden wird und welche Aufgaben sie erfüllen soll. Hält die Leitung PR für ein Instrument der Unternehmensführung, wird „sie die Pressestelle großzügiger unterstützen und gegenüber internen und externen Kritikern in Schutz nehmen"[94] und die Position seltener intern nach dem Motto besetzen „mach du das man, du kannst doch ganz gut schreiben und kennst doch jemand bei der Presse".[95]

Sind die Aufgaben geklärt, kann entschieden werden, wofür die Stelleninhaber zuständig und was ihre Befugnisse sein sollen. Außer durch die Stellenaus- und -beschreibung sollte dies auch im Haus bekannt werden, damit PR-Referenten nicht schon bald nach ihrer Einstellung als „Mädchen für alles" gelten, denen weder Kompetenz zuerkannt noch Vertrauen oder Anerkennung entgegengebracht wird. Wurde beispielsweise intern nicht informiert, dass der PR-Referent sich nun stellvertretend für das Unternehmen der Presse gegenüber äußert, also deren Pressesprecher ist, kann das massiv irritieren. Das führt häufig zu Abwertungen der Person und ihrer Arbeit, was deren Position im Haus schwächt.

Um dies zu vermeiden, muss die PR-Abteilung von Anfang an so in die organisatorische und hierarchische Struktur integriert werden, dass sie den Anforderungen des Hauses gerecht werden kann: Die Ansprüche an die Abteilung bei einer Universitätsklinik in einer Großstadt sind andere als bei einem kommunalen Krankenhaus in ländlicher Region und diese anders als in Häusern einer privaten Klinikkette. Weniger entscheidend als die Größe des Hauses, seine Mitarbeiter- und Patientenzahl, sind dabei die Bedingungen, unter denen es arbeitet – wie seiner Unternehmenskultur, der Vielfalt der Angebote, dem direkten und indirekten Wettbewerb.

Dabei muss ständig beachtet werden, dass PR-Arbeit kein Marketing ist und nicht als solches missverstanden wird. Auch wenn viele PR-Arbeiter in Krankenhäusern mit Aufgaben aus dem Marketing betraut sind, sollte die Trennung beider Bereiche sowohl der Leitung als auch dem PR-Arbeiter stets bewusst sein: Marketing fördert den Absatz, PR die Kommunikation mit den Öffentlichkeiten. Sie soll umfassend und entsprechend der Unternehmensziele informieren und Vertrauen erarbeiten. Das wichtigstes Ziel ist ein glaubwürdiges Image: „Vielfach investieren Firmenchefs zwar in Informationsarbeit, doch tatsächlich sind sie ‚Kommunikationsmuffel': Statt mit ihren Bezugsgruppen Gespräch und Austausch zu suchen, überschütten sie Mitarbeiter und Öffentlichkeit mit Informationen. Sie verwechseln Informationen mit Kommunikation und vergessen, dass der geschliffenste Monolog nichts hilft, wenn keiner zuhören will."[96]

Voraussetzung für erfolgreiche PR-Arbeit ist, dass neue PR-Beauftragte Zugang zu den formellen Kommunikationsstrukturen haben, die Leitung die Unternehmensziele bekannt machen und das Leistungsprofil des Hauses herausarbeiten möchte. Um dies erreichen zu können, ist eine reibungsarme Kommunikation zwischen der Geschäftsführung, der Krankenhausleitung, den Chefärzten sowie Abteilungsleitern und der Pressestelle erforderlich. Geheimniskrämerei und „Tuschelgruppen" behindern die Kommunikation und wirken sich negativ auf das Image des Hauses aus.

Es behindert die Kommunikation auch, wenn „Pressesprecher ein Korsett aus permanentem Zeitdruck, Misstrauen und Zweifel an ihrer Kompetenz und ihrer Loyalität" umgibt[97]. Leidgeprüfte Pressesprecher berichten davon, dass das Management nur nach schriftlich vereinbarten Terminen mit ihnen spricht. Jedem zweiten Pressesprecher „ist es nicht möglich, mit seinem Vorgesetzten ehrlich zu argumentieren" und ebenso viele geben an, dass Projekte, die die Presse- und Öffentlichkeitsarbeit betreffen, nicht mit ihnen abgestimmt werden.[98] Wird Kommunikation zwischen Unternehmensführung und PR-Abteilung derart erschwert, kann die weder in anderen Unternehmensbereichen noch in der Öffentlichkeit flexibel, offen und damit erfolgreich sein.

Damit PR-Arbeit erfolgreich sein kann, benötigt sie – im Verhältnis zur oft noch unflexiblen Krankenhaushierarchie – große Freiräume: PR-Arbeiter erledigen nicht alle ihre Arbeiten in ihrem Büro, was ihre Kontrolle erschwert, und können nicht immer gewohnte Abläufe einhalten, da sie Antworten und Informationen auch schon mal zu ungewöhnlichen Zeiten benötigen.

Der Bereichsleiter Unternehmenskommunikation und Marketing des Deutschen Roten Kreuzes, Adrian Teetz, formulierte dies so: „Kein Pressesprecher käme auf die Idee, dem EDV-Chef zu erklären, wie ein Computer funktioniert. Aber was gegenüber der Presse zu tun ist, erklärt gerne auch mal der Leiter der Finanzbuchhaltung. Pressestellen haben völlig andere Abläufe und Entscheidungskriterien als die meisten anderen Organisationseinheiten – nur wissen das zunächst nicht alle."[99]

Dazu gehört, dass PR-Beauftragte oft kurzfristig auf Anfragen reagieren müssen. Deshalb sollten auch alle Beschäftigten verpflichtet werden, auf Fragen der Pressestelle umgehend zu reagieren. Anderenfalls wird die Zeit, die einer Pressestelle nach einer Anfrage von Journalisten oder Multiplikatoren bleibt, oft mit dem Warten auf Rückrufe vertan. Schon viele Chancen für eine gute Darstellung des Hauses in der Presse blieben auf diese Weise ungenutzt. Besonders ärgerlich ist dies, wenn dadurch bei kontrovers diskutierten Themen oder gar in Krisenfällen Einflussnahme verhindert wird – und am Ende die Pressestelle „der Sündenbock für alles was schief läuft" ist[100].

Es erschwert die Arbeit der PR-Abteilung, wenn viele Mitarbeiter nur deren Kosten sehen und die übrigen deren Möglichkeiten falsch einschätzen: „Allein die Besetzung der Position garantiert nicht, dass das Krankenhaus ab diesem Zeitpunkt permanent in allen Medien positiv vertreten ist. Auch garantiert sie nicht, dass alle Pressemitteilungen eins zu eins von den Medien übernommen werden. Einzelne Bereiche des Krankenhauses erwarten, dass aber genau dies geschieht."[101]

Im Idealfall ist die PR-Abteilung das Informationszentrum des Hauses. Grundlage ihrer Arbeit sind Informationen, die sie offiziell und inoffiziell erhält. Alle Informationen über das Unternehmen, ob aktuell oder historisch, sollten dort gesammelt werden und durch alle Mitarbeiter des Hauses abrufbar sein. Ob dies möglich ist, hängt auch davon ab, in welchen Gremien die PR-Abteilung vertreten ist und an welchen Besprechungen sie teilnehmen kann und soll. Ist die persönliche Teilnahme nicht möglich oder notwendig – beispielsweise weil Konferenzen parallel stattfinden – sollte die PR-Abteilung zumindest ein Kurzprotokoll erhalten. Nur dann kann sie effizient arbeiten und Fragen von Journalisten kundig beantworten.

Wie gut oder schlecht die PR-Abteilung eingegliedert und etabliert wurde, zeigt sich spätestens bei Krisen (siehe Seite 91-98). Schnell wird dann außen deutlich, wie die interne Information funktioniert. Wird dann kritisiert, dass die PR-Abteilung schlecht auf die Krise vorbereitet war, sie diese nicht vorhergesehen und negative Presseberichte nicht verhindert hat, dann wird übersehen, dass Pressestellen nur so gut arbeiten können, wie sie zuvor in die Kommunikation eingebunden wurden.

Die zwingend erforderliche Unterstützung von Pressestellen durch die Leitung erschwert gleichzeitig deren Arbeit. Denn aus dieser wird häufig geschlossen, die Pressestelle sei Handlanger der Leitung. Mangelndes Vertrauen in deren Arbeit und Versuche, sie zu instrumentalisieren, sind leider oft die Folge. PR-Abteilungen müssen daher oft lange erklären, wofür sie zuständig sind, was ihre Aufgaben und wem sie unterstellt sind. Hilfreich wäre es, wenn dann wenigstens den Vorgesetzten auffallen würde, „dass Pressesprecher zu den Mitarbeitern gehören. Also auch deren Potentiale durch Demotivation und Verunsicherung verkümmern – was sich Unternehmen bekanntlich auch finanziell nicht leisten sollten."[102]

Wie auch immer die konkrete Situation im Haus ist: Aufgabe der PR-Abteilung ist es, Informationen für interne und externe Dialoggruppen so zur Verfügung zu stellen, dass diese sie verstehen und leicht nutzen können. Jede Dialoggruppe – ob Journalisten, Patienten oder Mitarbeiter – benötigt diese in einer anderen Form: Journalisten brauchen faktenorientierte Pressemitteilungen, Patienten verständliche Darstellungen ihrer Erkrankung und der Behandlungswege. Jeder Textform muss dabei anderen Anforderungen genügen: Dient die Presseerklärung als Vorlage zur Recherche, sollen Patientenbroschüren und Grußworte informieren und unterhalten.

Obwohl viele Leitungen von PR-Arbeitern „prominente Veröffentlichungen und Themenführerschaft" erwarten, messen sie „der dafür notwendigen Kontaktpflege mit Journalisten keinen hohen Stellenwert bei"[103] und unterschätzen den Aufwand für das Schreiben guter Texte oft erheblich. Den Eindruck, dass PR-Arbeit vor allem Pressearbeit bedeutet, fördern dabei semiprofessionelle Agenturen, die ihren Erfolg an der Zahl der Presseberichte festmachen, „damit ein offensichtlicher Grund besteht, ihre Honorar- und Beratungskosten zu legitimieren und abzusichern."[104] Manche trennen im Pressespiegel nicht einmal redaktionelle Beiträge von Anzeigen – frei nach dem Motto „Hauptsache es stand in der Zeitung". Solche Agenturen geben sogar die von den Auftraggebern bezahlten Anzeigen als Erfolg ihrer Arbeit aus. Und nicht allen Kunden fällt dies auf. Dennoch ist ein regelmäßiger Pressespiegel wichtig für die Arbeit der Leitung und der PR-Abteilung: Wenig ist peinlicher, als wenn Pressesprecher bei Anrufen von Journalisten eingestehen müssen, aktuelle Ereignisse der Branche nicht mitbekommen zu haben. Gleichzeitig ist der Pressespiegel Voraussetzung der zielgerichteten Erfolgskontrolle (siehe Seite 113 und 121).

Zu den Aufgaben der PR-Abteilung gehört es außerdem Geschäftsführung und Leitung bei der Planung und Konzeption der PR-Strategie zu beraten, Ideen und Vorschläge mit Abteilungen zu entwickeln und vorzubereiten beziehungsweise dem Vorstand oder der Leitung direkt vorzulegen. Auch das Finden neuer Themen und deren Einsatz für die PR des Hauses gehören dazu. Verantwortlich ist die Abteilung für die Präsentation des Hauses, die Einhaltung und Weiterentwicklung des Corporate Designs sowie die strategische Planung der PR-Arbeit.

Dafür sollten die Veranstaltungen, Aktivitäten und Jubiläen spätestens am Anfang eines Jahres grob geplant und laufend aktualisiert werden. An dieser Übersicht orientieren sich dann auch andere Abteilungen und die Leitung. Die einzelnen Veranstaltungen werden dagegen von einer Projektgruppe, einzelnen Kliniken oder Abteilungen organisiert. Bei großen Veranstaltungen oder Schwerpunktthemen sollte die PR-Abteilung in die Projektarbeit einbezogen sein, um Hilfestellung zu geben und über den aktuellen Stand informiert zu sein. Ihre Hauptaufgabe wird jedoch darin bestehen, Kommunikationsmittel zu erstellen und die Pressearbeit zu machen (siehe Seite 57-64).

Die PR-Abteilung muss über ausreichende personelle, zeitliche, finanzielle und technische Ressourcen verfügen, um ihre vielfältigen Aufgaben erfüllen zu können. Denn nur, wenn Routineaufgaben effizient bewältigt werden können, bleibt Raum für Kreativität, Ideen und Recherchen. Eine besonders aufwendige Routinearbeit ist es beispielsweise, Presseverteiler aufzubauen und zu pflegen. Dafür müssen die Entwicklungen in der Presse beobachtet und die Kontaktdaten regelmäßig überprüft werden. Dass Fragen von Journalisten und Vertretern anderer Dialoggruppen beantwortet und dafür Gesprächspartner vermittelt werden müssen, zeigt, dass Pressearbeit den Charakter einer Dienstleistung hat. Die Reaktionen auf die Unterstützung sind häufig positiv. Wird die Erfüllung dieser Kernaufgabe im Gesundheitswesen vielleicht noch als ungewohnter Service gewertet? Dann gilt es, dies zu nutzen und mit Hilfsbereitschaft zur positiven Wahrnehmung beizutragen.

Engagement bedeutet dabei auch, die Kontakte zu Redaktionen und Multiplikatoren zu pflegen, indem Themen angeboten und Informationen eingeholt werden. Meist ergibt sich dies schon durch die Arbeit an verschiedenen Projekten. Dennoch ist es geschickt, darauf zu achten, ob man sich bei dem Einen oder der Anderen gezielt melden sollte, um in Verbindung zu bleiben. Unaufdringlich wirkt dies zu Anlässen wie Weihnachten, Geburtstagen und Einladungen zu internen Veranstaltungen.

Geschickt ist es, wenn die PR-Abteilung eine aktuelle Datenbank für Fotos hat. Denn fast jede Redaktion sucht gelegentlich Fotos für Artikel. Wer dann auf ein nach Themen strukturiertes Archiv zurückgreifen kann, hat es leicht, Service zu bieten. Zu jedem Foto sollten dabei die Informationen zu den Fotografen und den Nutzungsrechten gleich mit hinterlegt werden.

Das kann den permanenten Zeitdruck mildern, der die PR-Arbeit prägt. Zahlreiche Termine müssen eingeplant und gehalten werden, auf die man oft nur wenig Einfluss hat: Broschüren müssen konzipiert und geschrieben werden, Kostenvoranschläge von Druckerein verglichen, diese mit Dateien versorgt und Produziertes rechtzeitig verteilt werden. Auch Anzeigenabteilungen und Redaktionen geben letzte Abgabetermine vor. Da es schon bei einer Zeitung unterschiedliche Termine für Anzeigen und redaktionelle Rubriken gibt, muss die PR-Abteilung schon dann zahlreiche Termine einhalten, wenn der Presseverteiler nur aus zehn oder zwanzig Redaktionen besteht. Gleichzeitig ist die interne Kommunikation zu koordinieren, also die Inhalte mit den Abteilungen und der Geschäftsführung abzustimmen und bei der Auswahl von Kommunikationsmitteln zu beraten.

Auch die Aufgabe der PR-Abteilung Veranstaltungen zu begleiten, kann ohne Unterstützung der Führungsgremien und Abteilungen kaum erfolgreich bewältigt werdem. Die zahlreichen Termine für Fortbildungen und Patientenveranstaltungen, Tage der offenen Tür, Feste des Hauses und Veranstaltungen der Geschäftsführung für externe Dialoggruppen, Jubiläen und Stationseröffnungen sind ohne organisatorische Unterstützung nicht realisierbar. Bewährt hat sich als praktikabler Kompromiss, dass die Sekretariate die Veranstaltungen organisieren und betreuen und die PR-Stelle die Pressearbeit und die erforderlichen Kommunikationsmittel, wie Plakate und Anzeigen übernimmt.

Ohne Grundkenntnisse im Fotografieren, in Bildbearbeitung und Layout kommt heute keine PR-Abteilung im Krankenhaus mehr aus. Ihre Aufgaben setzen voraus, dass die Standardprogramme beherrscht werden – um kostengünstig und schnell Bildmaterial zur Verfügung stellen zu können, Kommunikationsmittel für den internen Gebrauch anzufertigen und letztlich auch die Arbeit von Werbeagenturen und Fotografen einschätzen zu können. Unter Zeitdruck, wenn keine aufwendigen Briefings mit Agenturen geführt werden können, kann benötigtes Material selbst erstellt werden, wenn zusätzlich Kenntnisse im Desktop-Publishing (siehe Glossar) vorhanden sind. Das bedeutet allerdings nicht, dass auf die Zusammenarbeit mit professionellen Dienstleistern, wie Fotografen und Layoutern, verzichtet werden kann. Denn zumindest die extern verwendeten Kommunikationsmittel sollten stets professionell gestaltet sein und ebensolche Fotos enthalten. Hinzu kommt die Beherrschung eines Content-Management-Systems (siehe Glossar), auf dem heute viele umfangreichere Präsentationen im Internet und Intranet basieren. Da es teuer ist, wenn Agenturen dafür zuständig sind die Inhalte aktuell zu halten, fällt diese redaktionelle Aufgabe häufig in den Bereich der PR-Abteilung. Aber auch die benötigt für die Bewältigung ausreichend personelle und zeitliche Ressourcen.

2.3 Aktiv kommunizieren mit neuen Mitteln

Dass es Krankenhäuser gibt, ist hier so selbstverständlich wie die Bäckerei um die Ecke – nur der engere Kontakt wird meist lieber vermieden. Nahezu alle Menschen haben positive wie negative Erfahrungen mit Ärzten, Praxis- und Pflegepersonal. Gleichzeitig beruhigt es viele Menschen zu wissen, dass die ihnen helfen. Weiße Arztkittel lösen bei Menschen, die nicht im Gesund- heitsbereich arbeiten, vielfältige Assoziationen aus, die von Schmerz, Krank- heit und Spritzen über Desinfektionsmittel, Kompetenz, Status und Autorität bis Hilfe, Trost und „Professor Brinkmann" reichen können.

Die Assoziationen sind unterschiedlich und einander doch ähnlich. Nur wenige denken bei weißen Kitteln und Krankenhäusern an Geschäftsberich- te und Personalführung, an Aktiengesellschaft, Controlling oder Shareholder Value. Und doch gehören auch diese Aspekte zu dem Wirtschaftsunter- nehmen, dass sich mehr als je zuvor behaupten muss. Dass es dazu alle Mittel nutzen muss, die in Industrieunternehmen längst selbstverständlich sind, entdecken Krankenhäuser und Gesetzgeber erst nach und nach.

Die öffentliche Wahrnehmung von Krankenhäusern und Kliniken bewegt sich oft zwischen Klischee und Wirklichkeit, zwischen Glück und Leid, zwi- schen sozialer Verantwortung und wirtschaftlichem Überleben. Überlassen sie anderen, wie sie wahrgenommen werden und sind sie von deren Stim- mungen abhängig. Wollen sie dagegen ihre Wahrnehmung in der Öffentlich- keit mitbestimmen, gar steuern, müssen sie aktiv kommunizieren.

Dabei geht es nicht mehr nun um Medizin und Ärzte, Therapien, Diagno- sen, Patienten und Kollegen. Krankenhäuser sind heute auch Informations- zentren für Gesundheitsfragen, Galerien für moderne Kunst, Veranstalter von Fortbildungen, vielleicht sogar kommunikativer Mittelpunkt einer Region.

Beispiele Patientendienstag und Zertifizierung

Eine Klinik in Nordrhein-Westfalen veranstaltet seit über sieben Jah- ren regelmäßig den öffentlichen „Patientendienstag", bei dem über verschiedene Themen aus Medizin und Pflege informiert wird. Je nach Thema sind die Veranstaltungen bis auf den letzten Platz gefüllt. Die Mediziner des Hauses sind überaus interessiert, ein Abend zu „ih- rem" Thema anzubieten und sogar niedergelassene Ärzte fragen des- wegen an.

Ein Krankenhaus in Norddeutschland ließ anlässlich seiner Doppel-zertifizierung ein 15 Meter langes Banner anfertigen, auf dem es sich bei seinen Mitarbeitern dafür bedankte und hängte es mehrere Wo-chen gut sichtbar aus. Zusätzlich wurden 18.000 Postkarten gedruckt, die an den Veranstaltungsorten der Stadt über zwei Wochen kosten-los ausgelegt wurden. Mitarbeiter hefteten diese an ihren Bildschirm, an Pinnwände in Büros und Stationen und Bewerber legten sie ihren Bewerbungsmappen bei.

Aktive Kommunikation mit neuen Mitteln wird – nach einer internen Einge-wöhnungsphase – also positiv aufgenommen. Denn die meisten Mitarbeiter unterstützen ungewöhnliche Projekte, weil es ihnen Spaß macht neue Wege zu gehen. Das bemerken dann wiederum die externen Dialoggruppen, was die positive Wahrnehmung weiter verbessert. Das gilt auch, wenn öffentli-che Veranstaltungen genutzt werden, um sich zu präsentieren, beispiels-weise bei Gesundheitstagen in Einkaufszentren, und wenn Spenden gesam-melt werden, um Menschen aus Kriegsgebieten operieren, Projekte in Krisen-regionen oder Menschen in Krisen unterstützen zu können.

Außerdem können Krankenhäuser externen Gruppen, Institutionen und Projekten ihre Schulungs- und Konferenzräume für Veranstaltungen und Fortbildungen anbieten, um den Kontakt zu ihnen zu pflegen. Dies nutzen Krankenkassen, Selbsthilfegruppen und soziale Organisationen zunehmend. Für die PR-Arbeit kann dies umso interessanter sein, wenn die Institutionen gleiche Arbeitsschwerpunkte haben oder wichtige Partner sind.

Kreativität ist auch in der Pressearbeit wichtig. Dafür müssen Themen aufgespürt werden, bei denen Aspekte des Krankenhausalltags jenseits der medizinischen Leistungen oder ungewohnte Perspektiven im Mittelpunkt stehen. Das kann das soziale Engagement von Mitarbeitern sein, die ehren-amtlich für Hilfsorganisationen arbeiten, oder die Suche nach konkreter Un-terstützung für einen oder mehrere Menschen. Der Schwerpunkt der Presse-arbeit werden die „klassischen Krankenhaus-Themen" bleiben: Einführung von Operationsverfahren, Chefarztwechsel, neue medizinische und thera-peutische Angebote, Gebäude- und Stationseröffnungen.

Um Redaktionen immer wieder Themen anbieten zu können und als einzig-artig wahrgenommen zu werden, müssen aber weitere medienrelevante The-men und Anlässe für die Pressearbeit genutzt werden. Sei es, dass eine Kindergartengruppe, ausgerüstet mit Mundschutz und Kittel, zum „Piloten-test" in die HNO-Klinik kommt oder eine junge Ärztin auf einer öffentlichen Veranstaltung über ihren Einsatz bei einer Hilfsorganisation in Afrika berich-tet; Krankenhäuser Verbandsmaterialien, Medizintechnik und Betten für

Partnerkliniken im Ausland spenden oder Sammelstelle für Sachspenden aus der Bevölkerung sind. Daraus ergeben sich Profile, die über die übliche Wahrnehmung von Krankenhäusern hinausgehen. Aus der ehemaligen Heilanstalt und dem Krankenhaus für den Notfall, kann so Wissensvermittler und Veranstalter werden, Kunst- und Kulturförderer, Querdenker oder Ideengeber.

Dafür müssen allerdings alle Projekte, an denen Krankenhäuser sich beteiligen, sorgfältig ausgewählt werden. Es gilt auch Details zu klären, um unliebsame Überraschungen zu vermeiden – beispielsweise weil Sponsoren oder geförderte Projekte in Misskredit geraten und damit auch das Engagement des Hauses oder der Verdacht aufkommt, Gelder der Krankenkassen würden zweckentfremdet (zum Sponsoring siehe Seite 55-59).

Die Ausgangsbasis aller Aktivitäten bleibt dabei stets dieselbe: die höfliche und respektvoll geführte Kommunikation, die beim Tragen des Namensschildes beginnt, um für Mitarbeiter, Patienten und Angehörige identifizierbar zu sein. Dabei lohnt es, sich in die Position des skeptischen Journalisten zu versetzen, in die der besorgten Ehefrau, des kritischen Anwohners oder der genervten Kollegin. So wird nachvollziehbar, wie Missverständnisse entstanden und warum Dinge unterschiedlich wichtig sind.

Instrumente externer Kommunikation für Krankenhäuser

▶ Veranstaltungen, wie Ausstellungen, Vorträge und Tage der offenen Tür

▶ regelmäßige Fachveranstaltungen für Patienten und die Bevölkerung, wie der „Patientendienstag"

▶ Veranstaltungen für niedergelassene Ärzte, Therapeuten und Praxisteams, wie Führungen durch Abteilungen, Hospitationen bei Operationen und Fortbildungen

▶ Broschüren und Flyer, wie Patientenbroschüren, Informationsblättern zu Abteilungen und Krankheiten

▶ Teilnahme an Messen, wie der Hafa, der Medica und regionalen Gesundheitstagen

▶ thematisch breit angelegte Pressearbeit

▶ Serviceangebote, wie Eltern-Kind-Fotos

▶ Spenden sammeln für Hilfsprojekte oder selbst Sammelstelle für Sachspenden sein

▶ Sponsoring mittels Unterstützung beispielsweise von Selbsthilfeprojekten und Partnerkrankenhäusern im Ausland

Ist die Notwendigkeit externer Kommunikation meist nachvollziehbar – auch wenn damit oft nur die positive Außendarstellung gemeint und die Krisenkommunikation gleich ganz vergessen wird – herrscht bei der Information der Mitarbeiter oft umfassende Sprachlosigkeit. Nicht selten erfahren Belegschaften aus der Zeitung von geplanten Stellenstreichungen oder vom Masterplan zum Umbau des Hauses. Die Situation ähnelt der, bei der man von Bekannten zufällig erfährt, dass die Scheidung der eigenen Ehe beantragt ist oder man in der Zeitung liest, dass die eigenen Möbel verkauft werden. Ähnlich übergangen fühlen sich Mitarbeiter, die über Veränderungen in dem Haus, für das sie möglicherweise seit Jahren arbeiten, zuletzt informiert werden. Dass sie sich über unzureichende Informationen beschweren, zeigt, dass sie sich mit dem Unternehmen identifizieren und wissen möchten wie dessen Zukunft aussehen soll. Sie müssen die Ziele des Unternehmens kennen, um an deren Erreichung mitwirken zu können und Fragen von Patienten und anderen beantworten zu können.

„Einen guten Arbeitgeber erkennt man nicht am Firmenschild, sondern an seinen Mitarbeitern: Sind sie zufrieden und motiviert, stimmt es mit der Unternehmenskultur."[105] Dann fühlen sie sich dem Haus zugehörig, verteidigen es gegen Angriffe und Vorurteile und tragen auch unpopuläre Entscheidungen mit. Erst nachdem sie sich beschwert haben, wenn sie zuletzt Wichtiges erfuhren und nichts geändert wurde, entwickeln sie Widerstand. In Industrieunternehmen weiß man längst, dass gut informierte Mitarbeiter auch zum wirtschaftlichen Erfolg beitragen. Sie setzen Veränderungen schneller um, weil sie offener für sie sind und verstehen die Belange des Unternehmens besser.

Um dies zu erreichen, sollten Checklisten zur internen Kommunikation nicht nur abgearbeitet werden. Zuvor sollte deren Akzeptanz bei den Mitarbeitern geprüft werden. Für Krankenhäuser bedeutet dies auch, die Tages- und Arbeitsabläufe zu berücksichtigen. Dort wird rund um die Uhr gearbeitet, in Schichten und Bereitschaftsdiensten. Betriebsausflüge und Weihnachtsfeste für alle Beschäftigten sind daher unmöglich oder nur mit hohem Aufwand realisierbar. Das wird zusätzlich dadurch erschwert, dass als Ausgleich für Dienste am Wochenende die freien Tage in der Woche liegen und oft in Teilzeit gearbeitet wird. Für interne Veranstaltungen bedeutet dies, dass beispielsweise Belegschaftsversammlungen so gelegt werden müssen, dass die, die im Schichtdienst arbeiten, ebenso daran teilnehmen können wie die Mitarbeiter der Verwaltung. Ein guter Zeitpunkt ist meist mittags nach der Übergabe: Der Frühdienst ist noch da, der Spätdienst schon eingetroffen und die meisten anderen sind in der Mittagspause. Können auch dann nicht ausreichend Beschäftigte erreicht werden, kann eine zweite Versammlung am selben Tag durchgeführt werden. Wenn dies auch nicht ideal ist, zeigt es doch, dass die Leitung möglichst viele Mitarbeiter erreichen möchte. Die Termine sollten dabei möglichst früh angekündigt werden, damit sie in den Schichtplänen berücksichtigt werden können.

Eine gute Voraussetzung für die interne Kommunikation ist andererseits, dass Ärzte und Pflegepersonal mit Menschen arbeiten, ständig im Gespräch sind und nicht mehr Zeit als erforderlich am Schreibtisch verbringen. Trotz ihrer anspruchsvollen Arbeit übernehmen viele zusätzliche Aufgaben – als Praxisanleiter für Auszubildende im Pflegedienst, im Team des Qualitätsmanagements, bei internen Projekten und in der Mitarbeitervertretung. Sie sind also mit verschiedenen Aspekten des Hauses befasst, haben Einblick in Zusammenhänge und Kontakte zu Mitarbeitern anderer Abteilungen.

Dass in Krankenhäusern nur wenige ständig am Schreibtisch arbeiten und damit viele keinen dauerhaften Zugang zum Intranet haben (siehe Seite 48), hat ebenfalls Folgen für die interne Kommunikation: Obwohl das Intranet teilweise aus sehr umfangreichen Portalen besteht, in denen Übersichten, Formulare und Dienstpläne bereitstehen, bleibt die Vision vom Verzicht auf Papier ein Traum. Und das nicht nur, weil Menschen schätzen, „was sie schwarz auf weiß nach Hause tragen können"[106] und das Bedürfnis haben, „gedruckte Erzeugnisse in der Hand zu halten".[107]

Stehen alle für die Mitarbeiter notwendigen Informationen ausschließlich im Intranet, erleichtert dies zwar die Arbeit der Verwaltung und der Leitung, hat aber Nachteile für die meisten Beschäftigten, für das ärztliche, therapeutische und Pflegepersonal. Diese teilen sich oft nicht nur zu mehreren einen Computerarbeitsplatz. Sie haben auch keine Zeit, dort umfangreiche Informationen zu lesen. Solange beispielsweise Dienstanweisungen im Intranet aus Zeitmangel nicht gelesen wurden, kann auf Rundschreiben und Aushänge am Schwarzen Brett nicht verzichten werden. So wollen denn auch 93 Prozent nicht auf eine Mitarbeiterzeitschrift verzichten.[108]

Probleme in der internen Kommunikation sind mit sieben Fragen ermittelbar:

1 Welche Instrumente werden eingesetzt?

2 Welche nutzen die Beschäftigten am liebsten zur Information?

3 Fühlen die sich gut und ausreichend informiert?

4 Wissen sie, wie sie Kollegen informieren können?

5 Erhalten die Beschäftigten Informationen vollständig oder erfahren sie wichtiges nur nach und nach?

6 Können sie die Mitglieder der Führungsgremien direkt erreichen? Nehmen die sich die Zeit, Fragen zu beantworten und prüfen Anregungen ernsthaft?

7 Kennen die Beschäftigten alle Ziele des Unternehmens?

Für Pressearbeiter und die Führungsebene gilt es, stets mit gutem Beispiel voran zu gehen und den offenen und konstruktiven Umgang zu pflegen. Obwohl nicht alle Informationen für jeden bestimmt sind, zeigt das tägliche Miteinander, wie gut die interne Kommunikation funktioniert: Verstehen Führungskräfte unter Kommunikation das Herausgeben von Handlungsanweisungen oder wollen sie überzeugen, beantworten sie Fragen, lassen sich auf Diskussionen ein und andere Standpunkte gelten? Werden Mitarbeiter rechtzeitig, umfassend und gezielt über Änderungen informiert oder wird darüber nach Tagesform entschieden? Werden die Mitarbeiter ernst genommen, wird ihnen zugehört, ihre Einschätzung und ihr Wissen in Entscheidungen einbezogen und ihre Bedürfnisse berücksichtigt?

Sollen Missverständnisse oder Vorurteile auf beiden Seiten abgebaut werden, sind zudem „Aktionen wie die von VW-Vorstand Wolfgang Bernhard vorgeschlagenen ‚drei Tage am Band für alle Führungskräfte' ... nicht der schlechteste Weg"[109]. In einigen Häuser wurde bereits erfolgreich ein Vorschlagswesen eingeführt, bei dem alle Mitarbeiter ihre Ideen zu Neuerungen und Verbesserungen einreichen können. Eine Jury prüft die Vorschläge und manche vergibt dafür Prämien. Andere hingen Kästen auf, damit die Beschäftigten ihre Fragen zum und ans Unternehmen loswerden, die dann von der zuständigen Abteilung beantwortet werden. Über die Fragen und Antworten werden dabei wiederum alle Mitarbeiter informiert.

Checkliste interne Kommunikation

Dialoggruppen
▶ Mitarbeiter und deren Angehörige, auch ehemalige und künftige
▶ Auszubildende, Zivildienstleistende und Praktikanten
▶ Kooperationspartner
▶ Dienstleister
▶ Subunternehmer

Ziele
▶ angenehmes Betriebsklima, Gemeinschaftsgefühl
▶ Förderung von Engagement und Motivation
▶ gutes Unternehmensimage
▶ Identifikation und Leistungssteigerung
▶ Mitarbeiterbindung und Loyalität
▶ positive Einstellung zum Unternehmen

2.4 Mit Strategie zur Marke werden

„Über die Herausbildung einer Marke versucht man, einen Kunden durch die assoziierten Qualitätsvorstellungen langfristig an das betreffende Produkt oder die Dienstleistung zu binden."[110] Sich dies für industrielle Produkte vorzustellen und an Autos oder Supermarktketten zu prüfen, ist leicht. Jeder hat dabei Vorlieben, die auf Erfahrungen, Preis-Leistungs-Verhältnis oder Werbeversprechen basieren können. Sich Dienstleistungen als Marke vorzustellen, ist schon schwieriger, obwohl auch bei ihnen die Markenbildung inzwischen eines der wichtigsten Marketinginstrumente ist.[111] Dennoch probieren nur wenige Menschen Banken oder Versicherungen nur deshalb aus, weil deren Werbung verspricht „ein Fels in der Brandung" zu sein.

Schwierig wird es bei Dienstleistungen im Gesundheitswesen. Denn nur wenige andere Dienstleistungen greifen so stark in die Intimsphäre ein: Patienten fühlen sich fast immer ein Stück ausgeliefert, können gleichzeitig die Wirksamkeit von Behandlungen nicht zuverlässig abschätzen. Umso wichtiger sind verlässliche Informationen, Vertrauen in die Ärzte, fürsorgliche Behandlung und Empfehlungen.

Beispiel Dachmarkenstrategie

Bei der Suche nach einem Ort für die Entbindung sind vielleicht die individuellen Wünsche entscheidend: Kann der Partner oder eine Freundin bei der Entbindung dabei sein und bei Komplikationen eine Ärztin hinzugezogen werden? Für die Entbindung in einer Klinikkette, die einer Dachmarkenstrategie folgt, kann noch wichtiger sein,in jeder Geburtsabteilung die gleiche medizinische Qualität bei festgelegtem Service anzutreffen.Die Empfehlung einer Bekannten, die in München entbunden hat, kann so bei einer Entscheidung für die eine Klinik in Flensburg entscheidend sein.

In den Medien für das Krankenhauswesen wird seit einiger Zeit intensiv über die Markenbildung diskutiert. Noch ist unklar, wie dort die Strategien funktionieren, die in anderen Branchen eingesetzt werden. Denn „Marken sind auf dem Gesundheitsmarkt noch nicht weit verbreitet. Zwar gibt es sie im Bereich der Medizintechnik oder der Arzneimittel, doch insbesondere der Gesundheitsmarkt im engeren Sinne sträubt sich vielfach noch gegen die Vorstellung, dass Marken und Markenbildung etwas mit der Erbringung von Gesundheitsleistungen zu tun hätte."[112] Die Marken deutscher Krankenhäuser entstanden, als von Markenbildung noch kaum gesprochen wurden – wie die Charité in Berlin. Eine Untersuchung ergab, dass Dienstleister in ihrer Markenstrategie bisher lediglich beim Corporate Design sehr aktiv sind, aber „sich vielen Anwendern der Nutzen einer einheitlichen Darstellung nach wie vor nicht" erschließt und es „nicht einmal der Hälfte aller befragten Unternehmen gelingt", die Qualitäten ihrer Marke und ihrer Inhalte erfolgreich zu vermitteln. Besonders auffällig sei die Diskrepanz zum tatsächlichem Image: „Vielen Unternehmen gelingt es offensichtlich nicht, ihre Planungen erfolgreich umzusetzen. Nicht in der Entwicklung der Marken liegt das Problem, sondern in deren Führung und operativen Implementierung."[113]

Hervorgegangen ist der Begriff „Marke" aus dem mittelhochdeutschen Wort „marc", das für „Grenze, Grenzland oder -linie" steht und dem französischen Wort „marque" für das „auf einer Ware angebrachte Zeichen". Eine Marke kennzeichnet eine Ware oder Dienstleistung mit Namen, Design und Symbolen, um sie von anderen Angeboten zu unterscheiden.[114] „Ohne Markenartikel gibt es kein Marketing, man kann sogar sagen: Marketing heißt, Marken machen. Zentrales Anliegen der Markenstrategie ist es, aus einem mehr oder minder austauschbaren Angebot eine Marke zu formen."[115] Der Anbieter einer Marke verbürgt sich für die Verfügbarkeit und Qualität der Dienstleistung. Dafür werden die Instrumente des Marketing eingesetzt, wie die Marktforschung, die Produkt-, Preis- und Kommunikationspolitik.

Alle Aspekte zusammen ergeben den so genannten Marketing-Mix und müssen strategisch geplant und aufeinander abgestimmt werden. Die Erwartung, mit Öffentlichkeitsarbeit allein könne eine Marke erfolgreich gebildet werden, ist unerfüllbar. Schon deren organisatorische Zuordnung zum Marketing gilt bereits als problematisch, „weil damit die werblichen Aspekte in der PR-Arbeit leicht ein zu starkes Gewicht bekommen."[116]

Weil die Dienstleistungen von Krankenhäusern und Kliniken immateriell und nicht direkt fassbar sind, müssen sie besondere Kriterien erfüllen, um als Marke etabliert werden zu können. Dazu gehören Einfühlungsvermögen, Fachwissen, Glaubwürdigkeit, Kommunikationsfähigkeit, Referenzen und ein professionelles Erscheinungsbild. Dabei sind Krankenhaus-Marken „als neuartige Ausprägungsform der Kundenorientierung zu verstehen", als vertrauensbildende Maßnahme „die zur Stabilisierung und Ausweitung von Kunden- bzw. Patientenbeziehungen führt", so Wirtschaftsprofessor Detlef Steinhausen. Deren Ziel sei „die aktive Beeinflussung der Auswahlentscheidung von Patienten, Einweisern und Kostenträgern".[117] Weil Vertrauen und Glaubwürdigkeit eher durch professionelle PR erreichbar sind als durch klassische Werbung, setzen viele Dienstleistungsunternehmen dort den Schwerpunkt. Um nicht austauschbar zu wirken, plädierte Alexander Mayer in seiner Klinikstudie 1995/2005 für die professionelle Anwendung der 6A-Formel des „Charismarketing": Auffallend angenehm anders als alle anderen. Wer dies zur Regel mache, sei dem Wettbewerb permanent voraus.[118]

Dass dies auch einzelnen Kliniken möglich ist, zeigen Krankenhausmarken im Ausland, wie die Hirslanden-Gruppe in der Schweiz, die Mayo-Clinic in Rochester in den USA, das Cedars-Sinai Hospital in Los Angeles und die Johns Hopkins Medicine in Baltimore. Dort sind eher einzelne Kliniken etabliert, in Deutschland eher Zusammenschlüsse bei Kliniken, Rehabilitations- und Pflegeeinrichtungen. Aber es bleibt abzuwarten, ob dies ein kurzfristiger Effekt der Gesundheitspolitik ist. Die Studie „Hospital Branding" von Holger Storcks aus dem Jahr 2003[119] zeigte immerhin, dass Krankenhäuser und Kliniken mehrere Möglichkeiten zur Markenbildung haben. Zu den wichtigsten gehören die Dachmarke für Zusammenschlüsse, die Unternehmensmarke für einzelne Häuser sowie die Personen-, die Abteilungs-, die Leistungs- und die Servicemarke.

Am wahrscheinlichsten ist, dass in die Markenbildung alle Leistungen eines Hauses einbezogen werden, also Medizin, Pflege und Serviceangebote. Als Marke sind aber auch Klinikverbünde, Abteilungen oder Ärzte etablierbar – wie interdisziplinäre Bauchzentren oder der Radiologe Professor Dietrich Grönemeyer gezeigt haben. Als Leistungsmarken eignen sich die Angebote der integrierten Versorgung: Der ehemalige Vorstandschef der Hamburger Landeskrankenhäuser, Heinz Lohmann, etablierte im Jahr 2004 einen Markenartikel-Ring, dem sich mehrere Krankenhäuser anschlossen. Deren Verträge werden einmal mit Krankenkassen ausgehandelt und können dann von allen beteiligten Häuser übernommen werden. Besonders attraktiv ist dies für räumlich entfernte Häuser, die nicht im Wettbewerb stehen. Während die Krankenkassen qualitativ hochwertige Behandlung an vielen Orten gewährleisten können und für Patienten die Qualität der Eingriffe und deren Sicherheit steigt, können die Häuser durch gemeinsames Marketing die Leistungsmarke etablieren.[120]

Ziel von Dachmarkenstrategien kann es sein, Klinikketten bekannt zu machen. Dahinter steht die Absicht, „über das Vertrauen in die Dachmarke auch Vertrauen in die Qualität der einzelnen, zur Dachmarke gehörenden Einrichtungen zu schaffen."[121] Ein Beispiel für eine Markenstrategie ist die von der Medical Consulting Group eingeführte „Zahnwellness", die, nach ihren Angaben, Hochleistungszahnmedizin mit dem „Komfort eines Fünf-Sterne-Hotels verbindet".[122] Im Mittelpunkt steht „eine Behandlung für eine bestimmte medizinische Indikation", die als Marke etabliert werden soll.[123]

Mit jede Strategie sind dabei Probleme verbunden, die vor einer Entscheidung über deren Einsatz bedacht werden sollten. So benötigen Dachmarken eine lange Anlaufzeit. Ein klares Profil ist oft über Jahre nicht erkennbar, wodurch die Akzeptanz bei Kunden und Kooperationspartnern lange ausbleiben kann. Die Mitarbeiter der Einrichtungen, die dem Verbund beitreten, empfinden die Dachmarke vor allem dann als übergestülpt, wenn sie zuvor als Monomarke erfolgreich waren. Erfuhren die Beschäftigten zuvor noch negatives über das Unternehmen mit der Dachmarkenstrategie, führt dies meist zu Widerständen gegen Veränderungen und geringer Loyalität. Kommen regionale Mentalitätsunterschiede bei Patienten und Mitarbeitern hinzu, erschwert dies die Markenbildung zusätzlich. Denn Vertrauen und Glaubwürdigkeit entsteht bei regional verankerten Kliniken meist durch Mund-zu-Mund-Proganda. Ein anderes Risiko bergen Personenmarken: Die Marke kann verloren gehen, wenn es beim Ausscheiden keine adäquate Nachfolge gibt. Probleme wegen Personalwechsel kann es auch bei Abteilungsmarken geben, da die dort arbeitenden Menschen, die Marke oft entscheidend prägen.

Dagegen steht die Hoffnung der Krankenhäuser, den Verdrängungswettbewerb mit gemeinsamer Infrastruktur besser bestehen zu können; sei es bei der Reinigung, in der Küche oder technischen Diensten. Oft werden diese in Tochterfirmen zusammengefasst, sodass die Markenbildung auf dem medizinischen und pflegerischen Kerngeschäft ruht. Dennoch sind die Mitarbeiter dieser Servicefirmen oft täglich im Haus und reden mit den Patienten und Angehörigen.Ob sich eine Marke dann herausbilden lässt, ist offen. Denn die entsteht im Dienstleistungsbereich meist durch die Kontakte zu den Konsumenten. Aber die Patienten wisssen nicht, dass Techniker oder Servicekräfte zu anderen Firma gehören.

Da der Aufbau einer Marke teuer ist und lange dauert, kann es auch im Gesundheitsbereich sinnvoll sein, sich für eine von Menschen unabhängige Marke zu entscheiden. Dafür müssen Kriterien für deren Identität und eine Idee von der Marke entwickelt werden. Festgelegt werden müssen:

- ▶ deren spezifische Kernkompetenzen,
- ▶ der Nutzen, den Kunden davon haben sollen,
- ▶ die Visionen und Ziele, die verfolgt werden,
- ▶ die grundlegenden Wertvorstellungen und
- ▶ wie das Verhältnis zu den wichtigsten Bezugsgruppen sein soll.

Für die Markenidentität entscheidend sind das Selbst- und das Fremdbild. Das Selbstbild umfasst das Verständnis von Management und Mitarbeitern von der Marke. Das Fremdbild entspricht deren Wahrnehmung durch Andere, woraus sich das Image entwickelt. Durch das Image wird deutlich, ob eine Marke entwickelt werden konnte. Deshalb muss dauerhaft an der Übereinstimmung von Selbst- und Fremdbild gearbeitet werden.[124]

3 Praxen

3.1 Konzepte im Dienste der Patienten

Seit Patienten für viele ärztliche Leistungen zusätzlich zahlen müssen sind sie informierter und anspruchsvoller. Sie vergleichen, wie sie wo behandelt werden. Entspricht dies nicht ihren Vorstellungen, wechseln sie die Praxis. Die Praxen müssen sich darauf einstellen, dass die Patienten weniger Zeit haben. Dafür sind viele im Gegenzug bereit, mehr Verantwortung für ihre Gesundheit zu übernehmen und sehen in Ärzten und Therapeuten Partner, von denen sie begleitet werden wollen. Diese werden so zu Dienstleistern, die sich an den Patienten orientieren sollen. Diese Tendenz wird, verursacht durch die Gesundheitspolitik, noch zunehmen, da sie parallel Patientenorientierung, Wirtschaftlichkeit und Wettbewerb fördert.

Manche Ärzte verstanden Patientenorientierung allerdings schon immer als ihren Auftrag. Andere sehen im forcierten Wettbewerb vor allem Profitorientierung. Dazu zitierte der Präsident der Bundesärztekammer, Professor Dr. Jörg D. Hoppe, bei der Eröffnung des Deutschen Ärztetages 2004 aus dem New England Journal of Medicine: „Die Rolle der Ärzte hat sich radikal verändert, sie werden heute von Managern unterwiesen und sind nicht länger Anwälte der Patienten. Das Ziel der Medizin ist eine gesunde Bilanz statt einer gesunden Population. Der Schwerpunkt liegt auf Effizienz, Profitmaximierung, Kundenzufriedenheit, Zahlungsfähigkeit, Unternehmertum und Wettbewerb. Die Ideologie der Medizin wird ersetzt durch die Ideologie des Marktes. In dem Maße, in dem Medizin zum Kapitalunternehmen wird, wird die medizinische Ethik durch die Geschäftsethik verdrängt".[125]

Wenn diese Entwicklung auch nicht allen gefällt, so bleibt es doch ein Aspekt der Patientenorientierung, die Menschen stärker in Entscheidungen über Behandlungen einzubeziehen. Dahinter steht der Wandel zu mündigen Patienten, denen ausreichend Informationen geboten werden sollen. Das erfordert, dass verstärkt auch kommunikative Aufgaben erfüllt, Grundkenntnisse in PR und Marketing sowie in Kundenorientierung und Mitarbeiterführung erworben werden: Fühlen sich die Mitarbeiter in der Praxis wohl, tun dies meist auch die Patienten und umgekehrt. Werden die Patienten ernst genommen und in Entscheidungen eingebunden, steigt ihr Vertrauen in die ärztliche Leistung und ihre Mitarbeit an der Heilung.

Auf die Entwicklung, die sich nicht aufhalten lässt, kann und muss reagiert werden: Obwohl manche Ärzte unter Public Relations und Marketing noch ausschließlich Werbung verstehen und als anrüchig ablehnen, bieten Universitäten Medizinern bereits Kurse und Berufsverbände Fortbildungen dazu an. Im Vordergrund steht dabei nicht, „sich zu verkaufen" und aus Patienten Kunden zu machen, sondern das Angebot der Praxis aus Sicht der Patienten zu betrachten und starre Strukturen aufzulösen. Sich nicht länger mit einer Aura des „geheimen Wissens" zu umgeben, ist schon deshalb erforderlich, weil viele Informationen über Gesundheit und Krankheit jederzeit verfügbar sind – in Büchern und Zeitschriften ebenso wie im Internet.

Obwohl die Grenzen des Heilmittelwerbegesetzes und des Berufsstandsrechts (siehe Seite 108-111) Niedergelassene noch immer vor PR und Marketing zurückschrecken lassen, orientieren sich dennoch schon viele an den Bedürfnissen der Patienten, entwickeln neue Konzepte und erweitern ihre Tätigkeit.

Beispiel Patientenorientierung

Öffnungszeiten von Praxen werden auf den Abend und Sonnabende ausgedehnt, Rezepte können telefonisch bestellt werden und es werden Informationsabende zu Krankheiten angeboten. Per E-Mail werden Dialysezeiten mit dem Urlaub der Patienten koordiniert.

Um für eine Praxis den richtigen Weg bei der Patientenorientierung zu finden, wird – wie bei allen seriösen PR-Konzepten – mit einer Analyse begonnen (siehe Seite 25-31). Dafür reicht es oft schon aus, mit dem Praxisteam einigen Fragen nachzugehen:

- ▶ Wer sind wir und was wollen wir erreichen?
- ▶ Welche Vorteile und welchen Nutzen bieten unsere Angebote?
- ▶ Orientiert sich das Angebot an den Wünschen der Patienten?
- ▶ Handeln und kommunizieren alle Praxismitarbeiter patientenorientiert?
- ▶ Was ist das Besondere oder gar Einzigartige des Angebots?
- ▶ Was bieten andere Praxen, was auch wir bieten könnten oder sollten?
- ▶ Weshalb entscheiden sich Patienten für diese Praxis?
- ▶ Wie beurteilen sie die Angebote? Welche Rückmeldungen erhalten wir wodurch?
- ▶ Wie fühlen sich die Patienten in den Praxisräumen, während der Behandlungen und in Gesprächen?
- ▶ Was sind Schwächen im Angebot und wie sind diese abbaubar?
- ▶ Wo liegen die besonderen Stärken? Sind die ausbaubar?
- ▶ Mit welchen anderen Gruppen kommunizieren Praxismitarbeiter wie?

▶ Was sind Entwicklungen in der Branche und im Fachgebiet und wie reagieren wir darauf?

▶ Wie funktioniert die interne Kommunikation: Welche Maßnahmen und Instrumente werden eingesetzt? Reichen diese für alle aus?

▶ Ergeben Einstellung, Verhalten, äußeres Erscheinungsbild und Kommunikation einen schlüssigen Gesamteindruck?

Die Antworten ergeben eine SWOT-Analyse (siehe Glossar), bei der neben den Stärken und Schwächen auch Chancen und Risiken betrachtet werden. Dafür müssen alle die Fragen kritisch und offen beantworten. Ziel ist es nicht, Schuldige für noch nicht Optimales zu finden, sondern gemeinsam die Philosophie der Praxis zu ermitteln. Da jede Praxis andere Schwerpunkte hat und anderen Grundsätzen folgt, soll dies letztlich in einem Satz ausgedrückt werden. Solche Leitsätze haben auch Kommunikationsprofis nicht auf Vorrat in den Schubladen. Um die zu entwickeln ist mitunter Hartnäckigkeit erforderlich. Die allerdings lohnt sich: Am Ende steht ein Praxismotto, das individuell auf diese zugeschnitten ist und nicht nach Werbeslogan klingt.

Beispiel Praxismotto

Leitsatz einer gynäkologischen Praxis wurde „Frauen in allen Lebenslagen". An dem wird alles gemessen: die intene Kommunikation, die Praxisausstattung und das Verhalten aller Mitarbeiterinnen. Mädchensprechstunden werden angeboten, Schulklassen und junge Paare eingeladen, sich vor der ersten Untersuchung zu informieren.

Der Prozess, der während der Analyse stattfindet, zeigt die Team- und Kritikfähigkeit, die Qualität der internen Kommunikation, die Wahrnehmung der Praxis durch die Mitarbeiter sowie deren Einstellung zu den Patienten. Gleichzeitig kann diese Gruppendynamik zur Teambildung beitragen und die Zusammenarbeit verbessern. Ist ermittelt, welchen Nutzen Patienten erwarten dürfen, können Ziele formuliert und eine Strategie entwickelt werden.

Trotz guter Anregungen durch die Beobachtung von Mitbewerbern, muss entschieden werden, ob Trends mitgemacht werden sollten. Denn was für eine Praxis in der Großstadt geschickt sein kann, die auf junge Männer mit Sportverletzungen spezialisiert ist, kann für eine Urologin in ländlicher Region falsch sein. Dabei sind es häufig die kleinen Dinge, die den Patienten wichtig sind und in Erinnerung bleiben: Sie erzählen Bekannten, wenn ein Arzt sie anrief, weil er recherchierte, wer auf ihr medizinisches Problem spezialisiert ist oder dass Praxismitarbeiter anboten, ein Taxi zu bestellen.

Bei der Analyse ist es auch wichtig, die Dialoggruppen der Praxis zu ermitteln. Neben den Patienten werden Krankenkassen dazu gehören, Pharmavertreter, Mitarbeiter in Laboren, Krankenhäusern und Pflegeeinrichtungen sowie die Praxismitarbeiter. Günstig ist es, erst zusammenzustellen, mit welchen Gruppen man in einem Jahr Kontakt hat und dies um deren Bedürfnisse zu ergänzen. Die Kommunikation mit diesen lässt sich beispielsweise prüfen indem Vertreter jeder Gruppen gefragt werden, ob Abläufe oder Daten benötigt oder geändert werden sollten, damit die effizienter arbeiten können.

Voraussetzung für die Entwicklung einer Strategie ist, dass ein Ziel konkret festgelegt wird, das objektiv prüfbar ist. Das kann sein: „Wir wollen in drei Jahren doppelt so häufig wie bisher wegen des höflichen Umgangs mit Patienten empfohlen werden" oder „in den nächsten sechs Monaten soll kein Patient mit Termin länger als 15 Minuten warten müssen".

Für das Erreichen umfassender Ziele sind drei bis fünf Jahre realistisch. So ist im ersten Schritt schon viel erreicht, wenn klar ist, was sich verändern soll. Ist das Fernziel formuliert, können mit dem Team die Zwischenziele und Termine dafür festgelegt werden und anschließend die Maßnahmen, die für deren Erreichung notwendig sind.

Beispiele Teilziele

Teilziele für die Kommunikation können sein:
- ▶ Alle Patienten werden stets mit Namen angesprochen.
- ▶ Wir sind zu Patienten stets höflich und informieren verständlich.
- ▶ Alle bis 15 Uhr eingegangenen E-Mails werden noch am selben Tag beantwortet, die vom Wochenende bis Montag Mittag.

Teilziele für die Informationsweitergabe können sein:
- ▶ Gemeinsam mit dem benachbarten Krankenhaus soll ein Informationstag zum Thema „Altersdepression" durchgeführt werden.
- ▶ In drei Monaten gibt es wöchentlich eine Telefonsprechstunde.
- ▶ Ab dem zweiten Halbjahr soll es pro Quartal einen Informationsabend für Patienten und Angehörige geben.

Teilziele für die Steigerung der Bekanntheit können sein:
- ▶ Jedes Jahr gibt es einen Tag der offenen Tür oder ein Sommerfest.
- ▶ Zwei Mal pro Jahr soll eine Zeitung über die Praxis berichten.
- ▶ In sechs Monaten soll deren Homepage im Internet sein.

Wurden die Ziele nicht in der festgelegten Zeit erreicht, sollten die Ursachen im Team geklärt werden: Waren die Ziel zu ehrgeizig, wurden Einflussfaktoren unterschätzt? Dann müssen die Ziele und Maßnahmen dem angepasst werden. Wurden die Ziele erreicht, muss sichergestellt werden, dass dieser Standard gehalten wird und die nächsten Teilziele festgelegt werden.

3.2 PR-Instrumente von Anzeigen bis Spenden

Auch wenn der Etat von Einzel- und Gemeinschaftspraxen unter dem von Kliniken oder Pflegeverbänden liegt, muss auf grundlegende PR-Instrumente nicht verzichtet werden – ob professionelles Geschäftspapier, Internetauftritt oder Präsenz als Experte in den Medien und bei Veranstaltungen. Künftig werden Patienten noch stärker als bisher Informationen zu Krankheiten und deren Therapie einfordern. Darauf weist die hohe Resonanz auf Gesundheitssendungen im Fernsehen, auf Sonderausgaben von Zeitschriften und die Zahl der Besucher bei Patientenveranstaltungen hin. Der Anspruch auch an niedergelassene Ärzte und Therapeuten, ausführliche Informationen bereitzuhalten und sich für Gespräche Zeit zu nehmen, wächst. Folglich werden diejenigen erfolgreich sein, die zusätzlich zu Diagnosen, Therapien und Rezepten auch Service und Informationen bieten.

Ginge es nach den Patienten, könnten Ärzte und Praxen ihre Kompetenzen prägnanter darstellen. Sie möchten beispielsweise wissen, wie viele Fälle einer Erkrankung ihre Ärztin bereits behandelt hat. Das zeigt der Erfolg der Liste in der Zeitschrift Focus, die vorgab, die besten Ärzte Deutschlands zu benennen. Entsprechend sind sich auch die Marketing- und Kommunikationsexperten einig, dass informative Werbung notwendig ist, um sich im medizinischen Alltag zu positionieren.[126]

Viele niedergelassene Ärzte und Therapeutinnen informieren auch bereits über sich und ihre Angebote: Ob auf dem Praxisschild, in Telefonbüchern oder der persönlichen Kommunikation. Wer die Wahrnehmung seines Angebotes nicht dem Zufall überlassen und sich an den Bedürfnissen der Patienten orientieren möchte, sollte sich ein Instrumentarium schaffen, mit dem die Kommunikation bewusst gesteuert werden kann (siehe auch Kapitel 1.3 Mit Journalisten arbeiten, Seite 65-80).

Anzeigen

Wer mit Anzeigen viel erreichen möchte, muss die verschiedenen Medien zuvor genau prüfen. Nicht wenige Publikationen zweifelhaften Ursprungs haben Praxen als Anzeigenkunden und Gesundheit als Thema entdeckt, mit dem sich Geschäfte machen lassen. Und so reiht sich schnell eine Sonderausgabe „Generation 50+" an eine zum Thema „Fit im Alter" oder „Medizin aktuell". Nicht immer sind deren Nutzen für die Inserenten und das Leserinteresse überprüfbar. Auch bei den regelmäßigen Sonderseiten zu Gesundheitsthemen in Anzeigenblättern und Magazin gilt es, das Medium genau zu prüfen und sich nicht von der Teilnahme der Mitbewerber beeindrucken lassen: Ärzte erhalten von Anzeigenverkäufern häufig den Hinweis, das benachbarte Praxen schon eine Anzeige geschaltet haben.

Das Layout des Anzeigenteils oder der Sonderseiten ist dann allerdings häufig eine Ansammlung kleiner Anzeigen, in denen niemand mehr auffällt. Die Leser sehen darin den „Wald vor lauter Bäumen" nicht und überblättern die Seite womöglich, wodurch die Anzeigenkunden kaum Aufmerksamkeit für ihr Geld erhalten. Besser, als sich von Anzeigenvertretern manipulieren zu lassen, ist es, sich die Medien auszusuchen, in denen man auf sich hinweisen möchte und anschließend mit der Anzeigenabteilung zu verhandeln (siehe Seite 38-41).

Ausstellungen

Ob lange Flure, Warte- oder Behandlungszimmer: Wände, Decken und Ecken sind für ständige oder wechselnde Ausstellungen von Fotografinnen, Malern und Bildhauern geeignet. Sie ermöglichen neue Allianzen zwischen Kunst und Medizin – und regen manchmal zu einem anderen Blick auf Krankheiten und Gesundheit an: Künstler, die im Erstberuf Arzt sind, gestalten mit ihren Landschaftsfotos Praxisräume immer wieder anders und gynäkologische Praxen stellten Bilder von Frauen aus, die, an Brustkrebs erkrankt, mit dem Malen begannen. Bilder können an den Decken über Zahnarztstühlen und Untersuchungstischen für Entspannung und Ablenkung sorgen.

Kunst kann Denkanstöße geben und Anlass für Gespräche sein. Sie kann nicht nur dekorativ und atmosphärisch ein Gewinn sein sondern auch ein guter Anlass für PR-Arbeit. Die Praxis kann dadurch über ihre eigentliche Funktion hinaus zu einem Treffpunkt für Menschen werden: Ärzte und Patienten, Künstler und Pharmareferenten begegnen einander und Symptome, Behandlungsschritte und Nebenwirkungen stehen mal nicht im Mittelpunkt. Die Eröffnung einer neuen Ausstellung mit einem örtlich renommierten Künstler oder mit Bildern, die geistig Behinderte gemalt haben, die in einer Wohneinrichtung im Stadtteil leben, kann auch die regionalen Zeitungen interessieren – vorausgesetzt dies passt zum Selbstverständnis und Konzept der Praxis. An Ausstellungen interessierte Künstler lassen sich über Kunsthochschulen, Bildungseinrichtungen, Kooperationspartner, Patienten und andere Aussteller finden.

Befragungen

Der erste Schritt auf dem Weg zu patientenorientierter Kommunikation und professioneller PR ist, die Bedürfnisse der Patienten zu kennen. Eine Möglichkeit, diese systematisch zu ermitteln, ist die Befragung. Mit einem Fragebogen kann herausgefunden werden, wie Patienten das Angebot einschätzen und was sie sich darüber hinaus wünschen. Das zeigt, dass ihre Meinung wichtig ist. Denn auch, wenn viele Patienten zufrieden sind, gibt es doch negative Einzelerfahrungen oder als unangenehm empfundene Abläufe.

Und darüber beschweren sich nicht alle: Sei es, dass sie Sorge haben, dass Mitarbeiter deswegen entlassen werden, nicht als überempfindlich gelten wollen oder, da sie krank sind, den Kopf dafür nicht frei haben. Auch die Mitarbeiter können mittels eines Fragebogens um eine Einschätzung gebeten werden. Denn manchen fällt es leichter, sich anonym und schriftlich zu äußern als mündlich in einer Gruppe oder kritisches direkt anzusprechen.

Vor der Entwicklung eines Fragebogens oder der Zusammenarbeit mit einer auf Befragungen spezialisierten Firma, ist zu überlegen, welche Informationen besonders wichtig sind (siehe Seite 41-42). Wird die Befragung selbst erstellt, sollten überwiegend Fragen gestellt werden, die durch Ankreuzen und vorgegebene Antworten zu beantworten sind. Das erleichtert sowohl das Ausfüllen als auch die Auswertung. Am Ende sollte es allerdings Möglichkeiten für Ergänzungen geben. Fragen an die Patienten könnten sein:

- ▶ Werden Sie bei uns individuell beraten?
- ▶ Nehmen sich die Ärzte ausreichend Zeit für Sie?
- ▶ Werden Sie mit Ihrer Erkrankung und Ihren Sorgen deswegen ernst genommen?
- ▶ Wurden Sie verständlich über die Behandlung und Alternativen informiert?
- ▶ Haben Sie den Eindruck, dass die Ärzte mit den neuesten Methoden vertraut sind?
- ▶ Sprechen Sie alle Mitarbeiter der Praxis stets mit Namen an?
- ▶ Erleben Sie das Praxispersonal als freundlich und hilfsbereit?
- ▶ Werden Sie ausreichend über Angebote der Praxis informiert?
- ▶ Bleibt Ihre Privatsphäre in den Praxisräumen stets gewahrt?
- ▶ Würden Sie die Praxis Freunden und Bekannten empfehlen?
- ▶ Haben Sie schon einmal daran gedacht eine andere Praxis gleicher Fachrichtung aufzusuchen?
- ▶ Was gefällt Ihnen besonders gut an dieser Praxis?
- ▶ Was gefällt Ihnen weniger gut?
- ▶ Was möchten Sie uns außerdem gerne mitteilen?

Fragebögen können in der Praxis verteilt oder mit einem freundlichen Brief den Patienten per Post nach Hause geschickt werden. Dann sollte ein frankierter und adressierter Briefumschlag beigelegt werden, damit den Patienten keine Kosten entstehen. Die Rückgabe des Bogen sollte anonym und jederzeit unbeobachtet möglich sein, beispielsweise über einen befristet angebrachten Briefkasten vor der Eingangstür der Praxis.

Für die Auswertung kann ein Schema erstellt werden, in das die errechneten Mittelwerte zu jeder Antwort eingetragen werden. So ist direkt erkennbar, wo Verbesserungsbedarf besteht. Die Ergebnisse sollten im Team besprochen und gemeinsam überlegt werden, was im Praxiskonzept geändert werden sollte. Für die Hinweise zum Praxiskonzept sollten den Patienten ausdrücklich gedankt und über eingeleitete Änderungen informiert werden. Schon das vermittelt ihnen, dass sie ernst genommen werden.

Wurde die Befragung vor und nach der Einführung eines Praxiskonzeptes durchgeführt, kann dessen Erfolg direkt ermittelt werden – und Hinweise für weitere Verbesserungen geben.

Beschwerdemanagement

Wer gezielt etwas verbessern möchte, sollte Beschwerden möglichst schon im Frühstadium ernst nehmen. Stets sollten im Team Leitlinien für den Umgang mit Beschwerden erarbeitet und für alle zugänglich hinterlegt werden, damit sich neue Mitarbeiter, Aushilfen und Auszubildende jederzeit darüber informieren können. Festgelegt werden sollte, wie auf welche Art von Beschwerden reagiert werden soll: Beschwert sich eine Patientin am Telefon, weil sie erst in drei Monaten einen Termin für eine zahnärztliche Vorsorgeuntersuchung erhält, kann mit einem „mir sind da auch die Hände gebunden" reagiert werden. Möglich ist aber auch ein: „Da haben Sie Recht. Ich kann es zwar im Moment nicht ändern, aber ich spreche das Problem bei der nächsten Teamsitzung noch einmal an. Das Problem sollte gelöst werden."

In Gemeinschaftspraxen kann eine Mitarbeiterin dafür zuständig sein, Beschwerden zusammenzufassen, auszuwerten und mit den Beschwerdeführern Kontakt aufzunehmen. Oder Beschwerden werden regelmäßig im Team besprochen und die Ärzte reagieren darauf anschließend persönlich oder telefonisch. Ist eine schriftliche Reaktion erforderlich, sollte darin möglichst konkret auf die Beschwerde und das dahinterstehende Problem eingegangen werden, vorgenommene Änderungen geschildert, sich für die entstandenen Unannehmlichkeiten entschuldigt und für den Hinweis auf das Problem bedankt werden (siehe Seite 42-49).

Dienstkleidung

Das Selbstverständnis einer Praxis kann auch durch die Dienstkleidung signalisiert werden. Professionell wirkt eine einheitliche Kleidung, die dennoch Vorlieben im Schnitt berücksichtigt. Sie kann aus dem Kittel im üblichen Weiß bestehen. Sie kann aber auch auf die Farben des Praxislogos abgestimmt sein oder dem Farbkonzept der Innenarchitektur folgen oder aus Hose und Poloshirt bestehen, auf dessen Brusttasche das Logo gestickt ist. Wichtig ist, dass die Kleidung bequem und pflegeleicht ist, richtig sitzt und die Mitarbeiter sich darin wohl fühlen und nicht verkleidet vorkommen. Es sollte daher auch Platz für Individualität und Vorlieben der Beschäftigten sein und Abneigungen berücksichtigt werden.

Die für Berufskleidung üblichen Kriterien sind jedoch bei aller Individualität immer einzuhalten: keine unbedeckten Schultern und nackten Beine. Daneben gibt es – je nach Fachrichtung und Philosophie der Praxis – Raum für Variationen zwischen förmlich und ungezwungen, farbenfroh und weiß. Wenn es die Farbe weiß sein muss, lässt die sich immer noch durch Kleinigkeiten ergänzen, wie pfiffige Namensschilder, die schon aus Höflichkeit Pflicht sind und auf denen auch die Position oder der Beruf stehen sollten.

Empfehlungsmanagement

„Wenn neue Patienten in die Praxis kommen, sollten Sie sich unbedingt erkundigen, aus welchem Grund dieser neue Patient seine Entscheidung getroffen hat."[127] Beruht die Wahl der Praxis auf einer Empfehlung, sollte weiter gefragt werden, von wem diese ausging. In manchen Praxen kommen bis zur Hälfte der Patienten aufgrund von Empfehlungen aus dem Familien- oder Freundeskreis neu hinzu. Die Wirkung von Mund-zu-Mund-Propaganda kann also nicht hoch genug eingeschätzt werden. Meist geht sie von Patienten aus, die sich in einer Praxis wohl und gut behandelt fühlen und wird stets von einigen Patienten besonders intensiv betrieben.

Für ihre kostenlose und besonders glaubwürdige Werbung sollten sie auch einmal einen ausdrücklichen Dank erhalten; was zugleich ein neuer Anlass ist, von der Praxis zu erzählen. Auch kleine Aufmerksamkeiten, wie ein Geburtstagsgruß, eine Karte zu Weihnachten oder eine Einladung zur Eröffnung einer Ausstellung in den Praxisräumen, können Patienten positiv überraschen. Diejenigen, die besonders intensiv empfehlen, sollten gleichzeitig stets ausführlich über die Angebote und Leistungen der Praxis informiert werden.

Geschäftsausstattung

Zur professionellen Grundausstattung jeder Praxis gehören Visitenkarten, Briefbögen und -umschläge. Da diese sowohl für den Schriftverkehr mit Krankenkassen, Kooperationspartnern und Patienten verwendet werden als auch für die Weitergabe auf Konferenzen, lohnt es sich, dafür mit Grafikern ein ansprechendes Layout zu entwickeln. Dieses sollte zum Fachgebiet der Praxis passen, möglichst ein Logo sowie alle für die Dialoggruppen erforderlichen Informationen enthalten.

Dazu gehören neben dem Vor- und Zunamen sowie dem Fachgebiet auch die Schwerpunkte der Praxis und die Praxiszeiten. Selbstverständlich sind die Angaben der Anschrift, von Telefon- und Faxnummern und – sofern vorhanden – der E-Mailadresse und Internetseite. Dann muss allerdings sichergestellt werden, dass E-Mails täglich abgerufen und beantwortet werden und die Informationen im Internet stets aktuell sind, damit sie nicht zum Ärgernis für Kollegen und Patienten werden. Ergänzend zur Grundausstattung können zahlreiche Mittel genutzt werden, um über die Praxis zu informieren, wie Rezeptvordrucke, Kurz- und Haftnotizen, Terminblöcke und Kugelschreiber.

Interne Kommunikation

Die interne Kommunikation ist in Praxen mit kleinem Stammpersonal durch persönliche Gespräch geprägt. In größeren Praxen mit vielen Ärzten, Schichtbetrieb und beispielsweise durch Auszubildende wechselndem Personal, muss dies meist durch schriftliche Mittel ergänzt werden: Arbeitsabläufe und Standards müssen eingehalten und der Alltag organisiert werden. In manchen Praxen reicht dafür ein durchdachtes Ablagesystem für die wichtigen Abläufe und eine Informationswand in der Küche zur Ergänzung der Teamsitzungen aus.

Je größer das Team ist, desto wichtiger ist die gezielte Kommunikation um den Mitarbeitern Anerkennung und Wertschätzung zu vermitteln, Verbesserungen einzuführen und Schwachstellen zu ermitteln. Weil die Ärzte nicht jedes Gespräch mit Patienten mitbekommen, sollten diese besonders wichtig genommen werden. Das Team sollte gemeinsam festlegen, wie der Umgang aussehen soll: „Sie dürfen schon einmal Platz nehmen" signalisiert ein anderes Selbstverständnis als „Nehmen Sie doch bitte einen Augenblick Platz".

Für Teambesprechungen ist meist das Wartezimmer gut geeignet. Es ermöglicht eine gleichberechtigtere Atmosphäre als wenn Ärzte hinterm Schreibtisch und die Mitarbeiter davor sitzen. Bewährt haben sich Themen-Sammel-boxen und Besprechungsbücher, die alle nutzen können, um Ideen, Themen oder Probleme für die nächste Sitzung zu notieren. Gibt es ein Protokoll jeder Sitzung, so sind die Absprachen verbindlicher und auch Abwesende kön-nen nachlesen, was vereinbart und besprochen wurde. Schon, um Besser-wissern vorzubeugen, sollten reihum alle die Sitzungen vorbereiten, mode-rieren und protokollieren, Ärzte ebenso wie Auszubildende. Außerdem soll-ten Regeln vereinbart werden, beispielsweise, dass jeder ausreden darf und keine persönlichen Konflikte ausgetragen werden sowie darauf geachtet werden, dass alle sich äußern.

Zusätzlich sollte es ein Jahresbesprechung geben an der sicher alle teil-nehmen können, um den wirtschaftlichen Stand und die Pläne zu bespre-chen, die letzten zwölf Monate zu rekapitulieren, Strategien zu erörtern und erreichte Ziele zu kontrollieren. Idealerweise liegt diese eher zu Beginn eines Jahres als kurz vor Weihnachten. Wer eher im Sommer dafür Zeit hat, veran-staltet sie eben im Juli oder August.

Internet und E-Mail

Für viele Menschen gehört der Umgang mit dem Internet mittlerweile zum Alltag: Laut einer Studie von ARD und ZDF waren im Jahr 2006 schon über 60 Prozent der Deutschen im Netz, darunter immer mehr Menschen über 50 und über 60.[128] Gleichzeitig hatten Anfang Oktober 2006 nur sechs Prozent der in Bremen niedergelassenen Ärzte funktionstüchtige Internetseiten.[129] Die dort präsentierten Informationen waren von ebenso unterschiedlicher Qualität wie die Möglichkeiten zur Interaktion mit Patienten und Kollegen: Manche boten Service und Hintergrundinformationen und waren nutzer-freundlich gestaltet. Andere veröffentlichten Texte unvollständig, hatten lange Ladezeiten und boten nur wenig Service. Die vielen noch nicht mit Inhalt gefüllten Seiten zeigen jedoch, dass viele Praxen Internetpräsenzen planen.

Eine gynäkologische Praxis präsentierte sich auch im Internet gemäß ih-rem Leitmotiv „Frauen in allen Lebenslagen": Die Menüführung ist über-sichtlich, professionelle Fotos werden sparsam eingesetzt und bei allen Tex-ten und Angeboten stehen die Patientinnen im Mittelpunkt – ob Krebsvor-sorge, Empfängnisverhütung oder Trauer. Verzichtet wurde auf abstrakte Beschreibungen von Behandlungen und Untersuchungen. Das Versprechen, Frauen in allen Lebenssituationen zu unterstützen, wird durch Service ein-gelöst: Es gibt Hinweise auf Kurse und Workshops, eine Rezepthotline und Informationsabende für Mädchen.[130]

Mögliche Elemente von Internetseiten sind jenseits des vorgeschriebenen Impressums (siehe Seite 116):

▶ die Vorstellung der Ärzte und Mitarbeiter mit professionellen Fotos
▶ das Leistungsspektrum der Praxis und die Öffnungszeiten
▶ Beschreibungen der Untersuchungen und Behandlungen
▶ Fotos oder Videosequenzen der Praxisräume
▶ ein Anfahrtsplan, der ausgedruckt und versendet werden kann
▶ Serviceangebote wie telefonische Sprechstunden und Fahrdienst
▶ interaktive Elemente, wie das Angebot Informationsmaterial zu laden, Rezepte und Überweisungen zu bestellen, sich an Kontrolltermine erinnern zu lassen oder das Abonnement eines Newsletters
▶ die Weiterbildungsordnung und Zertifizierungen
▶ Antworten auf häufig gestellte Fragen
▶ ein Lexikon der Fachbegriffe
▶ Hinweise auf Vertretungen und Notfalldienste
▶ ein Veranstaltungskalender
▶ Informationen zu Spenden- und Sponsoringaktionen
▶ Presseerklärungen zu Kunstausstellungen mit Kurzportrait der Künstler und Fotos einiger Werke
▶ Fortbildungstipps für Fachkollegen
▶ Links zu Kooperationspartnern wie andere Praxen und Labore
▶ Stellenangebote

Werden E-Mails versendet, sollte dafür eine gut lesbare Schrift verwendet werden, die auf allen Computern standardmäßig installiert ist. Am Bildschirm gut lesbar sind die Schriften Arial und Verdana in einer Schriftgröße von mindestens 10 Punkt, am besten 12 Punkt. Bei jeder E-Mail sollte am Ende der Name der Praxis, deren Anschrift und Telefonnummer stehen. Dies kann als Signatur im E-Mail-Programm eingerichtet werden und erscheint dann automatisch in jeder neuen E-Mail. Damit die Empfänger direkt erkennen, worum es geht und um das Risiko zu reduzieren, dass E-Mails von Spamfiltern aussortiert werden, sollte die Betreffzeile jeder E-Mail aussagekräftig sein.

Patienteninformationen

Patienten wollen zunehmend selbst einschätzen können, welche Praxis für sie geeignet ist. Dafür benötigen sie schriftliche Informationen zum Leistungsspektrum einer Praxis. Die sind nach der ärztlichen Berufsordnung erlaubt (siehe Seite 110-111). Verboten sind dagegen vollmundige Anpreisungen von Ärzten, das Versprechen einzigartiger Behandlungen, die Verunglimpfung von Fachkollegen und Vergleiche mit deren Reputation. Enthalten dürfen Praxisbroschüre ebenso wie Anzeigen:

▶ die Vor- und Zunamen der Ärzte sowie deren Werdegang
▶ die Qualifikationen und Zusatzbezeichnungen, die von einer öffentlichen Stelle verliehen wurden
▶ die Behandlungsschwerpunkte der Praxis
▶ berufsbezogene Informationen
▶ Beschreibungen medizinischer Vorgänge, die der Vorbereitung der Patienten auf Behandlungsmaßnahmen dienen
▶ Hinweise auf weiterführende Behandlungen im Fachgebiet
▶ die Sprechstunden
▶ den Lageplan der Praxis mit Hinweisen auf Parkplätze und behindertengerechte Zugänge und vollständiger Anschrift
▶ individuelle Vorsorge- und Gesundheitsleistungen, die von den Kassen nicht übernommen werden, worauf allerdings ausdrücklich hingewiesen werden muss.

Die Inhalte müssen stets so formuliert sein, dass die Patienten sie verstehen, unverzichtbare Fachtermini müssen also erklärt oder umschrieben werden. Gibt es Gerüchte über besonders unangenehme Untersuchungen dürfen diese aufgegriffen werden: Der tatsächliche Ablauf kann geschildert werden sowie die Maßnahmen, mit der dieser möglichst angenehm gestaltet wird. Dazu kann auch der Hinweis gehören, ob Begleitpersonen willkommen sind.

Die Informationen sollten es auch denen ermöglichen, sich leicht zurecht zu finden, die zum ersten Mal in der Praxis sind. Die Verfasser sollten sich deshalb immer wieder verdeutlichen, dass die Abläufe den meisten Patienten unbekannt und für manche mit Schmerzen und Angst verbunden sind. Je nach Vorerfahrung kann die harmloseste Routine Panik auslösen – ob Patienten mit Gewichten behängt in einem kleinen Raum eingesperrt werden, wie beim Röntgen, mit Nadeln verletzt oder im Intimbereich berührt werden. Auch alltägliche Abläufe können starke Sorgen auslösen, beispielsweise wenn es 30 Minuten dauert, bis die Bilder einer Computertomografie entwickelt sind. Über die erforderliche Zeit für Abläufe, sollte daher stets informiert werden.

Insgesamt sollten alle Informationen übersichtlich gegliedert, professionell erstellte Fotos verwendet werden sowie Papier und Gestaltung zur Praxis passen. Wird eine Arzthelferin beauftragt, die Broschüre am PC zu erstellen und auf dem Kopierer zu vervielfältigen, wirkt diese meist zu unprofessionell, um den erhofften guten Eindruck zu machen (siehe Seite 104-105).

Ausgelegt werden können die Broschüre in Behältern am Empfang und im Wartezimmer. Diese sind dann auch geeignet, weitere Informationen anzubieten, wie die der Bundeszentrale für gesundheitliche Aufklärung.

Praxisschild

Praxisschilder sind die Visitenkarte, die im öffentlichen Raum präsent ist. In der Berufsordnung ist festgelegt, was darauf genannt werden darf. Meist sind dies: Vor- und Zuname der Ärzte, deren Titel, Fachgebiete und Zusatzbezeichnungen, die Sprechzeiten und Telefonnummer. Die Schilder sollten immer gut erkennbar und lesbar sein, also eine gut lesbare Schrift haben und in dunklen Zeiten beleuchtet sein. Ist die Praxis in einem Gebäude mit Fahrstuhl, ist ein weiteres Schild im Eingangsbereich und im Fahrstuhl nützlich sowie eines im Treppenhaus und an der Eingangstür zur Praxis.

Spenden und wohltätige Zwecke

Mediziner und Heilberufe sind dafür prädestiniert, um soziales Engagement gebeten zu werden. Gut überlegt sein muss nicht nur, ob und was man wem spendet. Denn nicht immer geht es um Geldspenden. Manchmal ist der gesellschaftliche Status wichtig, das Fachwissen oder die Kontakte. Vor allem Engagement für Projekte in räumlicher Nähe, tragen aus Sicht der PR zur positiven Wahrnehmung der Praxis bei, da dies signalisiert, dass soziale Verantwortung übernommen wird, womit in Spendenaufrufen argumentiert werden kann. Zuvor gilt es, ein Projekt zu finden, dass zur Praxis, zum Fachgebiet und den Interessen passt. Regionale Projekte bitten regelmäßig in Tageszeitungen um Unterstützung. Mit diesen können zunächst die gegenseitigen Erwartungen an ein Engagement geklärt werden. Ergibt sich eine Zusammenarbeit, kann anschließend die Formel gelten „tue Gutes und rede darüber". Das ist immer dann glaubhaft, wenn dabei das Projekt und nicht der Spender im Mittelpunkt steht.

Erfolgreich können Spenden sein, die zum Fachgebiet passen. So sammelt ein Hals-Nasen-Ohren-Arzt für eine internationalen Spendenaktion des „Lions Club" gebrauchte Hörgeräte für Bedürftige in Afrika. Würden sich dem alle Fachärzte der Region anschließen, könnten sie zu Beginn der Aktion und am Ende jeden Jahres den Journalisten von den Ergebnissen ihres Engagements berichten und damit die Aktion bekannter und erfolgreicher machen. Aber auch einzelne Praxen können erfolgreich Spenden sammeln: Ein anderer Arzt sammelt medizinisches Material und Medikamente und transportiert sie im Rahmen der Aktion „Eurobiker"[131] nach Osteuropa. Wegen ihres Engagements werden Ärzte geschätzt, die in ihrem Urlaub in einem Land der Dritten Welt als Ärzte arbeiten[132] und die Mitarbeiter von Praxen, in denen schwer kranke Kinder aus dem Ausland kostenlos behandelt werden.

3.3 Chancen für Ärztehäuser und Versorgungszentren

420 medizinische Versorgungszentren gab es nach Angaben der Kassenärztlichen Bundesvereinigung im Mai 2006 in Deutschland.[133] In ihnen waren 1.648 Ärztinnen und Ärzte tätig, die meisten als Angestellte. Knapp 70 Prozent der Träger waren Vertragsärzte, knapp 30 Prozent Krankenhäuser. Allein von Dezember 2005 bis März 2006 nahm dieses relativ neue Angebot um 23 Prozent zu. Spätestens als das Polikum in Berlin-Friedenau Ende 2005 eröffnet wurde, war die grundlegende Änderung in der ambulanten Versorgung eingeleitet. In dem bislang größten medizinischen Versorgungszentrum seiner Art arbeiten 35 Ärzte aus 18 Fachdisziplinen, eine Praxis für Krankengymnastik sowie weitere Anbieter des Gesundheitssektors.

Als Markenname wurde das „Polikum" sogar beim Deutschen Patent- und Markenamt eingetragen und ist damit vor der Verwendung durch andere geschützt. Dahinter stand die Idee, das Konzept und Angebot bekannt zu machen, bevor weitere in und außerhalb Berlins gegründet werden.[134] Über die Struktur und Arbeitsweise des Polikum berichtete sogar das „heutejournal" im ZDF mit Äußerungen von Ärzten und Patienten[135]. Das war einer der seltenen Fälle, bei denen niedergelassene Ärzte im überregionalen Fernsehen nicht Katastrophen oder Aspekte der Gesundheitspolitik kommentieren sollten, sondern ihre Arbeit positiv darstellen konnten.

Gelungene PR-Arbeit war auch die Grundlage für einen Bericht im Wirtschaftsmagazin „brand eins" über das Hamburger Dermatologikum.[136] Darin beschrieb dessen Gründer, Professor Volker Steinkraus, als sein Ziel, ambulant als Dermatologe tätig sein und gleichzeitig ein Forschungslabor betreiben zu wollen, um an wissenschaftlichen Studien teilnehmen zu können. Mittlerweile gehören 19 Ärzte und 100 Mitarbeiter zur Gemeinschaftspraxis, die konsequent gut erreichbar ist und nicht nur in der Woche bis abends geöffnet hat, sondern auch sonnabends. Im Forschungslabor, das mittlerweile eine eigene Firma mit 15 Mitarbeitern ist, werden Beratungen ebenso durchgeführt wie global angelegte Untersuchungen. Steinkraus nutzt seine Weiterbildungsermächtigung um Studenten auszubilden und schreibt Stipendien für Ärzte im Ausland aus. Verwöhn- und Pflegeprogramme werden im „Skin Biology Center" angeboten. An dem im Jahr 2002 ausgeschriebenen Fotowettbewerb zum Thema „Haut" beteiligten sich 250 Fotografen mit 500 Arbeiten. Die Erlöse des daraus entstandenen Fotobandes gingen an eine Stiftung die hautkranke Menschen unterstützt.

Als Marke geschützt ist auch das Endokrinologikum, ein Verbund aus neun Praxiszentren in Deutschland mit Hauptsitz in Hamburg, in dem 70 Ärzte arbeiten. Gründer Heinrich Schulte möchte das Praxisnetz weiter ausbauen, in dem Mediziner aus der Gynäkologie, der Inneren Medizin, der Humangenetik, Rheumatologie und Pädiatrie arbeiten, Analysen durchgeführt werden und geforscht wird. Der Verbund gewann im Jahr 2005 den dritten Platz des deutschlandweiten Wettbewerbs um die besten Internetseiten von Praxen. Der Pressespiegel auf den Internetseiten zeigt, dass die beiden Mitarbeiter der Pressestelle aktiv Pressearbeit machen und der Geschäftsführer für Fragen von Journalisten zur Verfügung steht. Neben Veranstaltungen für Patienten werden auch Fortbildungen für Fachkollegen durchgeführt, wird an Fachmessen teilgenommen und online Informationsblätter für Mediziner und Broschüren für Patienten bereit gestellt. Ob man einen Fragebogen in Hamburg oder eine Stellenanzeige in Frankfurt abruft: Das Erscheinungsbild ist einheitlich. Philosophie des Verbundes ist, so Schulte, die langjährige Erfahrung der Mediziner in „spezialisierten Zentren mit großen Fallzahlen" zu bündeln und an den Nachwuchs zu vermitteln.[137]

Neben medizinischen Versorgungszentren können auch Ärztehäuser den gemeinsamen Standort für die Außendarstellung nutzen. So kann dem Haus ein Namen gegeben und ein gemeinsames Logo entwickelt werden, das auf allen Briefpapieren, Visitenkarten und gemeinsamen Publikationen verwendet wird. Dabei muss allerdings darauf geachtet werden, dass die Angaben zu den Praxen anschließend über den Drucker der Praxen eingefügt werden können. Dann schont der gemeinsame Auftritt die Etats aller Beteiligten, da die Kosten für das Logo und die Gestaltung der Geschäftsausstattung geteilt werden und in der Druckerei größere Mengen bestellt werden können.

Sinnvoll ist es, wenn sich alle Praxen und Dienstleister eines Hauses in einer Broschüre vorstellen. Diese kann in allen Praxen ausgelegt werden, wodurch alle Patienten im Haus erfahren, welche Schwerpunkte die Ärzte und Therapeuten im Haus haben. Die Broschüre wird auch bei der Pressearbeit verwendet, an Kooperations- und Geschäftspartner weitergegeben.

Auch ein gemeinsamer Internetauftritt der Praxen kann sich lohnen. Darin wird auf alle Praxen und Dienstleister im Haus hingewiesen und die Informationen eingestellt, die alle Praxen betreffen. Von der Startseite kann zu den Praxen verlinkt werden. Das ist Service für Patienten, kostengünstig und hilft, die Angebote aller Beteiligten bekannt zu machen. Voraussetzung für ein erfolgreiches gemeinsames Auftreten ist zumeist, dass dieses koordiniert wird. Deshalb sollte eine Praxis die Maßnahmen betreuen und Ansprechpartner für Agenturen und Druckerein sein.

3.4 Mit Kollegen kooperieren, Netzwerke aufbauen

Kaum eine Berufsgruppe ist untereinander so vernetzt wie Ärzte: Man trifft sich mit Kollegen des Fachgebiets bei Fortbildungen und auf Kongressen, spricht mit denen aus Kliniken und anderen Fachrichtungen auf medizinischen Veranstaltungen, hält mit Kommilitonen weit über die Studien- oder Ausbildungszeit hinaus Kontakt oder bleibt dem Doktorvater noch als Chefarzt verbunden. Zusätzlich werden Patienten in fachlicher Ergänzung gemeinsam betreut. Diese Netzwerke können gepflegt, ausgebaut und genutzt werden. Denn nur, wenn andere wissen, wer auf welches Fachgebiet oder welche Therapie spezialisiert ist, überweisen sie Patienten mit entsprechenden Beschwerden oder Erkrankungen.

Es vergrößert die Bekanntheit außerdem, wenn man daraufhin gebeten wird, Vorträge zum Thema zu halten oder sich an Fachbeiträgen zu beteiligen. Wer sich dabei kritischen Fragen stellt, Abwertungen von Kollegen verkneift und stattdessen gute Arbeit anderer anerkennt, schafft gleich die Voraussetzung, um auch außerhalb seiner Praxis stets gern gesehen zu sein.

Für den Aufbau von Netzwerken lässt sich auch die Zusammenarbeit zwischen stationärer und ambulanter Patientenversorgung nutzen. Nachdem die „Einweiser" schon lange klagten, dass sie nicht wichtig genug genommen werden, haben einige Kliniken darauf reagiert: Sie informieren nun die Fachkollegen über Neuerungen bei klinischen Therapien, bieten Gesprächsforen und Fortbildungen an, die sich an den Bedürfnissen der Niedergelassenen orientieren, offerieren die Möglichkeit, bei Operationen zu hospitieren oder sie live am Bildschirm zu sehen. Die niedergelassenen Ärzte kommen dabei mit den Klinikkollegen ins Gespräch und empfehlen sich als fachkundige Partner im ambulanten Bereich. Gleichzeitig informieren sie sich über die speziellen Angebote und Möglichkeiten der Krankenhäuser und können ihre Patienten entsprechend beraten.

Beispiel Pressearbeit

Eine niedergelassene Onkologin, die gynäkologische Abteilung einer Klinik und eine radiologische Praxis, die spezielle Untersuchungsverfahren anwendet, arbeiten im Bereich Brustkrebs zusammen. Das ermöglicht die gemeinsame Pressearbeit zum Thema Versorgung bei Brustkrebs, deren Anlass die Vorteile für die Patientinnen sein können. Die Kooperation kann also genutzt werden, um breiter über Kompetenzen zu informieren, als es einer Praxis allein möglich wäre.

Als Plattform für die PR-Arbeit von Praxen können auch Vorträge und Aktionstagen von Krankenhäusern für Patienten genutzt werden. Denn dort können sie informieren, wie es nach dem Krankenhausaufenthalt zu Hause weitergeht, welcher Arzt und welche Therapeuten zuständig sind, welche Medikamente, Therapien und Hilfsmittel zur Verfügung stehen.

Praxistipp Diabetes

In Praxen und Kliniken gibt es einen großen Fundus an Erfahrungen mit wiederkehrenden Problemen von Patienten – beispielsweise den Schwierigkeiten von Diabetikern, Diäten und Insulingaben einzuhalten. Wenn neu erkrankte Patienten erste Informationen und Anleitungen im Krankenhaus erhalten und diese von Hausärzten oder niedergelassenen Diabetologen weiter behandelt werden, könnten diese gemeinsam Pressearbeit machen. Denn da Diabetes viele Menschen betrifft, ist sie ein „Klassiker" der Medizinberichterstattung. In einem Bericht der Lokalzeitung könnten Haus- und Klinikärzte schildern, worauf Patienten besonders achten sollten, welche Therapie im Krankenhaus möglich und nötig sind und was sich daran zu Hause ändert.

Manche Redaktion wird solche Themen schon deshalb gerne aufgreifen, um ihren Lesern neben verbreiteten Krankheiten auch regional angebotene Therapien vorstellen zu können. Die aus Sicht der Praxen interessanten Medien sind in erster Linie die regionalen Zeitungen, da die von Patienten und potentiellen Patienten gelesen werden. Sie unterscheiden sich in Terminologie und Umfang sehr von medizinischen Fachmagazinen, da allgemeines Interesse und Verständlichkeit die Kriterien der Journalisten an Berichte dort sind (siehe Seite 65-67).

Ein überregionales Beispiel für Berichterstattung für Patienten bietet die „Apothekenumschau". Dort werden Spezialthemen journalistisch so aufbereitet, dass sie auch fachlichen Kriterien durchaus genügen. Zu Unrecht wird die Umschau von Medizinern als „Blättchen" belächelt. Schon am wissenschaftlichen Beirat[138] und den ethischen Richtlinien ist zu erkennen, dass sich dort medizinische Profis an den Bedürfnissen der Leser orientieren. Sie wollen „dem gesundheitsbewussten Laien Informationen sowohl wissenschaftlich fundiert, als auch verständlich" vermitteln.[139] Der Erfolg gibt ihnen Recht: Die „Apothekenumschau" gehört zu den meistgelesenen Printprodukten in Deutschland.

Viele medizinische Themen könnten ähnlich an den Patienten orientiert von Ärztinnen und Therapeuten verschiedener Fachrichtungen aufbereitet werden – ob zum Thema gesunder Rücken, Schmerz oder aus Anlass eines bundesweiten „Tages des Schlaganfalls". Zu verschiedenen Aspekte der Vorbeugung, Diagnostik, Therapie und Rehabilitation können Vorträge gehalten, Untersuchungsgeräte gezeigt und zu Mitmach-Aktionen eingeladen werden. Durch solche Vernetzungen können Grenzen zwischen Praxen und Krankenhäusern überwunden und Netzwerke verbreitet werden.

Beispiel Open-Air-Praxis

Von Mai bis September 2006 informierte das Mobil der Kassenärztlichen Vereinigung in 38 Städten über Herz-Kreislauf-Erkrankungen. Ärzte und Therapeuten boten im und beim Aktionsbus eine Open-Air-Praxis und ein Fitnesscenter an. Sie informierten über Risiken und Vorsorgemöglichkeiten, ermittelten Blutdruck, Cholesterin- und Blutzuckerwerte der Patienten und gaben Ernährungstipps.[140]

Auch die Möglichkeiten der integrierten Versorgung können von den Beteiligten Institutionen für die PR-Arbeit genutzt werden. Noch sind viele Pressemeldungen, zum Abschluss der Versorgungsverträge für Patienten allerdings so unverständlich wie die „Disease-Management-Programme" undurchschaubar sind. Formulierungen in schönstem Bürokratendeutsch oder in Englisch machen es nicht einfacher. Nutzbar wäre das darin liegende Potential, indem die Anbieter der Versorgungsverträge und Programme patientengerecht darüber informieren, dass sie die Angebote nur deshalb machen können, weil sie von den Krankenkassen alle als Spezialisten anerkannt sind.

Darüber kann in Faltblättern und Pressegesprächen mit Journalisten der Lokalzeitung ebenso informiert werden wie im Internet. Denn vor allem chronisch Kranke suchen spezialisierte Ärzte und Therapeuten – und das auch im Internet. Entsprechende Hinweise könnten auch die Kolleginnen und Kollegen erhalten, die Patienten aufgrund eines Versorgungsvertrages in entsprechende Praxen oder Kliniken überweisen sollen. Auf gemeinsamen Veranstaltungen der ambulanten und stationären Anbieter kann darüber informiert werden, inwiefern die Versorgung der Patienten durch die neuen Angebote verbessert wird und wurde. Gerade weil es noch bei dem einen oder der anderen an der Akzeptanz der von Politikern geforderten „sektorenübergreifenden Patientenversorgung" mangelt, haben diejenigen einen Vorsprung, die den Trend aufgreifen und „sektorenübergreifend" informieren.

Beispiel Claridentis

Verständlich informiert die Allgemeine Ortskrankenkasse Bayern bei „Claridentis", einer zahnärztlichen Rundum-Versorgung, die Patienten nichts zusätzlich kostet. Auf gesonderten Internetseiten[141] informiert sie Patienten, Zahnärztinnen und Ärzte über die Vorteile und bietet weitere Informationen. So können Patienten eine Patientenbroschüre herunterladen und ausdrucken. Transparent wird das Angebot dadurch, dass sowohl die Rubrik für Patienten als auch die für Mediziner für alle frei zugänglich ist.

4 Pflegeeinrichtungen

„Todesfalle Altenheim"[142], „Zwangsernährung nicht mit uns!"[143] „Abgezockt und totgepflegt"[144], „Pflegeheim-Betreiberin unter Betrugsverdacht"[145] lauten schon fast typische Schlagzeilen, Titel von Fernsehbeiträgen und Büchern über Pflegeeinrichtung. Auch wenn der Einzelne kaum prüfen kann, ob die Skandale mit der Realität übereinstimmen, machen die Schlagzeilen zusammen doch deutlich, dass zumindest das Image der Altenpflege katastrophal ist. Während immer weniger Menschen ihren Lebensabend in Heimen verbringen möchten, immer weniger Angehörige bereit oder beruflich in der Lage sind, Familienmitglieder zu pflegen, wird ein Leben in der Obhut Fremder zumindest bei Pflegebedürftigkeit für viele wahrscheinlich. Dabei wollen auch die Senioren selbst nicht unbedingt von Familienmitgliedern gepflegt werden, schon „weil das Zusammenleben nicht immer konfliktfrei ist."[146]

Die Gesellschaft schafft es in ihrer Gesamtheit anscheinend kaum noch, das Alter als normalen Teil des Lebens zu sehen – während die Alten von der Werbeindustrie als „Silver Ager" oder „Golden Oldies" umworben werden, die ihr Geld gerne für diese Reise oder jenes Präparat ausgeben sollen. Die Einrichtungen selbst verharren derweil insgesamt darin, die ökonomischen, politischen oder strukturellen Schwierigkeiten der Altenpflege zu beklagen. Für ihr Tun werben sie eher selten, schon gar nicht mit starken Argumenten oder griffigen Slogans.

Behinderteneinrichtungen gelingt es zusammen mit Behindertenverbänden deutlich besser, die Lebensfreude und Kreativität behinderter Menschen positiv darstellen. Auch wenn dies nur ein Ausschnitt der Wirklichkeit ist und viele Probleme ausgeblendet werden, ist das Image der Behindertenpflege mittlerweile dennoch deutlich positiver.

Ein wirtschaftlich stark wachsender Markt sind die Angebote für Senioren. Schon jetzt gibt es etwa 10.000 Pflegeheime in Deutschland. „Das Volumen des Pflegemarktes an stationärer und ambulanter Altenpflege wird auf 25 Milliarden Euro geschätzt"[147]. Aber auch dies ändert bisher nichts an dem widersprüchlichen Blick auf die Einrichtungen der Altenpflege. Der Verdacht, dort würden Senioren und ihre Angehörigen abgezockt und Grundrechte missachtet, kommt nur umso schneller auf. 600.000 neue Arbeitsplätze bis zum Jahr 2020 werden dort erwartet[148]. Aber die sind in der Wahrnehmung der Öffentlichkeit so unattraktiv, dass kaum jemand dort arbeiten möchte. Erschwert wird die Situation noch durch Diskussionen in den Medien und der

Politik um bezahlbare Pflege, Altenpflegerinnen aus Osteuropa und den Sinn der Pflegeversicherung, den nicht zuletzt Standesvertreter befördern.

Aus Sicht der PR befindet sich die Branche in einer schweren Krise bei der dringender Handlungsbedarf besteht. Damit die Stimmen der Einrichtungen, in denen die Bedürfnisse und Wünsche der Bewohner im Mittelpunkt stehen, nicht im Konzert gegenseitiger Schuldzuweisungen untergehen, ist eine Standortbestimmung der Pflegeeinrichtungen nötig. Sie sollten anschließend offensiver noch als Praxen und Kliniken informieren. Denn „je lückenhafter und zurückhaltender die Informationen sind, die nach außen dringen, desto eher schaffen sie Raum für Skepsis und Spekulationen".[149] Ist dieser Pflichtbereich professioneller Kommunikation abgearbeitet, kann sich die Kür anschließen, um die Imagekrise langfristig hinter sich zu lassen. Dann könnte beständig gegen Altersdiskriminierung, Jugendwahn und Vorurteile angearbeitet und mutig die Aspekte thematisiert werden, um die andere sich drücken.

4.1 Am Image arbeiten

Ein selbstbewusstes Image von Pflegeeinrichtungen könnte dadurch aufgebaut werden, dass offensiv dargestellt wird, dass deren Mitarbeiter eine gesellschaftlich wichtige Arbeit leisten, die körperlich und psychisch anstrengend, fachlich fordernd und von Schichtdiensten und hoher Verantwortung geprägt ist. Sie könnten als Institutionen dargestellt werden, in denen behinderte, kranke und alte Menschen über Wochen, Jahre oder auch ihr Leben lang wohnen, arbeiten und ihr Leben gestalten.

Wenn die Zahl der Einrichtungen für Ältere zunimmt, könnte dies als Angebot an die Senioren dargestellt werden, stärker mitzubestimmen, wer sie wo, wie und mit was versorgt. Pflegeeinrichtungen könnten als Teil der Lösung wirtschaftlicher Probleme angesehen werden: Dass die Zahl der Pflegebedürftigen zunehme, erfordere 50 Milliarden Euro für Investitionen, schätzt der Vorstandsvorsitzende der Marseille-Kliniken, Axel Hölzer.[150] Nach einer Studie des Max-Planck-Instituts für Demografischen Wandel in Rostock nimmt allerdings nur die Zahl der Älteren zu, nicht die der Pflegebedürftigen.[151]

Was unabhängig von diesen Prognosen zunehmen wird, ist die Konkurrenz unter den Einrichtungen: Kleinen Häusern stehen Ketten gegenüber wie „Pro Seniore" mit über 17.000 Betten und 9.000 Mitarbeitern. Die amerikanische Sunrise-Gruppe, die weltweit 40.000 Senioren in 450 exklusiven Häusern betreut, erwarb bereits Anteile an deutschen Pflegeeinrichtungen. Hinzu kommen neue Angebote, wie Wohngruppen für an Demenz erkrankte, die von Pflegekräften und Haushaltshilfen betreut werden.[152] Das Pflegeheim der Zukunft, meinen einige, werde kleiner und im Stadtteil verankert sein, da weder die Senioren noch deren Angehörige isolierende Versorgungsangebote wünschen: „Lieber in der Straße eine kleine Wohngemeinschaft mit acht Kranken, die alle kennen, als ein Heim für 100 Demente am Stadtrand."[153] Gleichzeitig gibt immer mehr ambulante Pflegedienste, die die Pflege zu Hause ermöglichen, und neue Ansätze in der Arbeit mit Senioren.

Beispiel Schule

Sollen generationenübergreifende Aspekte dargestellt werden, können Projekte mit Schulen durchgeführt werden: Die Senioren besuchen regelmäßig Klassen der benachbarten Grundschule. Sie lesen Geschichten vor, basteln mit den Schülern oder berichten aus ihrer Kindheit. Zu besonderen Anlässen gehen die Kinder in die Einrichtung, führen etwas vor und backen mit den Bewohnern Kekse.

Die Änderungen, die es in der Pflege bereits gibt und weiter geben wird, bieten die Chance, deren Wahrnehmung in der Öffentlichkeit zu korrigieren. Noch vor wenigen Jahren waren Kommunikationskonzepte und Corporate Identity dort Begriffe, mit denen niemand so recht etwas anzufangen wusste. Über Stärken und Schwächen nachzudenken und ein klares Profil zu entwickeln, schien nicht erforderlich: „Es bestand keine Notwendigkeit, sich Gedanken über eine bewusste und gezielte Öffentlichkeitsarbeit zu machen. Warum seine Leistungsangebote in der Öffentlichkeit bekannt machen und anpreisen, wenn die Pflegebetten sowieso langfristig belegt sind und KundInnen automatisch draußen vor der Tür ‚Schlange' stehen."[154] Mittlerweile ist betriebswirtschaftliches Handeln ebenso zwingend wie eine umfassende Qualitätssicherung und fordern selbstbewusstere Senioren und ihre Angehörigen konsequentes Umdenken. Und das gilt auch für die Kommunikation: Können interessierte Angehörige und künftige Bewohner in akuten Fällen nicht rasch herausfinden, was eine Einrichtung oder ein Pflegedienst zu welchem Preis anbietet, fallen deren Angebote aus dem Vergleich heraus. Broschüren und Falblätter die lediglich Details der Grundpflege erläutern, sind weder attraktiv noch an den Bedürfnissen der Angehörigen orientiert.

Einzelnen, kleineren Einrichtungen obliegt es häufig auch dann, Offenheit und Transparenz herzustellen sowie das Fremdbild mit dem Selbstverständnis in Übereinstimmung zu bringen, wenn sie zu einem Verbund gehören. Für die ist es oft besonders schwer, zunächst das Selbstverständnis zu definieren, um sich von anderen Anbietern zu unterscheiden und für Krisen argumentativ zu wappnen. Die zentralen Fragen sind auch in diesem Fall: Wer sind wir? Wo wollen wir hin? Wen wollen wir wie erreichen? Zu beantworten sind die auch deshalb schon schwer, weil in der Pflege nicht gelernt wird, „von Pflege zu sprechen. Außer im Fachjargon. Den spricht aber vor allem der Kunde MDK (Medizinischer Dienst der Krankenkassen, die Autorin). Damit bleibt die Kundenorientierung oft nur MDK-Orientierung."[155]

Dennoch hat man sich in manchen Einrichtungen darauf eingestellt, potentielle Bewohner zu informieren und interessieren und versucht, Neuen das Einleben zu erleichtern. Aber die Information über immer stärker differenzierte Angebote, endet schon mal bei der Überforderung nicht nur der Dialoggruppe. Dann wird schon mal geschwankt zwischen dem Angebot eines hotelähnlichen Services vor dem Einzug und der Bevormundung von Senioren und ihren Angehörigen danach. Sind sich Pflegeeinrichtungen der Folgen zu vollmundiger Versprechungen bewusst? Der Mischung aus Misstrauen und Anspruchshaltung, die anschließend die partnerschaftliche Zusammenarbeit eher stören als befördern? Um dies zu vermeiden zu können, fehlt in den Einrichtungen neben einem Leitmotiv oft auch das Wissen, wie schriftlich verständlich, freundlich und doch zielorientiert formuliert wird, welche Informationen Bewohner und Angehörige wann benötigen und wie auch schriftlich auf deren Bedürfnisse eingegangen werden kann.

Ratlosigkeit herrscht häufig auch bei dem interessierten Blick von außen. Während man sich ein positives Image wünscht, reagiert man auf Anfragen von Journalisten misstrauisch und befördert vorsichtshalber das Vorurteil, sie wären ohnehin nur an Skandalen interessiert. Da es aber ohne Offenheit keine positive mediale Öffentlichkeit geben kann, sollten Pflegeeinrichtungen und ihre Öffentlichkeitsarbeiter die Arbeitsweisen der Journalisten kennen, um den Dialog mit ihnen steuern zu können. Wollen Träger oder Einrichtungsleitung dies grundsätzlich nicht, nützt es wenig, PR-Verantwortliche zu haben, die dies befördern wollen. Erst wenn diese übereinstimmen, können Ziele der Pressearbeit festgelegt werden. Sind diese realistisch und überprüfbar formuliert, wird daran meist deutlich, dass weitere Instrumente der PR-Arbeit eingesetzt werden müssen, um die Unternehmensziele zu erreichen und deren Einsatz strategisch geplant werden muss (siehe Seite 13-15).

Zuvor gilt es, vorhandene Angebote zu analysieren und die Ansätze zu berücksichtigen, die auf einer Konfession, Tradition oder einem Betreuungskonzept basieren. Im Idealfall orientieren sich Einrichtungsleitung und Mitarbeiter bereits an den Ansätzen, ohne dass dies konkret formuliert wurde. Dann würde für die professionelle PR-Arbeit das Selbstverständnis pointiert artikuliert und beispielsweise der Charakter eines Zuhauses als Abgrenzung zu „Verwahranstalten" in den Mittelpunkt gestellt. Anschließend würden die Angebote konkret beschrieben – ob Kurzzeitpflege nach einem Krankenhausaufenthalt, Seniorenresidenz in traumhafter Lage mit Komfort oder Station für Schwerstpflegebedürftige mit qualifizierter 24-Stunden-Versorgung.

Einrichtungen, die alles in einem Haus bieten, können die Kontinuität thematisieren, die sie bieten: Bei ihnen müssen Senioren nicht damit rechnen, bei einer Änderung der Pflegestufe das Haus und ihre Bezugspersonen wechseln zu müssen. Wird durch das Betreuungskonzept zusätzlich eine hohe Konstanz der Bezugspersonen gesichert, bietet dies Sicherheit und Verlässlichkeit für Bewohner und Angehörige. Denn die kennen Vorlieben, Gewohnheiten, Sorgen und Familienstrukturen der Senioren und können besorgten Angehörigen dann auch einmal telefonisch Auskunft geben, ob die Mutter eine Grippe gut überstanden hat oder die depressive Verstimmung des Vaters anhält.

Besteht eine Einrichtung schon viele Jahre oder Jahrzehnte und hat wenig Personalfluktuation, kann dies zeigen, dass die Beschäftigten gerne dort arbeiten, die Arbeitsbelastung und das Betriebsklima in Ordnung sind. Das interessiert dann nicht nur die Bewohner und deren Angehörige, sondern auch ehrenamtlich Tätige, Kooperationspartner und potentielle Kollegen.

Die Grundinformationen über eine Einrichtung benötigen dabei zum einen nicht nur die Menschen, die selbst entscheiden, wie und wo sie ihr weiteres Leben verbringen möchte. Zum anderen brauchen die häufig auch deren Familienangehörige; die Kinder oder Enkel, die schon mal die Vorauswahl treffen. Für sie ist die Entscheidung zugunsten der einen oder anderen Einrichtung manchmal noch schwieriger und belasteter, da sie sich nur schwer in die Bedürfnisse ihrer Eltern oder Großeltern einfühlen können und zusätzlich eigene Ambivalenzen aushalten müssen: Geht es mir ums Abschieben und müsste ich mehr tun, vielleicht selber pflegen oder wäre das genau falsch? Was ist, wenn es ihr dort nicht gefällt und es ihm dort schlechter geht, er keine Kontakte findet oder sie schlecht behandelt wird? Auch die finanziellen Möglichkeiten und Grenzen sind zu bedenken. In Einrichtungen, in denen die Situation der Angehörigen berücksichtigt wird, werden auch die Angehörige eindeutig informiert, was von ihnen erwartet wird und um was sie sich nicht zu kümmern brauchen.

Wichtiger als ein schöner Schein ist auch dabei ein verlässliches, aussagekräftiges und stimmiges Bild; die Unternehmensidentität und eine kontinuierliche Öffentlichkeitsarbeit, die alle Dialoggruppen berücksichtigt. Ein schönes Gebäude oder blumig formulierte Broschüren täuschen auf Dauer nicht über Personalknappheit hinweg, die der Gewinnmaximierung dient. Werden christliche Werte propagiert, müssen diese auch für den Umgang mit den Mitarbeitern und ihre Arbeitsbedingungen gelten. Stimmen Worte und Taten nicht überein, spricht sich dies unter Besuchern, potentiellen Bewohnern und Angehörigen schnell herum und die Chance, die besonders effiziente Mund-zu-Mund-Propaganda nutzen zu können, ist vertan.

Ein wesentlicher Faktor ist auch für die Wirtschaftlichkeit einer Einrichtung, dass ihr vertraut wird. Nur dann ziehen Menschen einigermaßen zuversichtlich und dauerhaft in eine Einrichtung, in der für sie gesorgt wird, sie aber auch kontrolliert werden, wenn sie mental oder körperlich eingeschränkt sind. Die Sorge vor Vertrauensmissbrauch wächst dabei noch, wenn es keine fürsorglichen Angehörigen gibt, diese nicht vor Ort sind oder diese die Behandlung fachlich nicht einschätzen können. Daran ändert sich für die Bewohner zunächst nur wenig, wenn ein Qualitätsmanagement eingeführt ist und Einrichtungen durch den medizinischen Dienst der Krankenkassen geprüft werden. Aber wenn die Ergebnisse regelmäßig in- und extern veröffentlicht werden, kann dies Vertrauen langfristig fördern.

Praxistipp Transparenz

Potentielle Nutzer und deren Angehöroge vergleichen zunehmend die vorhandenen Angebote und treffen ihre Wahl nach persönlichem Anspruch, Gesundheitszustand und Einkommen. Auch wegen negativer Berichte über die Zustände in Pflegeeinrichtungen und der Suche nach bezahlbarer häuslicher Pflege im Ausland, muss über Angebote aktiv und transparent informiert werden.

Dass Pflegeeinrichtung das Zuhause der Bewohner sind, sollte sich in der verbalen und nonverbalen Kommunikation spiegeln. Das beginnt bei Begrüßungsritualen für neue Bewohner und der Innengestaltung der Einrichtung und reicht von der Kleidung der Mitarbeiter bis zu deren Kommunikation untereinander. Diese Aspekte gehören ebenso zur Philosophie des Hauses wie der Briefbogen im Corporate Design und Veranstaltung für die Bewohner. Aber manche Einrichtungen sind eher funktional als gemütlich gestaltet, erinnern eher an Jugendherbergen früherer Jahrzehnte als an ein Zuhause. Die Mitarbeiter sind gekleidet, als würden sie in einer Klinik arbeiten – in weißen, leicht zu reinigenden Stoffen, hygienisch einwandfrei, aber eben nicht freundlich. Die Begrüßung neuer Bewohner besteht dann eher aus dem Abfragen eines Aufnahmebogens und der Überreichung einer umfangreichen Mappe – in der alles stehen soll, was man über die Abläufe und Angebote dort wissen muss – als einem Gespräch um einander kennen zu lernen. Das signalisiert dann ein Selbstverständnis der Pflegeeinrichtung, das „man in der Branche die drei ‚s' nennt: satt, sauber, sediert."[156]

Beispiel Farb- und Bekleidungskonzept

Wärme und Geborgenheit können durch Farbkonzepte vermittelt werden, nach denen Accessoires, Wände und Böden in Orange gehalten sind und einen lebhaften Kontrast zu weißen Flächen, hellem Holz und Grünpflanzen bilden. Auf den Fluren können gerahmte Schwarz-Weiß-Poster von Filmstars der 50er Jahre hängen, an die sich viele Bewohner gerne erinnern. Orange und Weiß können auch die Polo-Shirts der Pflegenden sein, wodurch sie schon von weitem leicht erkennbar sind und doch nicht an Krankenhäuser erinnern. Eine andere Einrichtung achtet auf Exklusivität bei der Wahl der Möbel und Dekoration – in der Bibliothek mit großen Sesseln ebenso wie im Kaminzimmer, dem Wellness-Bereich und dem öffentlichen Café im Haus. Die Beschäftigten tragen Anzüge oder Kostüme. Die Kommunikationsmittel sind edel gestaltet: Hochwertige Papiere für Broschüren und ein professioneller Imagefilm auf der Internetseite.

Auch wenn einzelne Dialoggruppen die spezielle Art der Präsentation nicht mögen, überzeugt auf Dauer oft der Gesamteindruck und die zugrunde liegende Philosophie. Ob der Eindruck exklusiv, modern oder fröhlich ist, ist dabei weniger bedeutend als dessen Authentizität und die durchgängige Nutzung für alle Bereiche, ob Speisesaal oder Imagebroschüre.

Widersprüche werden schnell deutlich, wenn eine Einrichtung von sich behauptet, fürsorglich zu sein, aber die Texte in der Broschüre des Hauses bürokratisch formuliert sind und deren Fotos reserviert wirken. Vermitteln beide Wärme, stimmen also formulierte Information und ausgedrückte Aussage überein, ist das Gesamtbild harmonisch und glaubwürdig. Zueinander passen sollten dabei alle Kommunikationsmittel – auch, wenn es eine Weile dauern kann, bis alle überarbeitet sind.

Um die Bedürfnisse der Dialoggruppen möglichst genau zu kennen, können auch Pflegeeinrichtungen kleine Umfragen machen und so erfahren, welches Image sie haben. Anhaltspunkte können selbst erstellte Fragebögen bieten (siehe Seite 41-42, 153-154). Bewohner, Angehörige und Besucher des Hauses werden diesen bereitwillig ausfüllen, wenn klar ist, dass ihre Einschätzung ernst genommen wird. Bei anderen Gruppen – wie Behörden, Institutionen und Journalisten – kann es günstiger sein, bei einem ohnehin stattfindenden Gespräch nachzufragen, ob alle notwendigen Informationen angekommen sind, ihren Zweck erfüllen oder Änderungen gewünscht werden. Sind die Fragen offen und freundlich und wird Kritik angenommen, kann gerade dies die Basis für eine gute Zusammenarbeit sein. Denn häufig ist das Gegenüber schon positiv überrascht, wenn es gefragt wird – und das umso nachhaltiger, wenn Verbesserungsvorschläge auch umgesetzt werden.

Checkliste Selbstverständnis

- ▶ Was sind die Ziele der Einrichtung?
- ▶ Wie sollen die Ziele erreicht werden?
- ▶ Wer sind die Dialoggruppen?
- ▶ Wie wird der Kontakt zu ihnen gepflegt?
- ▶ Welches Bild von der Einrichtung vermitteln welche Instrumente?
- ▶ Welche Menschen und welche Themen stehen im Mittelpunkt der Informationen?
- ▶ Passen die Ziele und Kommunikationsmitteln zueinander?

4.2 Angehörige einbinden, PR-Instrumente nutzen

Nur aktive PR-Arbeit ist langfristig erfolgreich. Das bedeutet, nicht nur auf Vorschläge und Angebote zu warten, sondern selbst Kommunikationsmittel einzusetzen. Auch von der Kreativität der Mitarbeiter und der Bewohner hängt es ab, welche Möglichkeiten jenseits von Visitenkarten, Briefpapier und Broschüren genutzt werden. Die PR-Abteilung muss in die Strukturen des Hauses eingebunden sein und von der Einrichtungsleitung und dem Träger unterstützt werden, um die Möglichkeiten bündeln und professionell umsetzen zu können (siehe Seite 131-136). Mut und Selbstbewusstsein erfordern vor allem für Pflegeeinrichtungen eher ungewohnte Instrumente und Aktionen. Die führen allerdings – wenn sie dem Selbstverständnis der Einrichtung entsprechen – zu großer und meist positiver Aufmerksamkeit bei den Dialoggruppen und Medien.

Besonders beachtet werden muss bei den PR-Instrumenten für Pflegeeinrichtungen, dass diese sich nicht nur an die externen Dialoggruppen wenden sowie intern an die Beschäftigten, sondern auch an die Bewohner und deren Angehörigen. Denn auch wenn einzelne Themen, wie die Personalpolitik das Personal betreffen, hat die Neubesetzung etwa der Pflegedienstleitung auch Auswirkung für Bewohner und Angehörige. Dass sie einen neuen Ansprechpartner haben werden, wollen sie weder aus der Zeitung noch zufällig per Gerücht erfahren.

Die Bewohner sind ständig im Haus und erleben dies bestenfalls als ihr Zuhause. Um sie zu informieren, kann die persönliche mit der schriftlichen Information kombiniert werden: Bewohner können beispielsweise je nach Lust und Können Neuankömmlingen als Berater zur Verfügung stehen und die Einrichtungsleitung kann monatlich auf der Bewohnerversammlung über Neues informieren und Fragen beantworten. Damit die Bedürfnisse der Bewohner berücksichtigt werden, müssen sie dort Fragen stellen und diskutieren können. Werden ausschließlich Vorträge gehalten oder Diskussionen nur pro forma zugelassen, fördert dies Unmut. Günstiger ist es, die Versammlung auch zu nutzen, um nach Verbesserungsmöglichkeiten von Kommunikationsmitteln zu fragen. Dazu auch die Angehörigen einzuladen, kann vor allem für Einrichtungen mit an Demenz erkrankten Bewohnern sinnvoll sein.

Die Angehörigen sind als Dialoggruppe schon deshalb wichtig, weil die Einrichtung und ihre Mitarbeiter für sie wichtige Partner bei der Versorgung der Familienmitglieder sind. Im Idealfall nehmen sie regen Anteil an dem

Leben und den Aktivitäten. Aber auch wenn sie für die Unterbringung zahlen, in die Versorgung eingebunden oder am Leben ihrer Eltern interessiert sind, möchten sie informiert sein. Eine kostengünstige Möglichkeit kann ein Newsletter sein, der monatlich oder quartalsweise per Post oder digital zugesendet wird. Ist der Verteiler dafür aufgebaut, kann er auch in Krisensituationen genutzt werden.

Ebenso wie alle neuen Bewohner ausdrücklich begrüßt werden und es ein Informationsgespräch mit ihnen geben sollte, sollten Leitung und Mitarbeiter sich den Angehörigen vorstellen. Ist dies nicht bereits vor dem Einzug geschehen, sollte ihnen spätestens nach dem Einzug die Einrichtung gezeigt und auf Angebote hingewiesen werden. Manche Einrichtungen veranstalten regelmäßig Gesprächskreise oder Seminare für Angehörige, um den Dialog zu fördern.

Beispiel Angehörigenseminar

Möchten Angehörige pflegerische Arbeiten übernehmen, kann dies zu Konflikten mit dem Pflegepersonal führen, das sich bevormundet oder kontrolliert fühlt, wenn Angehörige ihre Arbeit kritisieren ohne Fachkenntnisse zu haben. Eine Annäherung kann dann von der Einrichtungsleitung durch Gespräche unterstützt werden sowie durch Seminare für Angehörige, die Sicherheit im Umgang mit Krankheiten und Einschränkungen der Bewohner vermitteln.

Umgekehrt fordern Einrichtungen mitunter neben regelmäßigen Zahlungen und Besuchen auch weitere Unterstützung von Angehörigen ohne den familiären Hintergrund, zeitliche, finanzielle und berufliche Möglichkeiten zu berücksichtigen. Wird deren Unterstützung angestrebt, gilt es, das Engagement zunächst zu ermöglichen und zu fördern, umfassend zu informieren und Bitten zu formulieren. In jedem Fall sollten die Motive der Angehörigen berücksichtigt werden: Steht hinter ihrer häufigen An- oder Abwesenheit ein schlechtes Gewissen, weil sie Familienmitglieder aus beruflichen, psychischen oder familiären Gründen nicht selbst versorgen? Oder wollen sie denen nahe sein und dadurch etwas geben, beispielsweise weil Gespräche nicht mehr möglich sind?

Sind partnerschaftliche Kontakte zu den Angehörigen aufgebaut, erweitern diese manchmal ihr Engagement und unterstützen ehrenamtlich einzelne Angebote. Aber auch, wenn sie dies nicht tun, sind sie wichtige Multiplikatoren der Einrichtung: Sie erzählen in der Familie, gegenüber Freunden und Bekannten von ihren Eindrücken und „werben" im Idelfall für die Einrichtung, weil sie ihre Angehörigen dort gut versorgt wissen, sich informiert und einbezogen fühlen. Ebenso können sie zu Kontrahenten werden, wenn ihre Sorgen oder Ansprüche nicht ernst genommen werden, ihre Situation nicht berücksichtigt oder versucht wird, sie auszuschließen.

Ebenso wichtig ist es, die Motive ehrenamtlicher Mitarbeiter zu kennen: Längst hat sich zum sozialen Pflichtgefühl und religiöser Nächstenliebe der Wunsch nach sinnvoller Tätigkeit gesellt oder dieses ersetzt. Man will etwas lernen, sucht Kontakte, Spaß oder persönliche Weiterentwicklung. „Leider stellen sich viele Einrichtungen auf diese Bedürfnisse nicht ein, sodass das Potential an ehrenamtlichen MitarbeiterInnen in den meisten Einrichtungen eher gering bleibt."[157] Dann bleiben diejenigen ebenso außen vor, die eine ihrem früheren Beruf verwandte Tätigkeit ausüben wollen, wie auch diejenigen, die für sich neues entdecken wollen.

Die Motive und Möglichkeiten potentieller Ehrenamtlicher könnten Leitungen in Gesprächen herausfinden und darauf abgestimmte Angebote machen – sei es die Begleitung zu Veranstaltungen oder auf Reisen, Hilfe beim Briefe beantworten, die Organisation eines Sommerfestes oder das Leiten eines Chores. Ist geklärt, welche Art ehrenamtlicher Arbeit die Einrichtung gerne nutzen würde, kann auch in einer Presseerklärung darüber informiert werden: Gezielt um zeitlich befristetes ehrenamtliches Engagement warb eine Einrichtung unter dem Motto „Weihnachtsengel gesucht" und entlohnte dieses mit dem guten Gefühl „ein Engel auf Erden" gewesen zu sein und davon erzählen zu können. Journalisten nutzten das Angebot, die Engel zu begleiten und über sie und die Einrichtung zu berichten.

Beschwerden

Beschwerden geben oft Anhaltspunkte für Verbesserungen und sollten deshalb nicht nur als notwendiger Teil des Qualitätsmanagements betrachtet werden. Manche Unternehmen meinen sogar, „jede Beschwerde ist kostenlose Marktforschung für ein Unternehmen, für die man sich bedanken sollte". Häufig werden sie jedoch noch nicht als das angesehen was sie letztlich sind: eine Rückmeldung auf die Leistungen und Angebote der Einrichtung. Diese sollten Bewohner, ihre Angehörigen und Betreuer geben dürfen. In manchen Einrichtungen wurde mit dem Qualitätsmanagement vielleicht schon eine Beschwerdestelle eingerichtet, in anderen Sprechzeiten dafür bei der Einrichtungs- oder Bereichsleitung angeboten, Beschwerdeformulare und -briefkästen eingerichtet (siehe Seite 42-44).

Ein einfühlsamer Umgang mit Beschwerden trägt viel dazu bei, Konflikte zu lösen und Eskalationen zu vermeiden. Manchmal reicht es schon, freundlich über die Hintergründe interner Abläufe zu informieren, die dem Gegenüber nicht bekannt waren. Deshalb sollten nicht diejenigen für Beschwerden zuständig sein, die sich schnell angegriffen fühlen oder eher verschlossen reagieren. Merken Beschwerdeführer, dass sie ernst genommen werden, offen auf ihr Anliegen eingegangen wird und ihre Beschwerde Anlass für Veränderungen sein kann, trägt dies dazu bei, das sie sich wohl und akzeptiert fühlen.

Dazu muss das Beschwerdemanagement allerdings gut organisiert sein: Der Ablauf muss klar geregelt, die Mitarbeiter in die Bearbeitung der Beschwerden einbezogen und ebenso über den Ablauf und Umgang damit informiert sein, wie die Bewohner und ihre Angehörigen. Die Rückmeldung erhalten diejenigen, die sich beschwert haben. Geschah dies anonym kann auf der Bewohnerversammlung informiert werden. Auf Beschwerden nicht zu reagieren – oder Kunden gar die alleinige Schuld zu geben – schadet der Atmosphäre im Haus. Werden Beschwerdeführer dauerhaft ignoriert, werden sie Unterstützer suchen und finden, intern ebenso wie extern bei Journalisten.

Auch deshalb sollten Einrichtungsleitungen gesprächsbereit sein. Dazu gehört, auf Beschwerdestellen hinzuweisen und, wenn es diese nicht gibt, ausdrücklich und wiederholt zu informieren, dass man sich mit Beschwerden jederzeit vertraulich an die Leitung und den Heimbeirat wenden kann. Wird die zugesagte Vertraulichkeit offensichtlich eingehalten, werden diese Möglichkeit auch diejenigen eher nutzen, die sonst indirekte Wege vorziehen, ihre Unzufriedenheit zu äußern – beispielsweise aus Sorge vor Sanktionen.

Feste und Veranstaltungen

Anlässe für Feste und Feiern kann es je nach Region, konfessioneller Ausrichtung und Bedarf viele während eines Jahres geben. Sie bringen Abwechslung, sind Anlässe für Gespräche der Bewohner und bieten die Möglichkeit, zu Menschen außerhalb der Einrichtung Kontakt aufzunehmen. Einige Feste gehören fest zum Leben vieler Bewohner. Zu solchen traditionellen Feiern, die von Einrichtungen fortgeführt werden können, gehören regionale Festen, wie Oktoberfest und Karneval, sowie vor allem Ostern, Sommerfest, Erntedank, Weihnachten und Silvester.

Weitere Feiern für Bewohner, Angehörige und Beschäftigte können regelmäßig stattfinden – wie Betriebsausflüge, Nachbarschaftsfeste, Geburtstagsfeiern für alle Bewohner und Gedenkfeiern für Verstorbene. Auch können neue Mitarbeiter begrüßt und die Gründung der Einrichtung oder der Namenstag dessen Namensgebers gefeiert werden. Gerade wenn die Veranstaltung etwas Besonderes ist – wie die Grundsteinlegung oder Einweihung eines neuen Gebäudes – sollten alle Bewohner ausdrücklich eingeladen werden. Denn wenn die nicht teilnehmen, sind auch Sponsoren, Behördenvertreter, Politiker und Journalisten irritiert. Je größer das Fest ist, umso eher sollte statt per Aushang im Haus mit einer Einladungskarte persönlich eingeladen werden, um das Besondere herauszustellen.

Um den Bewohnern Freizeitgestaltung, die Teilnahme am kulturellen Leben sowie den Kontakt ins Umfeld zu ermöglichen, sind zahlreiche weitere Veranstaltungen möglich (siehe Seite 57-64). Diese sollten sich nach den Wünschen und Bedürfnissen der Bewohner richten: Bevorzugen die einen klassische Konzerte und Lesungen im Haus, möchten andere vielleicht eher durch die Nachbarstadt bummeln oder einen Zoo besuchen.

Geistig mobile Bewohner können in die Angebotsgestaltung einbezogen werden oder diese weitgehend selbst übernehmen. Vielleicht möchten sie für einen gemeinsamen Urlaub mal mit den Bewohnern einer Einrichtung am Meer oder in den Bergen tauschen oder Stadtteilfeste besuchen. Vielleicht möchten sie an religiösen Veranstaltungen teilnehmen, an Museumsführungen für Senioren, zu einem Konzert in die Einrichtung einladen oder durch Aktionen auf die Einrichtung aufmerksam machen – wie ein Fußballspiel gegen die Bewohner einer anderen Einrichtung in dem Stadion, in dem sonst die Profis spielen.

Beispiel Luftballons am Besuchertag

Um Besuchern einen Eindruck von einer Einrichtung zu geben, sind „Tage der offenen Tür" beliebt und verbreitet. Werden diese schlecht besucht, sollten schon deshalb Alternativen erwogen werden, weil manche Bewohner den Eindruck haben, „begafft" statt besucht zu werden, wenn sie fremden Menschen ihre Wohnung zeigen oder erklären sollen, wie Sie leben. Schon deshalb sollten alle Bewohner einzeln signalisieren können, ob sie Besuch möchten – beispielsweise durch einen Luftballon an der Tür ihres Appartementes.

Erfolgreich können regelmäßige Besuchertage sein, bei denen Interessierte in kleinen Gruppen durchs Haus geführt werden und auch persönliche Fragen stellen können. Vielleicht kann eine gerade unbewohnte Wohnung gezeigt werden – was die Privatsphäre der Bewohner schützen würde.

Für Kontakte nicht nur unter den Bewohnerinnen und Bewohnern sondern auch zur Nachbarschaft können interne Gruppenangebote genutzt werden, wie die Sitzgymnastik, Computereinführungskurs und Spieleabende.

Stehen diese auch anderen Senioren oder Jugendlichen offen, ist eine ungezwungene Gelegenheit geschaffen, Kontakt aufzunehmen und die Einrichtung bekannt zu machen. Die Bewohner können über offene Gruppenangebote durch Aushänge in der Einrichtung und Hinweise in der Hauszeitung informiert werden. Um die externen Gäste zu informieren, gilt es, andere Mittel zu nutzen, wie Faltblätter und Plakate, die in Stadtteilzentren, Kirchengemeinden, Behörden, Senioren- und Bürgerbüros auslegen oder hängen sowie Pressemitteilungen (siehe Seite 45, 68-71). Stets erwähnt werden sollte dabei, wer vorab als Ansprechpartner zur Verfügung steht und wie dieser zu erreichen ist.

Grußkarten

Pflegeeinrichtungen können Grußkarten zu verschiedenen Anlässen nutzen: Zum Einzug in die Einrichtung, zu Geburtstagen, Jubiläen und Feiertagen. In allen Fällen sollte darauf geachtet werden, dass die Karte dem Anlass angemessen ist und dem Corporate Design der Einrichtung entspricht – weshalb es sich lohnt, die Karten bei einer Druckerei herstellen oder zumindest mit dem Logo versehen zu lassen. Sind ein, zwei Sätze zum Geburtstag oder Einzug eingedruckt, werden die Karten allerdings nur als höfliches Pflichtritual wahrgenommen. Für ernst gemeinte Grußkarten hat sich die Leitung – und vielleicht eine wichtige Kontaktperson der Bewohnerin – persönliche Zeilen überlegt und diese per Hand geschrieben. Solche Karten werden geschätzt, mitunter lange aufbewahrt, sogar eine Weile gut sichtbar aufgestellt oder Besuchern gezeigt. Sie wirken also langfristig, können allerdings den persönlichen Glückwunsch und die Begrüßung zum Einzug nicht ersetzen. In den persönlichen Zeilen können gemeinsame Erlebnisse oder bewältigte Situationen geschildert, Hinweise auf das Engagement, persönliche Verdienste oder Eigenschaften des Bewohners gegeben, gutes für die Zukunft gewünscht und ein zum Anlass passendes Zitat aus der Literatur aufgenommen werden. Gibt es zusätzlich ein Geschenk, kann dies im Glückwunsch erwähnt werden, damit die Beschenkten auch ein paar Tage nach dem Anlass noch rekonstruieren können, von wem sie es erhielten.

Hauszeitung

In vielen Pflegeeinrichtungen ist eine Hauszeitung als Kommunikationsinstrument etabliert und erfüllt damit viele Funktionen gleichzeitig: Die Information, Motivation und Unterhaltung der Bewohner, Mitarbeiter und Externen. Zu den Nutzern der Zeitung gehören oft auch Angehörige, Kooperations- und Geschäftspartner sowie diejenigen, die nach einer Einrichtung suchen und zum ersten Mal Kontakt aufnehmen. Eine Hauszeitung, die all diese Dialoggruppen berücksichtigt, kann das „umfangreichstes Kommunikationsforum"[158] einer Einrichtung sein. Um glaubwürdig zu sein, müssen die Texte allerdings den Standards von Zeitungen oder Zeitschriften entsprechen und dürfen nicht aus belanglosen PR- oder Werbetexten bestehen. Öffentlichkeitswirksam sind nur Hauszeitungen einsetzbar, die regelmäßig erscheinen und interessant sind. Dann allerdings können sie zu einem viel gelesenen Medium werden, das zuverlässig und glaubwürdig einen Eindruck der Einrichtung vermittelt.

Beim Erstellen eines Zeitungskonzepts bieten regionale Zeitungen anderer Einrichtungen Anregungen (siehe Seite 50-52). Viele vermitteln einen lebendigen Eindruck von den Aktivitäten in der Einrichtung und zeigen gleichzeitig deren Lebens- und Arbeitsalltag. Um keinen wichtigen Bereich zu vergessen, sind Rubriken hilfreich:

- ▶ Reportagen, Berichte, Nachrichten, Portraits und Interviews von und über Bewohner und Mitarbeiter – wie das Portrait eines Bewohners, die Reportage über den Tag des Kochs, das Interview mit dem Autor der eine Lesung hielt oder Berichte von Aktionen und Ausflügen
- ▶ die Begrüßung neuer Bewohner
- ▶ die Ehrung Verstorbener
- ▶ Vorstellung neuer Mitarbeiter und von Arbeitsbereichen
- ▶ Fortbildungen für Mitarbeiter und Informationen zu Ausbildungen
- ▶ aktuelle Informationen der Einrichtungsleitung und des Heimbeirats
- ▶ Informationen über Kooperationspartner und Sponsoren sowie Dienstleister der Umgebung, wie Arzpraxen und Hörgeräteakustiker
- ▶ Veranstaltungskalender mit Informationen zu Festen, Kursen und Gottesdiensten
- ▶ Serviceinformationen, wie Öffnungszeiten der Cafeteria, des Friseurs und der Fußpflege und die Abfahrtzeiten öffentlicher Verkehrsmittel
- ▶ unterhaltsame Elemente, wie Kreuzworträtsel, Anekdoten und Witze
- ▶ Gedichte, Gebete und religiöse Geschichten
- ▶ Kleinanzeigen, wie Flohmarkt, Tauschbörse und Gesuche
- ▶ Leserbriefe

Weil die Hauszeitungen authentisch sind, in deren Mittelpunkt die Bedürfnisse der Leser stehen, sollten Texte eher von Bewohnern geschrieben und geplant werden als von den Mitarbeitern einer Agentur. Sie können meist besser einschätzen, was andere Bewohner und Angehörige interessiert. Konzipieren, fotografieren und schreiben Bewohner oder Angehörige für die Zeitung, erhalten sie gleichzeitig Einblick in andere Arbeits- und Lebensbereiche.

Wird eine Redaktion neu gegründet, sollte nicht nur über die Ausrichtung, die Rubriken und das Layout der Zeitung nachgedacht werden, sondern auch über deren inhaltliche Unabhängigkeit. Denn die Zeitung ist umso glaubhafter je wirklichkeitsgetreuer darin berichtet wird, wenn darin auch kritisiert und kommentiert werden darf, in Leserbriefen ebenso wie in Berichten. Ist die redaktionelle Unabhängigkeit vereinbart, müssen allerdings auch Einrichtungsleitung und Träger dafür eintreten, damit dies nicht zu Lasten derjenigen geht, die Kritisches veröffentlichen.

In der Redaktion sollten möglichst Mitglieder aller Berufs- und Lesergruppen vertreten sein. Das reduziert die Gefahr, dass Themen einseitig ausgewählt werden. Zudem ist es meist interessanter, wenn ein Bewohner über die Pflege, ein Zivildienstleistender über die Erinnerungen einer Bewohnerin oder die Altenpflegeschülerin über die Personalabteilung berichtet, als die Verwaltung aus der Verwaltung oder Mitarbeiter in der Pflege über die Pflege. So lassen sich neue Aspekte entdecken und wichtige Informationen vermitteln, die anderenfalls durch die unweigerlich vorhandene Betriebsblindheit ausgeblendet bleiben würden.

Weil die Hauszeitung auch für die Außendarstellung der Einrichtung eingesetzt wird, sollte auf eine komplette Finanzierung durch Anzeigen verzichtet werden. Dies wirkt zumindest dann unseriös, wenn die Inhalte am Ende zwischen die Anzeigen eingestreut wirken. Günstiger sind meist Anzeigen einzelner Partner oder die Übernahme der Druckkosten für eine Ausgabe gegen Bezahlung einer Anzeigenseite. Stammen diese von Bestattungsunternehmen, kommt allerdings schnell der Verdacht auf, dass es der Einrichtung an Einfühlungsvermögen mangelt und sie auch fremden Interessen dient.

Die Auflage der Hauszeitung sollte an der Zahl der Bewohner und Mitarbeiter orientiert sein, die je ein Exemplar kostenlos erhalten sollten. Hinzu kommen die Angehörigen, Geschäfts- und Kooperationspartner. Zusätzliche kann die Zeitung auf der Internetseite der Einrichtung als pdf-Datei eingestellt werden. Dann können Interessierte sich jederzeit auch in früheren Ausgaben über die Einrichtung informieren.

4.3 Anlässe für Redaktionen schaffen

In vielen Pflegeeinrichtungen gehört es zu den schwierigeren PR-Aufgaben, Anlässe für Pressearbeit zu finden und diese so aufzubereiten, dass berichtet wird. „In vielen Einrichtungen gibt es nur vage Vorstellungen von Öffentlichkeitsarbeit. Hundertjährige, Tage der offenen Tür oder Sommerfeste sind die üblichen Anlässe für eine Presseinformation"[159]. Frustriert berichten Öffentlichkeitsarbeiter über eine Kurzmeldung zum Tag der offenen Tür und keine Berichte über die Folgen einer politischer Entscheidung für die Einrichtung. Während es unter Pressesprechern schon mal heißt „Kinder und Tiere gehen immer gut", gilt dies für Alte und Behinderte sowie Themen wie Pflegen und Sterben nicht. Alt und pflegebedürftig werden, ist – folgt man einigen Medienberichte – bald das schlimmste, was einem Menschen widerfahren kann: „Katastrophenberichterstattung, so kann man die mediale Berichterstattung über Pflege derzeit nennen", dort „changiert die Altenpflege zwischen Krise, Katastrophe und Kriminalität"[160]. Damit wird alt sein zum kollektiven Alptraum, während die Einrichtungen darin verharren, Organisatorisches mitzuteilen, den Pflegenotstand zu thematisieren, die Folgen der Pflegeversicherung und den Einfluss weiterer Gesetze sowie die schlechten Finanzen.

Über die Menschen und ihr Leben im Haus verraten sie nichts, weder über die Bewohner noch die Pflegenden. Sie erzählen keine schönen, spannenden oder traurigen Geschichten aus deren Leben und lassen diese auch nicht öffentlich davon berichten. Vielleicht gibt es ab und an eine Geschichtswerkstatt, eine Ausstellung mit Fotos aus dem früheren und heutigen Leben der Bewohner und ein Buch mit deren schönsten Erlebnissen nebst Biografie, das Auskunft gibt über das Leben der Menschen. Aber das ist selten. Auch überraschende, eindrucksvolle und rührende Erlebnisse zwischen den Mitarbeitern und Bewohnern wird es geben. Würde auch davon in Zeitungen berichtet, wäre offensichtlich, dass in dieser Einrichtung Bewohner keine „Fälle" sind, sondern selbstständige Menschen, denen mit Respekt begegnet wird. Gleichzeitig würde die Aufmerksamkeit der Journalisten auf die dort wohnenden und arbeitenden Menschen gelenkt statt auf die ökonomischen Probleme der Einrichtung.

Ähnlich veränderbar sind Berichte über das Pflegen. Liegt der Schwerpunkt auf positiven Berichten von Pflegenden und Gepflegten, dann wird seltener über Personalmangel, mangelnde Kontrolle der Pflegenden oder Pflegemängel berichtet, was reinen Skandalberichten die Grundlage entziehen würde. Auch dann wird es negative Schlagzeilen geben, wenn die Würde von Menschen missachtet wird. Deshalb ist es aber nicht gleich erforderlich, dass in der öffentlichen Diskussion die Kosten und einzuhaltenden Pflegestandards als Themen dominieren und es vor allem um Kontrollen, DIN-Normen, Zertifikate und Gesetze geht. Denn auch das reduziert Menschen darauf, als Kostenfaktoren angesehen zu werden.

Durch aktive Pressearbeit sogar positiv besetzt werden könnten sogar eher tabuisierte Themen, wie der Umgang mit dem Tod in Pflegeeinrichtungen: Obwohl alle wissen, dass dort Menschen sterben, weiß kaum jemand, wie Bewohner und Mitarbeiter sich von Verstorbenen verabschieden. Das schürt den Verdacht, dass auch in diesen Einrichtungen Tod und Sterben tabuisiert werden, was manche Bewohnerin besorgt und manchen Angehörigen ratlos macht. Wüssten beide schon vor dem Einzug, wie mit Sterbenden umgegangen wird und was nach deren Tod passiert, könnte das sogar ein Grund sein, sich für die Einrichtung zu entscheiden.

Beispiel Abschiedsritual

In einem Seniorenheim in Nordrhein-Westfalen wurde festgestellt, dass neue Bewohner selbstverständlich durch den Haupteingang einziehen und von Bewohnern und Mitarbeitern begrüßt werden. Starb ein Bewohner, verließ er das Haus durch den Hinterausgang „auf leisen Sohlen und mit dem Bestatter"[161]. Bewohner, Mitarbeiter und Angehörige fanden das unwürdig und entwickelten gemeinsam mit den Ehrenamtlichen, Seelsorgern und dem Bestattungsunternehmen ein neues Konzept: Nun wird bei einer Andacht in der Kapelle, an der alle teilnehmen können, der Verstorbenen bedacht. Von dort wird der Sarg an der Cafeteria vorbei durch den Haupteingang hinaus begleitet.

Einem konfessionellen Träger aus Nordrhein-Westfalen gelang es gar, die Medien dafür zu interessieren, dass „menschenwürdige Pflege ... auch unter den geltenden Bedingungen möglich" ist[162]: Lokalzeitungen, das Wirtschaftsmagazin brand eins und eine Reportage im ZDF infokanal berichteten von einer Wohngemeinschaft, in der 15 zumeist verwirrte Menschen leben und arbeiten.[163] Im Mittelpunkt stand deren Fähigkeiten. Der an Demenz erkrankte gelernte Schreiner schraubt und hämmert an seiner Werkbank, hilft und im Garten und dem Haustechniker bei der Arbeit. Eine Hausfrau und Mutter von zehn Kindern lernt das Kochen und die Küchenarbeit jeden Tag neu und unterstützt die Haushaltshilfe.

Solche Geschichten aus dem Leben von Menschen in Einrichtungen, in denen sie weder herabgewürdigt noch ihr Leben sozialromantisch verklärt wird, sind selten. Aber das heißt nicht, dass deren Realität, unter Berücksichtigung ihrer Wünsche und Bedürfnisse, nicht mit Respekt geschildert werden kann. Die regionalen Zeitungen benötigen dafür allerdings konkrete Anregungen der Einrichtungen.

Gute Anlässe für Pressearbeit können Veranstaltungen dann bieten, wenn es sich weder um den jährlichen Tag der offenen Tür noch das Sommerfest oder das Adventskaffeetrinken handelt, die es Jahr für Jahr in zahlreichen Einrichtungen gibt. Abwechslungsreicher, und für Medien und Besucher interessanter, sind kulturelle Veranstaltungen: Ein Schulorchester spielt im Seniorenstift, ein Autor liest in einer Pflegeeinrichtung, eine Künstlerin stellt Plastiken aus oder eine Theatergruppe führt im Pflegeheim ein Stück auf.

Die Veranstaltungen sind auch den Bewohnern zugänglich, denen körperliche Einschränkungen Besuche außer Haus unmöglich machen. Zusätzlich können Nachbarn, Gäste, Kooperationspartner und Journalisten eingeladen und so der Austausch gefördert werden. Das zeigt gleichzeitig, dass die Einrichtung nichts zu verbergen hat und wirkt dem Verdacht entgegen, dass in nahezu jeder Pflegeeinrichtung den Bewohnern unglaubliches angetan wird.

Ähnlich gut geeignet sind Ausstellungen, die sich Besucher täglich ansehen können ohne sich zuvor anmelden zu müssen und öffentlich zugängliche Cafés, die nicht nur für die Bewohner und deren Angehörige offen stehen. Wenn dann noch Journalisten eingeladen werden, an Bewohnerversammlungen teilzunehmen, die Hauszeitung erhalten sowie Pressekonferenzen zusammen mit der Heimleitung, der Beschäftigten- und der Bewohnervertretung durchgeführt werden, sind auch Anlässe für Zeitungsberichte geschaffen.

Beispiel

Intensiv berichten Reaktionen über die „Traumbox" des Bremer Martinsclub[164], einer ambulanten und integrativen Einrichtung für behinderte Menschen. Er versteigert „traumhafte Gelegenheiten", die mit Geld nicht zu bezahlen sind: eine Statistenrolle als Leiche im „Tatort", die Schuhe eines Fußballprofis, ein Gang mit dem Kinostar über den roten Teppich zur Filmpremiere, eine Trainingsstunde bei Profiboxern und ein Foto-Shooting. Die „Traumbox" wird von zahlreichen Prominenten und Nicht-Prominenten unterstützt. Versteigert werden die Gelegenheiten im Internet, das Geld für Reisen, Sport- und Bildungsangebote für Behinderte verwendet. Die regionalen Tageszeitungen und der Hörfunk berichten über die Auktionen und begleiten Gewinner manchmal zu ihrer ersteigerten Gelegenheit.

Ungewöhnliche Aktionen können also durch mehr Medienberichte zu größerer Aufmerksamkeit führen. Aber manchmal reicht es auch aus, wenn Bewohner beim Straßenfest selbstgebackenen Kuchen anbieten, Tiere im Tierheim betreuen oder diese ins Haus holen. Ein anderes Mal kann es dann immer noch eine Podiumsdiskussion zu einem Thema sein, dass die Bewohner unmittelbar betrifft, wie das kürzlich erlassene Antidiskriminierungsgesetz, zu der dann ebenfalls die Journalisten eingeladen werden können.

Checkliste Anlässe für Pressearbeit

▶ Geschichten aus dem früheren Alltag oder Leben der Bewohner

▶ Erlebnisse aus dem Alltag der Einrichtung, ob humorvoll, ergreifend, kritisch oder beeindruckend

▶ Jubiläen: 50 Jahre Seniorenstift, der 100ste Mitarbeiter nimmt die Arbeit auf, alle Bewohner zusammen haben 2.000 Jahre Lebenserfahrung

▶ neue Angebote und konzeptionelle Änderungen: Apartments für an Demenz Erkrankte werden bezogen, eine Bibliothek wird aufgebaut und der Lesebereich öffentlich zugänglich, die Küche wird dezentralisiert und jedes Stockwerk des Hauses macht seinen Speiseplan selbst

▶ Änderungen und Diskussionen zum Umgang mit eher tabuisierten Themen wie Tod, Sterben, Sexualität bei Behinderung, Pflegebedürftigkeit oder Demenz

▶ öffentliche Kultur- oder Informationsveranstaltungen, beispielsweise mit Vorträgen von Bewohnern über das Leben im Haus

▶ Aktionen, wie die Versteigerung „traumhafter Gelegenheiten"

▶ Eröffnung eines öffentlichen Cafés

▶ gemeinsame Projekte mit Nachbarn, Anwohnern oder einer Schulklasse

---

4.4 Dauerkrisen begegnen

Insbesondere Pflegeeinrichtungen sollten sich darauf einstellen, Krisen bewältigen zu müssen, ob selbst verursacht oder durch Medienberichte über andere Einrichtungen. Denn gerade in der Pflege muss das Gleichgewicht zwischen zuviel Kontrolle und Bevormundung und zuwenig Fürsorge und Wachsamkeit gehalten werden. Bei Fehlern von Beschäftigten, leiden – anders als in der Industrie – sofort Menschen darunter. Sind diese hilflos oder verwirrt ist die öffentliche Erregung umso größer.

Gerät eine Einrichtung in eine Krise, führt dies oft zu dem Verdacht, in anderen Einrichtungen geschehe ähnliches. Das kann die Ergebnisse jahrelange PR-Arbeit auch in den Einrichtungen gefährden, die mit der Krise ursprünglich nichts zu tun hatten. Reagieren deren Leiter und Träger dann nicht schnell und professionell, kann auch das Vertrauen ihnen gegenüber in Misstrauen umschlagen. Dies wieder aufzubauen, kann viel Arbeit und Zeit erfordern.

Die internen Ursachen für Krisen in Pflegeeinrichtungen ähneln denen anderer Unternehmen: schweres Fehlverhalten der Beschäftigten, Missmanagement, Fehlentscheidungen und Unfälle. Aber die wenigsten Einrichtungen sind auf Krisen vorbereitet. Weder gibt es Strategien für die interne und externe Kommunikation noch wird professionell informiert. Während Krisen wird deutlich, ob die Leitung die Führung behält und krisengerecht handelt. Tut sie dies nicht, kommt zur ersten Krise noch eine Führungskrise hinzu.

Vor allem der richtige Umgang mit Journalisten ist oft problematisch – vor allem, wenn Journalisten bis dahin nur zum Sommerfest auf dem Gelände und zum Adventskaffee im Haus waren oder das Vorurteil gepflegt wurde, Journalisten seien stets auf Skandale aus. Ein vorsichtiger Umgang mit den Medien ist in einer Krise sicher angebracht, Unterstellungen aber kaum nützlich. Manch schlagzeilenträchtige Skandal hätte vermieden werden können, wenn die Leitung mit professioneller Krisen-PR und den Arbeitsweisen der Medien vertraut gewesen wären (siehe Seite 65-80 sowie 91-98).

Beispiel Vernachlässigung

Die Journalistin einer lokalen Zeitung konfrontiert die Leitung einer Pflegeeinrichtung damit, dass ein Angehöriger sie informiert habe, sein Vater werde seit längerer Zeit vernachlässigt, woran auch seine Intervention bei der Stationsleitung nichts geändert habe. Schon daraus kann eine Krise werden, wenn die Hausleitung reagiert mit:

„Das ist ja mal wieder typisch: Wenn ich Sie einlade zu berichten, haben Sie es nicht nötig auch nur abzusagen. Aber sobald sich irgendjemand meint beschweren zu müssen – ob zu Recht oder Unrecht ist Ihnen ja egal – ist das ein gefundenes Fressen für Sie".

Kommt der Vorwurf für die Leitung überraschend, könnte sie alternativ sagen: „Davon höre ich zum ersten Mal. Ich werde der Sache sofort nachgehen. Kann ich Sie in einer Stunde zurückrufen, um Ihnen zu berichten, was ich herausgefunden habe?"

Ist der Vorwurf bekannt, könnte sie freundlich antworten: „Wenn ich mal vermuten darf, hat sich Herr Meyer an Sie gewendet, dessen Vater seit drei Jahren bei uns ist. Der hat sich in der Tat an die Stationsleitung gewendet und auch an mich. Ich habe geprüft, ob die Pflegerichtlinien eingehalten werden und mit dem Vater gesprochen. Mir scheint ein Streit um Geld zwischen den beiden die Ursache zu sein."

Zum Krisenmanagement gehört, zunächst die Tragweite der Krise zu erfassen und deren Hintergründe zu ermitteln. Dazu können neben den Kollegen und den Betroffenen auch die Vorgesetzten und Kollegen beschuldigter Mitarbeiter befragt werden. Können die Vorwürfe nicht nach kurzer Prüfung als gegenstandslos aufgeklärt werden, kann es hilfreich sein, einen Krisenstab zu bilden (siehe Seite 94-95).

Zu diesem sollte die Einrichtungsleitung, PR-Arbeiter und eine Vertretung der betroffenen Abteilung gehören. Je nach Situation kann es erforderlich und zweckmäßig sein, weitere Personen einzubeziehen, wie Anwälte oder Vertreter des Trägers. Gemeinsam sollten soviel Informationen wie möglich zusammengetragen werden, um sich ein genaues Bild machen können. In einem Krisenprotokoll können die Ergebnisse und Informationen schriftlich festgehalten werden. Gleichzeitig muss der regelmäßige Austausch von Informationen sichergestellt werden, ob durch Besprechungen, Konferenzschaltungen oder Rund-Mails.

Gemeinsam gilt es, eine Strategie für die interne und externe Kommunikation zu entwerfen, um den Informationsfluss zu sichern und eine Sprachregelung zu finden, die alle intern und extern verwenden: Soll von „Problemen in der Pflege" gesprochen werden oder von „Missbrauch von Schutzbefohlenen", von „Nahrungsentzug" oder von „zu geringer Unterstützung beim Anreichen des Essens"? Festgelegt werden dafür nicht nur Formulierungen, sondern auch was gesagt wird, was nicht und wer welche Informationen wann erhält. Diese Entscheidungen müssen regelmäßig geprüft werden, um in der jeweils aktuellen Situation glaubwürdig zu sein: Ist der Auslöser der Krise das Fehlverhalten eines Mitarbeiters, kann sich die Situation schnell ändern, beispielsweise wenn sich herausstellt, dass dieser strukturelle oder persönliche Ursachen im Vorfeld wiederholt thematisiert hatte.

Entschieden werden muss im Krisenstab auch, wer Fragen von Journalisten beantwortet. Je ernster die Situation ist, umso höher muss die Position der Ansprechpartner sein. Im Zweifelsfall sollten inhaltliche Statements nicht an die Pressesprecherin delegiert werden, da dies signalisiert, dass der Einrichtungsleitung oder dem Träger die Angelegenheit nicht wichtig genug ist, um selbst vor die Journalisten zu treten.

Nicht nur Journalisten müssen während einer Krise informiert werden, sondern auch die Bewohner und Mitarbeiter, die Angehörigen und Sponsoren sowie die Kooperationspartner. Im Idealfall werden zuerst die Mitarbeiter und Bewohner informiert, anschließend die Angehörigen und Sponsoren und dann erst die Journalisten. Überschlagen sich die Ereignisse und lässt sich diese Reihenfolge nicht einhalten, sollte dennoch versucht werden, die Gruppen zumindest parallel zu informieren. Denn während Krisen gilt es, alles zu vermeiden, was zusätzliche Konflikte auslösen kann – und dazu gehört an erster Stelle die Missachtung von Informationsbedürfnissen. Dies verärgert, verschlechtert die Stimmung und unterbindet Solidarität.

Vor allem die Mitarbeiter des betroffenen Bereichs müssen noch vor den Journalisten informiert werden, am besten in einem Gespräch. Ist absehbar, dass es sich um eine größere Krise handelt, kann zusätzlich eine Mitarbeiterversammlung einberufen werden, zu der auch die Ehrenamtlichen, Auszubildenden, Praktikanten und Zivildienstleistenden eingeladen werden. Das ermöglicht neben dem Vorbeugen von Gerüchten durch Informationen, die Wertschätzung der Beschäftigten und klare Hinweise, wer sich gegenüber Journalisten äußern darf.

Wie umfassend die Mitarbeiter informiert werden, hängt von der Krise, deren Umfang und dem Informationsstand ab. Wichtig ist, dass nur Fakten weitergegeben werden. Bei folgenschweren Vorfällen, sollte ein Maßnahmenplan nicht nur entwickelt, sondern die Beschäftigten auch über dessen Details informiert werden. Ist das Fehlverhalten eines Mitarbeiters Gegenstand öffentlicher Debatten, muss deutlich gemacht werden, dass die Leitung diesen schützt bis der Vorfall eindeutig geklärt ist. Werden Journalisten nach der Betriebsversammlung informiert, sollten die Mitarbeiter auch dies erfahren – um darauf vorbereitet zu sein, dass sie am nächsten Tag auf Zeitungsberichte angesprochen werden. Mitarbeiter, die nicht teilnehmen konnten, sollten ebenfalls informiert werden, sei es per Rundschreiben oder Intranet.

Für die Information der Bewohner bietet sich die persönliche Kommunikation an, beispielsweise bei einer Bewohnerversammlung. Auch deren Angehörige möchten wissen, was passiert ist und geschehen soll: Negative Berichte lösen Sorgen und Informationsbedarf aus. Für größere Einrichtungen kann es zweckmäßig sein, eine Telefonleitung und -nummer einzurichten, unter der Fragen der Angehörigen beantwortet werden. Kleinere Häuser können auf ihrer Internetseite, per Brief oder E-Mail informieren. Bei einer schweren Krise kann zusätzlich eine Versammlung für Angehörige erforderlich sein, bei der die Heimleitung die Situation schildert und Fragen beantwortet. Das beugt dem Verdacht vor, man wolle Missstände geheim halten.

Mit einem Brief können Kooperationspartner, Sponsoren, Vereinsmitglieder und Förderer informiert werden. Denn es irritiert auch die Öffentlichkeit, wenn enge Partner der Einrichtung nicht Bescheid wissen. Sponsoren und Förderer sind an dessen guten Image interessiert und möchten rechtzeitig wissen, ob ein beschädigtes Image auf sie zurückfallen kann. Deshalb sind auch sie darüber zu informieren, wie die Krise bewältigt werden soll und was die Konsequenzen sind. Wurden Sponsoren oder Geschäftskunden durch die Krise geschädigt, reicht eine ausdrückliche persönliche Entschuldigung nicht aus. Zusätzlich müssen zumindest die Maßnahmen geschildert werden, die ergriffen wurden, um den Schaden zu begrenzen.

Werden intern alle Dialoggruppen zeitig und ausreichend informiert, sind sie meist Fürsprecher der Einrichtung. Können Außenstehende Vorwürfe entkräften und belegen, dass es sich um eine Ausnahme und nicht die Regel handelte, ist dies besonders glaubwürdig. Auch deshalb ist es wichtig, Falschmeldungen richtig zu stellen und Gerüchten zu widersprechen.

Die erste Regel für Journalistenkontakte während Krisen ist: Lügen Sie nicht und versuchen Sie nicht, etwas zu vertuschen. Journalisten bekommen dies fast immer heraus und werden anschließend noch intensiver recherchieren, weil sie weitere Ablenkungsmanöver vermuten (siehe Seite 67). Die zweite Regel lautet: Vermeiden Sie voreilige Schuldzuweisungen oder Bewertungen. Halten Sie sich an Fakten und teilen Sie den Journalisten mit, wenn diese nicht vorliegen.

Je nach Krisensituation müssen vor der Information der Journalisten Behörden oder Institutionen hinzugezogen werden, beispielsweise wenn einer Mitarbeiterin Misshandlung von Bewohnern vorgeworfen wird. Mit den dort Verantwortlichen sollte das Vorgehen vereinbart und Journalisten mitgeteilt werden, wer zur Prüfung hinzugezogen wurde. Das signalisiert, dass der Vorfall ernsthaft untersucht wird.

Die dritte Regel in Krisensituationen ist: Versuchen Sie nicht, Vorwürfe auszusitzen. Deutet sich an, dass interne Vorfälle nach außen dringen könnten, sollte ein angemessenes Krisenmanagement eingeleitet werden.

Beispiel Journalisten fragen

Bei dem Anruf der Journalistin wegen des Vorwurfs der Vernachlässigung, kann zunächst sachlich nachgefragt werden, für welchen Zeitraum der Vorwurf erhoben wurde – statt sich zu einem „Das ist ganz unmöglich!" oder „So etwas kommt bei uns nicht vor!" verleiten zu lassen. Fragen Sie, ob und zu wann eine Veröffentlichung geplant ist. Anschließend können Sie um etwas Zeit bitten, um den Sachverhalt intern zu prüfen, bevor Sie Stellung nehmen. Mit einem Rückruf binnen einer Stunde sind die meisten Journalist einverstanden. Nehmen Sie dann nicht Stellung, müssen Sie damit rechnen, dass am nächsten Tag dennoch ausführlich berichtet wird und dabei auch erwähnt wird, Sie hätten trotz Nachfrage keine Stellung genommen. Denn Journalisten bewerten jedes Hinhalten während vermuteter Krisen als Vertuschungsversuch und recherchieren verstärkt. Sie lassen sich, da sie häufiger mit Krisen und den Reaktionen darauf zu tun haben, nur schwer davon ablenken.

Ist ein Beitrag erschienen, ist es sehr wahrscheinlich, dass weitere Redaktionen anrufen, um mehr zu erfahren. Am besten wird dann schnellstmöglich eine Pressemitteilung formuliert, in der die Fakten erläutert werden. Diese erhalten mindestens alle die Redaktionen, die sich melden. Mit dem schriftlichen Statement sind häufig die wichtigsten Fragen schon geklärt und müssen nicht wiederholt beantwortet werden (siehe Seite 68-71).

Typisch für Krisen ist, dass nicht alle Informationen sofort ermittelt sind und weitergegeben werden können. Das wissen auch Journalisten. Ergeben sich neue Erkenntnisse und Entwicklungen, muss die erste Pressemitteilung um eine zweite ergänzt werden. Erreicht die Krise ein größeres Ausmaß und werden die Fragen der Journalisten drängender, wird eine Pressekonferenz durchgeführt (siehe Seite 77-79).

Anhang

I Glossar

Anzeigen   ▶   siehe auch Imageanzeigen
enthalten im Unterschied zu redaktionellen Beiträgen meist eine Werbebotschaft. Sie erscheinen gegen Bezahlung in Zeitungen und Zeitschriften, im Internet oder den Funkmedien. Mit der Anzeige wird dort der Platz in einer vereinbarten Häufigkeit und Größe oder Länge gebucht.

Bildagenturen
bieten Bilder professioneller Fotografen an, die zur Gestaltung von Kommunikationsmitteln erworben werden können. Sie übernehmen für die Fotografen die Vermarktung der Fotos, achten auf die Einhaltung der Urheber- und Nutzungsrechte und verhandeln die Veröffentlichungshonorare. Auf deren Internetseiten stehen häufig umfangreiche Datenbanken, in denen recherchiert und gegen Bezahlung Fotos heruntergeladen werden können.

Bildsprachen
werden für die Kommunikationsmittel eines Hauses festgelegt: Welchen Stil sollen Bilder haben? Welche Atmosphäre sollen sie vermitteln und wie sollen sie eingesetzt werden – beispielsweise sparsam, durchgehend vierfarbig oder als Schwarz-Weiß Grafiken? Typische Bildsprachen sind: Emotionalität, Abenteuer, Fürsorge, Gemütlichkeit, Modernität.

Briefings   ▶   siehe auch Re-Briefing
bestehen aus einer schriftlichen Beschreibung des Auftrages und deren Besprechung: Auftraggeber informieren präzise über die Aufgaben- und Problemstellung, erläutern die Ziele, nennen Erwartungen, Bedingungen sowie den Budgetrahmen und geben das zur Auftragserfüllung notwendige Hintergrundwissen weiter.

Content-Management-Systeme (CMS)
ermöglichen, Texte und Bilder für einen Internetauftritt mittels bestimmter Software online zu stellen. Mit ihr werden – ohne Programmierkenntnisse – umfangreiche Internet- und Intranetauftritte verwaltet und aktualisiert.

Corporate Behaviour
ist das Verhalten einer Einrichtung oder eines Unternehmens, insbesondere der Umgang und das Verhalten von Mitarbeitern und Management gegenüber den Dialoggruppen. Es hat wesentlichen Einfluss auf die Corporate Identity – und ist am schwersten zu verändern.

Corporate Communication (CC)
umfasst die gesamte Kommunikation einer Organisation oder eines Unternehmens nach innen und außen: Die Dialoggruppen werden über dessen Angebote, Aktivitäten und Ziele mit allen erforderlichen Kommunikationsinstrumenten informiert, ob Anzeigen, Veranstaltungen oder Sponsoring.

Corporate Culture
ist definiert durch die Leitlinien und Normen eines Unternehmens sowie die Unterschiede zu Mitbewerbern. Die Wertvorstellungen zeigen sich sowohl im Verhalten der Beschäftigten als auch im Führungsstil. Die Unternehmenskultur ist das Fundament und die Ausgangsposition für die Corporate Identity.

Corporate Design(CD)
ist der graphisch ausgearbeitete Teil der Corporate Identity. Die Unternehmensidentität ist darin in Zeichen, Symbolen und Farben visualisiert. Zu den wesentlichen Teilen gehören das Logo sowie die Schriften und Farben, die verwendet werden. Der konsequente Einsatz in allen Publikationen sorgt dafür, das Unternehmen bekannt zu machen. Vorrangiges Ziel ist nicht die ästhetische Form, sondern Vertrauen zu wecken, das zum Erfolg beiträgt.

Corporate Identity (CI)
heißt wörtlich übersetzt Unternehmensidentität. Sie setzt sich zusammen aus dem Verhalten, der Kommunikation und dem Erscheinungsbild eines Unternehmens sowie dessen Leistungen und Produkten. Die Arbeit an der Corporate Identity umfasst die Planung und Umsetzung der Selbstdarstellung und des Verhaltens. Corporate Identity basiert auf der Philosophie und den genau formulierten Zielen des Unternehmens und beeinflusst dessen Image, die Geschäftstätigkeit, das Verhalten und die Produkte.

Deadline
ist beim Projektmanagement der Zeitpunkt, bis zu dem Arbeiten abgeschlossen sein müssen. Bei Zeitungs- und Anzeigenredaktionen ist es der absolut letzte Termin, zu dem Anzeigen, Texte und Bilder vorliegen müssen.

Desktop-Publishing (DTP)
ist der Oberbegriff für die Gestaltung und Vorbereitung von Materialien, wie
Flyern und Broschüren, am Bildschirm mittels Verarbeitungs- und Gestal-
tungssoftware für den Druck.

Dialoggruppen
sind soziale Gruppen, mit denen Kontakt aufgenommen wird oder werden
soll. Im Unterschied zu dem im Marketing und der Werbung gebräuchlichen
Begriff der „Zielgruppe" verdeutlicht das Wort „Dialoggruppe" den Ansatz
der PR-Arbeit, mit den Gruppen in einen Austausch treten zu wollen. Deren
Rückmeldungen werden genutzt, die Art der Kommunikation und die Instrumente auf ihre Bedürfnisse und Wünsche auszurichten.

Externe Kommunikation
dient dem Austausch von Informationen zwischen der Organisation und
denjenigen, die nicht in diese eingebunden sind. Ziel ist die klare Außendarstellung des Unternehmens und seiner Angebote. Genutzt werden dafür
unter anderem Gespräche, Publikationen, das Internet und Medienberichte.

Flyer
sind im weiteren Sinne alle Faltblätter und kleinen Broschürenformate. Im
engeren Sinne werden darunter kleine Werbeprospekte und Handzettel verstanden. Kleine, mehrfach gefalzte Broschüren werden Folder genannt. Lepo-
rellos sind Faltblätter mit Zickzack- oder Ziehharmonikafalz.

Full-Service-Agenturen
bieten die Realisierung kompletter Kommunikationsprojekte an – von der
Beratung, Konzeption und Organisation über die Gestaltung und Realisierung bis zur Auslieferung, Erfolgskontrolle und Auswertung.

Give-aways
sind kleine und meist preiswerte Werbegeschenke, die häufig zu konkreten
Anlässen Mitgliedern der Dialoggruppen geschenkt werden, seien es Kugelschreiber oder ein Schlüsselband. Meist sind das Firmenlogo und die
Kontaktdaten in der Hausschrift darauf angebracht, um dadurch die Bekanntheit und den Erinnerungswert zu erhöhen.

Imageanzeigen
enthalten oft längere Texte im Layout der Zeitung oder Zeitschrift. Obwohl
das Wort „Anzeige" klar erkennbar für diesen gekauften Raum dabei stehen

muss, unterscheiden nicht alle Laien zwischen diesen und dem redaktionellen Teil. Unternehmen erwarten davon höhere Lesequoten und dass den Inhalten eher geglaubt wird. Kritiker meinen, eindeutig erkennbare Werbung werde besser erinnert und sei glaubwürdiger.

Interne Kommunikation
umfasst alle Kommunikationsprozesse in Unternehmen und Organisationen, die formelle Kommunikation in vorgegebenen Strukturen ebenso wie der informelle Austausch, der „Flurfunk", dessen Strukturen sich laufend ändern. Das effizientes Mittel der internen Kommunikation ist das persönliche Gespräch. Mit zunehmender Größe des Unternehmens muss dies zunächst durch Briefe, Faxe oder E-Mails ergänzt werden, dann durch Instrumente, die viele gleichzeitig erreichen, wie das Intranet und Mitarbeiterzeitungen.

Intranet
Das Intranet ermöglicht auf elektronischem Weg die interne Kommunikation im Unternehmen. Ähnlich wie im Internet werden Informationen und Bilder hinterlegt, die jedoch ausschließlich den Beschäftigten zugänglich sind.

Layouts
zeigen wie ein Kommunikations- oder Werbemittel aussehen soll. Dabei wird meist mit einem skizzenhaften Entwurf begonnen, der solange bearbeitet und umgesetzt wird bis die Vorlage so ausgearbeitet ist, dass sie als Druckvorstufe an die Druckerei gegeben werden kann.

Manuals
sind Handbücher in denen beispielsweise die Gestaltungskriterien für Kommunikationsmittel auf Basis des Corporate Designs festgehalten werden.

Marken
sind Zeichen, durch die ein Produkt, eine Dienstleistung oder ein Unternehmen eindeutig von anderen unterscheidbar ist. Das kann ein eingetragenes Warenzeichen sein, ein unverwechselbarer Eigenname oder ein Symbol. Um dadurch eine Marke zu etablieren, muss deren Image Vertrauen in die Qualität und Leistungsfähigkeit der Produkte oder Dienstleistungen wecken.

Marketing
ist die Summe aller Maßnahmen um Produkte oder Dienstleistungen abzusetzen. Klassisch werden vier Marketinginstrumente unterschieden: die Produktpolitik, die Preispolitik, die Distribution, also der Art der Verteilung,

und die Kommunikation. Die Auswahl, Organisation und Gestaltung wird mit dem sogenannten Marketing-Mix fortlaufend den Bedürfnissen des Unternehmens, seinen Zielgruppen sowie der aktuellen Situation angepasst.

Mediadaten
enthalten alle erforderlichen Daten für das Schalten von Anzeigen und Werbespots und sind damit die Ausgangsbasis für die Mediaplanung: Preise, Auflagenhöhe, Einschaltquoten und Reichweiten, die Zielgruppe, Größen- und Längenvorgaben für Anzeigen und Spots, Hinweise zum Druckverfahren und auf Rabatte. Die Mediadaten stellt jeder Verlag und Sender kostenlos zur Verfügung, manche auch im Internet als pdf-Datei.

Mediaplanung
Für die Mediaplanung werden die Werbeträger und Medien ausgewählt, mit denen die Marketing-Ziele am besten erreicht werden können. Ziel ist eine maximale Wirkung bei festgelegtem Werbebudget.

Multiplikatoren
sind Menschen, die aufgrund ihrer Positionen in der Öffentlichkeit und ihrer Fähigkeiten Wertvorstellungen, Meinungen, Kenntnisse und Verhaltensmöglichkeiten verbreiten und auf die öffentliche Meinung einwirken.

Pitches
sind Wettbewerbspräsentationen, bei denen Agenturen zum Wettbewerb um einen Auftrag antreten. Dabei erhalten alle dieselbe Aufgabe.

Pressespiegel
auch Presseclippings genannt, bestehen aus den analogen oder digitalen Artikeln und Beiträgen, die über das Unternehmen oder ein Thema in den Massenmedien erschienen sind.

Pressekodex
sind die ethischen Grundregeln die der Deutsche Presserat für die journalistische Arbeit festlegt. Durch deren Verabschiedung durch die Verleger- und Journalistenverbände wurde er zur freiwilligen Selbstverpflichtung. Beim Deutschen Presserat kann sich jeder beschweren, wenn Zeitungen, Zeitschriften oder für diese arbeitende Journalisten gegen den Ehrenkodex verstoßen.

Relaunch
ist die Überarbeitung eines Produktes, einer Marke, eines Erscheinungsbildes, Logos oder des Internetauftritts. Anlässe dafür können Absatzeinbrüche sein oder Änderungen des Geschmacks und der Bedürfnisse der Dialog- oder Zielgruppen.

Re-Briefing   ▶   siehe auch Briefing
ist das Feedback der Agentur zum Auftrag des Unternehmens und zeigt, ob die Aufgabenstellung sowie alle inhaltlichen Gewichtungen verstanden wurden.

Response
bedeutet wörtlich Antwort. In der Öffentlichkeitsarbeit und dem Marketing steht Response für Reaktionen auf Werbemaßnahmen, bei direkter Ansprache und Aktionen des Direktmarketings für daraufhin eingehende Bestellungen, Anmeldungen und andere Formen der Kontaktaufnahme.

SWOT-Analyse
ist eine häufig angewandte strategische Analyse, bei der die Stärken, Schwächen, Chancen und Risiken (Strengths, Weaknesses, Opportunities und Threats) eines Unternehmens, Produkts, einer Marke oder Strategie ermittelt werden. In einer Matrix werden diese vier Dimensionen der internen Fähigkeiten und externen Einflussfaktoren zusammengefasst und daraus eine Strategie für die künftige Entwicklung abgeleitet.

Werbung
ist Verkaufsförderung für Güter, Dienstleistungen oder Ideen. Mit Werbung wird versucht, Kunden für ein Produkt oder eine Dienstleistung zu begeistern, zum Kauf zu motivieren und den Wunsch danach zu wecken. Werbung setzt sich vor allem aus der Botschaft und dem Medium, über das sie vermittelt wird, zusammen und ist ein Teil der übergeordneten Marketingstrategie von Unternehmen.

II Literaturtipps

Interne Kommunikation

Hoffmann, Claus/Lang, Beatrix: Das Intranet. Erfolgreiche Mitarbeiterkommunikation. Konstanz 2006.
Schrittweise wird erläutert, wie ein Intranet aufgebaut und eingeführt werden sollte und welche Hindernisse es dabei gibt. Nach einem Überblick über die Grundlagen werden Instrumente der Mitarbeiterkommunikation im Internet erläutert. Schwerpunkte sind die publizistischen Darstellungsformen, die grafische Gestaltung sowie das Redaktions- und Contentmanagement.

Viedebantt, Klaus: Mitarbeiterzeitschriften. Inhalt, Konzeption, Gestaltung. Frankfurt/Main 2005.
Der Autor erläutert zunächst anschaulich die Ziele der internen Kommunikation sowie die Möglichkeiten, sie zu erreichen.Praxisnah geht er auf erforderliche Arbeitstechniken ein und gibt Hinweise zur Konzeption, zum Layout, der Herstellung und dem Vertrieb von Mitarbeiterzeitschriften.

Journalismus

Mast, Claudia: ABC des Journalismus. Ein Handbuch. Konstanz 2004.
Die umfangreiche Darstellung reicht vom Redaktionsmanagement über die rechtlichen, wirtschaftlichen und fachlichen Grundlagen des Journalismus bis zu den Arbeitstechniken von Marketing und Öffentlichkeitsarbeit.

Schneider, Wolf/Raue, Paul-Josef: Das neue Handbuch des Journalismus. Vollständig überarbeitete und erweiterte Neuausgabe, Hamburg 2003.
Die beiden Journalisten beschreiben die Formen des Journalismus und deren Fallstricke an zahlreichen Beispielen. Außer um die Sitten und Unsitten in Redaktionen geht es vor allem um das Handwerkszeug von Journalisten. Das als Einstieg für diese gedachte Buch kann auch denen unterhaltsame Lektüre sein, die sich mit der Arbeitsweise der Medien beschäftigen wollen.

Wolff, Volker: ABC des Zeitungs- und Zeitschriftenjournalismus. Konstanz 2006.
Ausführlich und anhand zahlreicher Beispiele werden die Funktion, der Aufbau und das Schreiben aller in Printmedien relevanten Texte dargestellt. Ebenso gründlich geht es um das Bearbeiten von Servicethemen, die Recherche, das Redigieren, die Seitengestaltung und die journalistische Ethik.

Krisen-PR

Puchleitner, Klaus: Public Relations in Krisenzeiten. Das Handbuch für situationsorientierte Öffentlichkeitsarbeit. Wien 1994.
Ein Handbuch mit Tipps, Ratschlägen und praktischen Hinweisen wie man eine Krise kommunikativ bewältigt.

Moehrle, Hartwin: Krisen-PR. Krisen erkennen, meistern und vorbeugen – Ein Handbuch von Profis für Profis. Frankfurt/Main 2004.
Ein Praktiker berichtet aus dem Alltag und lässt zahlreiche Kommunikationsprofis zur Krisen-PR zu Wort kommen. Das gut strukturierte und flüssig geschriebene Buch ist eine Bereicherung für alle, die Krisen meistern müssen und auf sie vorbereitet sein wollen.

Neue Medien

Fuchs, Peter/Möhrle, Hartwin/Schmidt-Marwede, Ulrich: PR im Netz. Online-Relations für Kommunikations-Profis. Frankfurt/Main 1998.
In dem praxisnahen Handbuch werden die Grundlagen der Online-PR dargestellt. Es enthält einen Leitfaden für die PR im Netz und stellt Beispiele vor.

Lindner Wilfried: PR@www. Öffentlichkeitsarbeit in Zeiten von SMS und Internet. Essen 2003.
In dem unterhaltsamen und praxisnahen Buch über das Internet wird auf die Konzeption einer Internetseite von Unternehmen, Grafiken, Bilder und Krisen-PR eingegangen. Auf einer Internetseite zum Buch werden zusätzlich Checklisten, Links und Literaturtipps zum Download angeboten.

PR im Gesundheitswesen

Elste, Frank: Marketing und Werbung in der Medizin. Erfolgreiche Strategien für Praxis, Klinik und Krankenhaus. Wien 2004.
Der Autor untersucht die Werbung für Gesundheitseinrichtungen aus betriebswirtschaftlicher Sicht. Neben den spezifischen Bedingungen des Gesundheitsmarktes stellt er Möglichkeiten und Grenzen der Werbung im medizinischen Alltag vor, gibt Hinweise zur Marktforschung und zur Psychologie des Verhaltens von Patienten. Er beschreibt die Ge- und Verbote der Werbung sowie deren Bedeutung für PR- und Marketingmaßnahmen.

Lier, Astrid/Meyer, Elke/Wittulski, Eckard: Öffentlichkeitsarbeit für Alteneinrichtungen. Vom Logo bis zum Internet. München 2000.
Das Buch gibt einen Überblick über die konkreten Möglichkeiten der PR-Arbeit für Senioreneinrichtungen – vom Sinn und Zweck einer Corporate

Identity bis zum Sponsoring. Ausführlich werden beispielsweise die Konzeption und Anfertigung einer Hauszeitung, die Entwicklung eines professionellen Erscheinungsbildes und die Durchführung von Veranstaltungen vorgestellt. Zielgruppe sind eher PR-Neulinge als erfahrene Profis.

Lüttecke, Henner: Presse- und Öffentlichkeitsarbeit im Krankenhaus. Stuttgart 2004.
Der Autor stellt PR als noch recht neues Führungsinstrument in Krankenhäusern vor und geht dabei auch auf die Schwierigkeiten ein, die sich aus der Reibung zwischen Tradition und veränderten Marktbedingungen ergeben. Er erläutert PR-Instrumente, Anforderungen an potentielle Stelleninhaber und die Zusammenarbeit mit freien Beratern, geht auf gesetzliche Vorgaben und mögliche Krisenfälle ein.

Schüler, Anne M./Dumont, Monika: Die erfolgreiche Arztpraxis. Patientenorientierung – Mitarbeiterführung – Marketing. Berlin 2006.
Die Autorinnen geben einen praxisnahen Überblick über die Marketinginstrumente von Arztpraxen. Einen wesentlichen Teil des Buches widmen sie der Kommunikation in der Arztpraxis aus Sicht der Patienten und geben dabei zahlreiche Hinweise für eine bessere Patientenorientierung.

Sisignano, Annamaria: Kommunikationsmanagement im Krankenhaus. So informieren Sie professionell und effizient. Neuwied 2001.
Das professionelle Kommunikationsmanagement wird dargestellt und Maßnahmen der internen, externen und persönlichen Kommunikation behandelt. Dies ist mit Beispielen aus Einrichtungen und Arbeitshilfen illustriert.

PR-Grundlagen
Avenarius, Horst: Public Relations. Die Grundform der gesellschaftlichen Kommunikation. Darmstadt 2000.
Dieser „Klassiker" unter den PR-Büchern bietet eine umfassende Darstellung der Öffentlichkeitsarbeit. Es ist allen zu empfehlen, die sich für die Grundlagen des Berufsfeldes interessieren.

Köcher, Alfred/Birchmaier, Eliane: Public Relations? Public Relations! Konzepte, Instrumente und Beispiele für erfolgreiche Unternehmenskommunikation. Zürich 1992.
In dem übersichtlichen Einführungswerk sind die Funktionen und Begriffe der PR sowie vier Beispiele mit Lösungsvorschlägen dargestellt.

Oeckl, Albert: PR-Praxis. Der Schlüssel zur Öffentlichkeitsarbeit. Düsseldorf 1974.
Dies ist ebenfalls ein Klassiker der PR-Literatur, der bis heute ein gutes Nachschlagewerk zu den Grundlagen der Öffentlichkeitsarbeit ist.

PR-Konzeption

Dörrbecker, Klaus/Fissenewert-Gossmann, Renée: Wie Profis PR-Konzeptionen entwickeln. Das Buch zur Konzeptionstechnik. 4. Auflage, Frankfurt 2003.
Die Autoren geben einen Überblick über die Konzeptentwicklung. Unter Einbeziehung verschiedener Ansätze dieses Instruments der PR-Arbeit informieren sie über unterschiedliche Konzeptionsmodelle.

Zeiler, Nicole: Neue Kommunikationskonzepte für die erfolgreiche PR-Arbeit. Der Leitfaden für die Praxis. Frauenfeld in der Schweiz 2005.
Das Buch erläutert praxisorientiert die Schritte zur effizienten Public Relations. Dabei wird aus Sicht des Unternehmens und der PR-Agentur geschildert, welche Maßnahmen durchgeführt und wie die Ergebnisse geprüft werden sollten. Es richtet sich vorzugsweise an Einsteiger.

Hansen, Reneé/Schmidt, Stephanie: Konzeptionspraxis. Eine Einführung für PR- und Kommunikationsfachleute. Mit einleuchtenden Betrachtungen über den Gartenzwerg. Frankfurt/Main 2005.
Im Buch wird gezeigt, wie aus Fakten eine Analyse wird, wie ein Briefing zur kommunikativen Aufgabe, also wie Kommunikationskonzepte entwickelt werden. Es werden praktische Hilfen zum Nachvollziehen der Konzeptionstechnik gegeben. Berücksichtigt sind auch die Entwicklungen des Kommunikationsmarktes und die sich daraus ergebenden geänderten Anforderungen an Konzepte.

Pressearbeit

Falkenberg, Viola: Pressemitteilungen schreiben. Zielführend mit der Presse kommunizieren. Zu Form und Inhalt von Pressetexten. Mit Checklisten und Übungen zur Kontrolle. Frankfurt/Main 4. aktualisierte Auflage 2006.
Das Buch bietet die Regeln für Pressetexte vom journalistischen Schreiben und dem Aufbau von Presseverteilern bis zur Intervention nach Veröffentlichungen. Es unterstützt beim Finden medienrelevanter Themen, beim Überwinden von Schreibblockaden und rechtlichen Fragen.

Falkenberg, Viola: Interviews meistern. Ein Ratgeber für Führungskräfte, Öffentlichkeitsarbeiter und Medien-Laien. Frankfurt/Main 1999.
Das Buch richtet sich an alle, die Journalisten Rede und Antwort stehen. Es verdeutlicht die Regeln und Grenzen journalistischen Handelns, bietet Hintergrundinformationen, Hinweise für die inhaltliche und mentale Vorbereitung, Reaktionsmöglichkeiten nach Veröffentlichungen und Praxistipps.

Recherche

Brendel, Matthias/Brendel, Frank: Richtig recherchieren. Wie Profis Informationen suchen und besorgen. Ein Handbuch für Journalisten, Rechercheure und Öffentlichkeitsarbeiter. Frankfurt/Main 1998.
Das Buch zeigt die Techniken der Informationsbeschaffung bei der Recherche in Datenbanken und der wissenschaftlichen Recherche, in der Gesprächsführung sowie die rechtlichen Grundlagen und Grenzen der Recherche.

Wegner, Jochen: Recherche Online. Ein Handbuch nicht nur für Journalisten. Frankfurt/Main 1998.
Das Handbuch informiert auch PR-Arbeiter, wie sie Rechercheziele schnell erreichen. An Beispielen werden Suchprinzipien und -strategien erläutert sowie die Kriterien nach denen die Verlässlichkeit von Informationen geprüft werden kann.

Werbung/Marketing

Pepels, Werner: Grundlagen der Werbung. Frankfurt/Main 2004.
Der Autor bietet eine Einführung in die Werbung. Er wendet sich mit Beispielen und Checklisten an „Werbe-Laien", die diese selbst realisieren wollen oder die Zusammenarbeit mit einer Agentur planen. Die Themen reichen von Werbekonzepten und Mediaplänen bis zur Text- und Bildgestaltung.

Schäfer, Stephan: Eventmarketing. Berlin 2002.
Damit Events in die Gesamtkommunikation eingebunden werden können, wird die Dramaturgie und Inszenierung von Ereignissen beschrieben, ihre Planung und Durchführung, ihre Kalkulation und Erfolgskontrolle. Die Praxishinweise reichen von der Agenturauswahl bis zur Zielgruppenansprache.

III Anschriften von Redaktionen und Mediendiensten

Redaktionsanschriften

Der Banger
Verlag der Schillerbuchhandlung Hans Banger
Guldenbachstr. 1, 50935 Köln
Tel.: (02 21) 46 01 40, Fax: (02 21) 4 60 14 25
banger@banger.de, www.banger.de
Im „Banger" stehen die Anschriften von Verlagen, Redaktionen und Bild-
agenturen aus Deutschland, Österreich und der Schweiz.

Kroll Presse-Taschenbücher
Kroll Verlag
Bergstr. 10, 82224 Seefeld
Tel.: (0 81 52) 98 04 20, Fax: (0 81 52) 7 92 22
zentralredaktion@kroll-verlag.de, www.kroll-verlag.de
Die Bücher zu verschiedenen Branchen, wie das „Presse-Taschenbuch Ge-
sundheit" und das „Presse-Taschenbuch Geld, Versicherung und Soziales",
enthalten die Adressen der jeweiligen Medien, Institute und Behörden.

Oeckl – Taschenbuch des öffentlichen Lebens
Festland Verlag
Basteistr. 88, 53173 Bonn
Tel.: (02 28) 36 20 21, Fax: (02 28) 35 17 71
verlag@festland-verlag.de, www.oeckl.de
Der „Oeckl" enthält über 13.000 Anschriften deutscher Institutionen aus
Politik, Wirtschaft, Gesellschaft und Kultur. Ihn gibt es auch für Europa.

STAMM
STAMM Verlag
Goldammerweg 16, 45134 Essen
Tel.: (02 01) 84 30 00, Fax: (02 01) 47 25 90
info@stamm.de, www.stamm.de
Der jährlich in zwei Bänden erscheinende „Leitfaden durch Presse und Wer-
bung" enthält über 100.000 Adressen. Auf CD-ROM gibt es regelmäßige
Aktualisierungen. Den „STAMM" gibt es für Deutschland, Österreich, die
Schweiz sowie einige nichtdeutschsprachige Länder.

Zimpel
GWV Fachverlage, Verlag Dieter Zimpel
Abraham-Lincoln-Str. 46, 65189 Wiesbaden
Tel.: (01 80) 5 00 96 06, Fax: (01 80) 5 00 96 07
kundenservice@zimpel.de, www.zimpel.de
Der „Zimpel" bietet ausschließlich autorisierte Daten der Kommunikationsbranche als Loseblattsammlung, auf CD-ROM und Online an. Darüber hinaus gibt es einen „Themenplan" mit den Sonderthemen der Printmedien sowie ein Special zum Thema „Kundenmagazine".

Medienausschnittsdienste (Auswahl)

Ausschnitt Medienbeobachtung
Deutsche Medienbeobachtungsagentur
Gneisenaustr. 66, 10961 Berlin
Tel.: (030) 2 03 98 70, Fax: (030) 20 39 87 77
sales@ausschnitt.de, www.ausschnitt.de

Landau Media
Friedrichstr. 30, 10969 Berlin
Tel.: (030) 20 24 21 00, Fax: (030) 20 24 21 01
info@landaumedia.de, www.landaumedia.de

Media Control
Medienzentrum, Augustaplatz 8, 76530 Baden-Baden
Tel.: (0 72 21) 3 66 02, Fax: (0 72 21) 36 62 49
info@mediacontrol.de, www.mediacontrol.de

Observer Argus Media
Stammheimer Str. 10, 70806 Kornwestheim
Tel.: (0 71 54) 9 65 10, Fax: (0 71 54) 96 51 11
info@observer.de, www.observer.de

PressWatch
Media Monitoring Services
Telemannstr. 56a, 20255 Hamburg
Tel.: (040) 3 78 54 80 Fax: (040) 37 85 48 20
presswatch@presswatch.de, www.presswatch.de

IV Fachzeitschriften der Kommunikationsbranche

Gemeindebrief – Magazin für Öffentlichkeitsarbeit
Gemeinschaftswerk der Evangelischen Publizistik
Emil-von-Behring-Str. 3, Postfach 50 05 50, 60394 Frankfurt/Main
Tel.: (069) 58 09 82 28, Fax: (069) 58 09 81 52
redaktion@gemeindebrief.de, www.gemeindebrief.de
Die Zeitschrift erscheint sechs Mal pro Jahr, wahlweise mit zusätzlichem
Online-Zugang oder CD-ROM. Sie richtet sich vor allem an Gemeinden und
konfessionelle Einrichtungen und bietet Fotos und Grafiken, nicht nur kon-
fessioneller Motive, die für Drucksachen und Online verwendbar sind.

HORIZONT – Zeitung für Marketing, Werbung und Medien
bestseller – Das Magazin von HORIZONT
Deutscher Fachverlag, Mainzer Landstr. 251, 60326 Frankfurt/Main
Tel.: (069) 75 95 16 02, Fax: (069) 75 95 16 00
marketing@horizont.net, verlagsleitung@horizont.net, www.horizont.net
Die donnerstags erscheinende Zeitung enthält Nachrichten der Marketing-
branche. Abonnenten können uneingeschränkt auf deren Homepage recherchieren und erhalten sechs Mal jährlich das Magazin „bestseller", das von
erfolgreichen Marketingstrategien sowie deren Machern berichtet.

HORIZONT (Österreich)
Mannstein Zeitschriftenverlag
Brunner Feldstr. 45, A - 2380 Percholdsdorf
Tel.: 0043 (0) 1 86 64 80, Fax: 0043 (0) 1 86 64 81 00
m.mondel@manstein.at (Chefredakteur), www.horizont.at
Die österreichische Lizenztochter der deutschen Fachzeitung „Horizont" hat
ebenfalls einen umfangreichen Internetauftritt. Berichtet wird über Werbung,
Marketing, Kommunikation und Medien.

journalist – das deutsche Medienmagazin
Medienfachverlag Rommerskirchen GmbH
Rolandshof, 53424 Remagen-Rolandseck
Tel.: (0 22 28) 93 10, Fax: (0 22 28) 93 11 49
info@rommerskirchen.com, www.journalist.de
Die monatliche Zeitschrift des Deutschen Journalistenverbandes informiert
aus Medienkonzernen und Redaktionen sowie über aktuelle Themen aus

journalistischer Sicht. Deren Internetseite informiert über die Journalisten-
ausbildung, Honorarsätze und Branchendiskussionen.

Kontakter – Der internationale Nachrichtendienst
der Kommunikationsbranche.
Europa-Fachpresse-Verlag GmbH
Emmy-Noether-Str. 2/E, 80992 München
Tel.: (089) 54 85 25 11, Fax: (089) 54 85 25 20
kontakt@kontakter.de, www.kontakter.de
Der wöchentliche PR-Infodienst bieten nationale und internationale Nachrichten aus den Bereichen Marketing, Agentur, Online, Print und Funk. Er
ermöglicht Recherchen und dokumentiert Preisverleihungen.

Kress Report
kress verlag gmbh
Haberstr. 17, 69126 Heidelberg
Tel.: (0 62 21) 3 31 03 08, Fax: (0 62 21) 3 31 02 99 (Redaktion)
office@kress.de, www.kress.de
Der Branchendienst für Kommunikation, Medienwirtschaft, Marketing und
Werbung erscheint zwei Mal im Monat mit aktuellen Entwicklungen und
Zahlen aus Medien, Agenturen und Unternehmen sowie Sonderthemen.

marketing journal
Europa-Fachpresse-Verlag GmbH
Emmy-Noether-Str. 2/E, 80992 München
Tel.: (089) 54 85 23 52, Fax: (089) 5 48 52 51 42
redaktion@marketing-journal.net, www.marketing-journal.net
Das Magazin erscheint monatlich und richtet sich an Marketingverantwort-
liche. Vier Mal im Jahr bieten Sonderausgaben vertiefendes Fachwissen.

medium magazin
Medienfachverlag Oberauer GmbH
Zentrale: Fliederweg 4, A-5301 Salzburg-Eugendorf,
Tel.: 0043 (0) 62 25 27 00-0
Redaktion Frankfurt: Im Uhrig 31, 60433 Frankfurt/Main
Tel.: (069) 95 29 79 44, Fax: (069) 95 29 79 45
redaktion@mediummagazin.de, www.mediummagazin.de
Das monatliche Magazin informiert aus Journalismus und PR. Abonnenten
können zusätzlich im Online-Magazin „Newsroom" recherchieren.

M – Menschen Machen Medien
ver.di Bundesvorstand, Redaktion M
Paula-Thiele-Ufer 10, 10179 Berlin
Tel.: (030) 69 56 23 26, Fax: (030) 69 56 36 76
karin.wenk@verdi.de (Chefredakteurin), www.verdi.de/m
Zehn Ausgaben des medienpolitischen Magazins gibt die Deutsche Journalistenunion in der Dienstleistungsgewerkschaft ver.di jährlich heraus.

PR-Magazin
Medienfachverlag Rommerskirchen GmbH
Rolandshof, 53424 Remagen-Rolandseck
Tel.: (0 22 28) 93 10, Fax: (0 22 28) 93 11 49
prmagazin@rommerskirchen.com, www.pr-magazin.de
Das monatliche Magazin informiert aus der Theorie und Praxis der Kom-
munikationsbranche, bietet sowohl Forschungsergebnisse als auch Porträts
von Kommunikationsabteilungen, PR-Agenturen und Redaktionen.

PR-Report
Haymarket Media GmbH
Weidestr. 122a, 22083 Hamburg
Tel.: (040) 69 20 62 00, Fax: (040) 69 20 63 33
redaktion.prreport@haymarket.de, www.prreport.de
Der Report informiert monatlich mit Nachrichten aus der gesamten PR-Bran-
che. Er ist unterteilt in die Rubriken Unternehmen, Gesellschaft, PR-Wirt-
schaft, Kampagnen, Management und Dienstleistungen.

pressesprecher
Fachmagazin für Öffentlichkeitsarbeit und Kommunikation
Helios Media GmbH
Friedrichstr. 209, 10969 Berlin
Tel.: (030) 84 85 90, Fax: (030) 84 85 92 00
info@pressesprecher.com, www.pressesprecher.com
Das Magazin wird zehn Mal jährlich vom Bundesverband der deutschen
Pressesprecher herausgegeben. Es berichtet über den Alltag von Presse-
sprechern, aktuelle Entwicklungen und Forschungsergebnisse.

V Verbände

Gesundheitsbranche
Bundesärztekammer
Herbert-Lewin-Platz 1, 10623 Berlin
Tel.: (030) 4 00 45 60, Fax: (030) 4 00 45 63 88
info@baek.de, www.bundesaerztekammer.de

Deutsche Krankenhausgesellschaft (DKG)
Wegelystr. 3, 10623 Berlin
Tel.: (030) 39 80 10, Fax: (030) 3 98 01 30 00
dkgmail@dkgev.de, www.dkgev.de

Deutscher Pflegerat
Salzufer 6, 10587 Berlin
Tel.: (030) 21 91 57 57, Fax: (030) 21 91 57 77
info@deutscher-pflegerat.de, www.deutscher-pflegerat.de

Kassenärztliche Bundesvereinigung (KBV)
Herbert-Lewin-Platz 2, 10623 Berlin
Tel.: (030) 4 00 50, Fax: (030) 40 05 15 90
info@kbv.de, www.kbv.de

Journalismus
Deutscher Journalistenverband (DJV)
Pressehaus 2107, Schiffbauerdamm 40, 10117 Berlin
Tel.: (030) 72 62 79 20, Fax: (030) 7 26 27 92 13
djv@djv.de, www.djv.de

Deutsche Journalistenunion in der Dienstleistungsgewerkschaft ver.di (dju)
Paula-Thiede-Ufer 10, 10179 Berlin
Tel.: (0 30) 69 56 - 0, Fax: Fax (0 30) 69 56 - 31 41
www.dju.verdi.de

Deutscher Presserat
Gerhard-von-Are-Str. 8, 53111 Bonn
Tel.: (02 28) 98 57 20, Fax: (02 28) 9 85 72 99
info@presserat.de, www.presserat.de

Public Relations

Bundesverband deutscher Pressesprecher
Friedrichstr. 209, 10969 Berlin
Tel.: (030) 84 85 94 00, Fax: (030) 84 85 92 00
info@pressesprecherverband.de, www.pressesprecherverband.de

Deutsche Public Relations Gesellschaft (DPRG)
St. Augustiner Str. 21, 53225 Bonn
Fon: (02 28) 9 73 92 87, Fax: (02 28) 9 73 92 89
info@dprg.de, www.dprg.de

Deutscher Werberat
Am Weidendamm 1a, 10117 Berlin
Tel.: (030) 5 99 90 07 00, Fax: (030) 5 99 90 07 22
werberat@werberat.de, www.werberat.de

Gesellschaft der Public Relations Agenturen (GPRA)
Wöhlerstr. 3-5, 60323 Frankfurt/Main
Tel.: (069) 7 10 42 32 60, Fax: (069) 7 10 42 32 00
info@gpra.de, www.pr-guide.de

Kommunikationsverband
Pöseldorfer Weg 23, 20148 Hamburg
Tel.: (040) 41 91 77 87, Fax: (040) 41 91 77 90
geschaeftsstelle@kommunikationsverband.de,
www.kommunikationsverband.de

Presse-Monitor (zuständig für elektronische Pressespiegel)
Markgrafenstr. 62, 10969 Berlin
Tel.: (030) 28 49 30, Fax: (030) 28 49 32 00
info@presse-monitor.de, www.pressemonitor.de

Verwertungsgesellschaft Wort (VG Wort, zuständig für Printpressespiegel)
Köthener Str. 44, 10963 Berlin
Tel.: (030) 26 13 84 5, Fax: (030) 23 00 36 29
info@vgbuero.de, www.vgwort.de

Quellen

Ahlke, Kerstin: *Der Tod gehört zum Leben*, in: TAU-Magazin. Mitarbeiter-zeitschrift der St. Franziskus-Stiftung Münster 2/2006, S. 18.

Avenarius, Horst: Public Relations. Die Grundform der gesellschaftlichen Kommunikation. Darmstadt 2000.

Bremer Akademie für Kommunikation, Marketing & Medien: Seminarunter-lagen des Fachbereichs Konzeption, zusammengestellt von Roswitha Katner, Jahrgang 2001 bis 2003, unveröffentlicht.

Decker, Regina: *Interne Kommunikation*, Vortrag auf dem Kommunikations-kongress 2006 in Berlin, unter www.kommunikationskongress.de/_files/ vortraege_2006/decker_regina_praesentation.pdf, letzter Zugriff am 26.1.2007.

Deutsche Krankenhaus Gesellschaft (DKG): Werbung durch das Kranken-haus. Gesetzliche Grundlagen, Rechtsprechung, Hinweise zur Durchfüh-rung. Berlin 2003.

Deutscher Presserat: Regeln für guten Journalismus. Bonn 2001.

Deutsches Ärzteblatt 101: Bekanntmachungen. Arzt – Werbung – Öffent-lichkeit, Ausgabe 5 vom 30.1.2004, Seite A-292 / B-248 / C-240.

Dierkes, Meinolf/Ute Hoffmann/Lutz Marz: Leitbild und Technik. Zur Ent-stehung und Steuerung technischer Innovationen. Berlin 1992.

Döhring, Bärbel: *Dem Kranken die Welt ans Bett bringen*, www.gesundheits wirtschaft.info vom 14.3.2006, unter www.gesundheitswirtschaft.info/ component/option,com_mamblog/task,show/action,view/id,1577/Itemid, 273/, letzter Zugriff am 2.2.2007.

Dörrbecker, Klaus/Fissenewert-Gossmann, Renée: Wie Profis PR-Konzepti-onen entwickeln. Das Buch zur Konzeptionstechnik. Frankfurt/Main 2003.

Elste, Frank: Marketing und Werbung in der Medizin. Erfolgreiche Strategi-en für Praxis, Klinik und Krankenhaus. Wien 2004.

Falkenberg, Viola: Im Dschungel der Gesetze. Leitfaden Presse- und Öffent-lichkeitsarbeit. Bremen 2004.

Falkenberg Viola: Pressemitteilungen schreiben. Zielführend mit der Presse kommunizieren. Zu Form und Inhalt von Pressetexten. Frankfurt/Main 2000 sowie 4. aktualisierte Auflage 2006.

Falkenberg Viola: Interviews meistern. Ein Ratgeber für Führungskräfte, Öffentlichkeitsarbeiter und Medien-Laien. Frankfurt/Main 1999.

Frädrich, Andreas: *Prof. Dr. Detlef Steinhausen im Interview mit Andreas Frädrich*, unter www.medizin.de vom 19.4.2004, letzter Zugriff 26.9.2006.

Gaede, Kirsten: *Patienten-TV. Kostenloses Marketing*, in: kma 11/2005, S. 50-51.

Geisendorf, Nicklas: *Klinik-Webseiten. www.so-faengt-man-kunden.de*, in: kma 2/2006, S. 40-43.

Graf Hohental, Carl: *Zeitungen haben ihre eigenen Gesetze*, in: DIHT – Deutscher Industrie- und Handelskammertag (Hg.): Umgang mit Medien, Presse, Öffentlichkeit. Ein praxisorientierter Leitfaden für den Mittelstand. Bonn 1997, S. 9-13.

Haberer, Johanna: *Das verdrängte Thema: Hilfsbedürftigkeit und Tod versus überzogene Erwartungen an die Heime*, in: Altenpflege zwischen Gestaltung und Kontrolle. Dokumentation des Fachtages am 14. April 2005 in Unterschleißheim, S. 29-43, unter www.stmas.bayern.de/pflege/konzept/av-heimm.pdf, letzter Zugriff am 2.11.2006.

Herbst, Dieter: *Corporate Identity als ganzheitlicher Management-Prozess*, 2000, unter www.vordenker.de/dherbst/cidentity.htm#definitionen, letzter Zugriff am 26.1.2007.

Herbst, Dieter: Public Relations. Berlin 1997.

Heß, Asmus: *Das System, das Geld und die Würde*, in: brand eins 6/2006, S. 102-108.

Hoppe, Jörg D.: *Eröffnungsrede zum 107. Deutschen Ärztetag am 18.5.2004*, unter www.bundesaerztekammer.de/30/Aerztetag/107_DAET/30Eroeffnung.html, letzter Zugriff am 12.10.2006.

IFAM Institut für angewandte Marketing-Wissenschaften (Hg.): Kommunikation im Marketing. Die 88 besten Checklisten für Ihre PR. Landsberg am Lech 1998.

Klinger, Michael A./Schwaninger-Thill, Mireille/Klier, Felix A.: Der begeisterte Patient – Praxisleitfaden für Organisation, Kommunikation, Marketing, Wirtschaftlichkeit und Internetnutzung in der modernen Arztpraxis. Wien 2002.

Knobel, Peter P.: Public Relations-Agenturen führen. Für Auftraggeber und Agenturleiter. Bremen 2006.

Lier, Astrid/Meyer, Elke/Wittulski, Eckard: Öffentlichkeitsarbeit für Alteneinrichtungen. Vom Logo bis zum Internet. München 2000.

Lotter, Wolf: *Zum Mond und zurück*, in: brand eins 6/2004, S. 55-62.

Lüttecke, Henner: Presse- und Öffentlichkeitsarbeit im Krankenhaus. Stuttgart 2004.

Mast, Claudia/Fiedler, Katja: Mitarbeiterzeitschriften im Zeitalter des Intranet. Ergebnisse einer Umfrage bei Banken und Versicherungen. Kommunikation und Management Band 5, Universität Hohenheim, Stuttgart 2004.

Mayer, Alexander G.: *Marktorientierung deutscher Krankenhäuser. Wie Kliniken ihre Wettbewerbschancen nutzen – ein 10-Jahres-Vergleich 1995/2005*, ku-Spezial Nr. 32 der Krankenhaus-Umschau Kulmbach, 1/2006.

Mecklenbeck, Guido: *Medizin und Markenpolitik. Undenkbar oder aktuelle Forderung*, 2006, unter www.medical-consulting.de/interview.html, letzter Zugriff am 26.9.2006.

Nourney, Astrid: Zu alt? Abgelehnt! Berichte aus Deutschland über das Älterwerden. Bremen 2006.

o. A.: *„Da geht's dem Pressesprecher ein bisschen wie dem Bundestrainer". Strategische Medienarbeit in komplexen Organisationen. Interview mit Adrian Teetz, Deutsches Rotes Kreuz*, in: depak Navigator 5/2006, S. 2-3.

o. A.: *Kleiner und im Stadtteil verankert*, in: Weser Kurier vom 26.9.2006.

o. A.: *Mach! Mich! Glücklich!* in: Dresdener Horizonte, Zeitung der Pleon Kohtes Klewes GmbH Dresden, 1/2006, S. 4-5.

o. A.: *PR-Trendmonitor – Aufgaben von PR-Agenturen und Pressestellen*, in: depak Navigator 5/2006, S. 7.

o. A.: *TM sozial: Qualitätsmanagement hat selten Konsequenzen für die Öffentlichkeitsarbeit in der Altenpflege*, unter http://openpr.de/news/59496/Qualitaetsmanagement-hat-selten-Konsequenzen-fuer-die-Oeffentlichkeitsarbeit-in-der-Altenpflege.html vom 6.9.2005, letzter Zugriff am 2.11.2006.

Pepels, Werner: Einführung in die Kommunikationspolitik. Eine Werbelehre mit Beispielen und Kontrollfragen. Stuttgart 1997.

Popp, Dirk: *Krankenhaus wie Coca Cola?* in: Dresdner Horizonte „Health Care", 7/2005, S. 5.

Preusker, Uwe K.: Lexikon Gesundheitsmarkt. Die Gesundheitsbranche – Stichworte und Hintergrundbeiträge, Heidelberg u. a. 2006.

Rager, Günther: *Print oder Elektronik ist die falsche Frage. Neue Medien in der Mitarbeiterkommunikation*, in: pr-guide 6/2000; unter www.pr-guide.de/index.php?id=194&encryptionKey=&tx_ttnews[tt_news]=157&cHash=2809a8db8b, letzter Zugriff am 19.11.2006.

Rolke, Lothar/Koss, Florian: Value Corporate Communications: Wie sich Unternehmenskommunikation wertorientiert managen lässt. Norderstedt. 2005.

Rolke, Lothar (Hg.): Studie Produkt- und Unternehmenskommunikation im Umbruch. Was Marketer und PR-Manager in Zukunft erwarten. Frankfurt/Main 2003.

Rostocker Zentrum für Demografischen Wandel 1/2005, unter www.zdwa.de/zdw/artikel/20060621_76753693W3DnavidW2626.php, letzter Zugriff am 3.11.2006.

Rota, Franco P.: Public Relations und Medienarbeit. Effektive Öffentlichkeitsarbeit von Unternehmen im Informationszeitalter. 3. Auflage, München 2002.

Schmidt, Erhard: *Das Pflege-Qualitätssicherungsgesetz – Ziele und Instrumente*, unter www.mds-ev.org/veranstaltungen/abstract_gesamt/Abstract-08-2000.pdf von Berlin, letzter Zugriff am 4.10.2006.

Schüller, Anne M./Dumont, Monika: Die erfolgreiche Arztpraxis. Patientenorientierung – Mitarbeiterführung – Marketing. Berlin 2006.

Seelos, Hans-Jürgen: *Kulturbewusstes Management im Krankenhaus. Wie man Mitarbeitern zentrale Werte vermittelt*, in: führen & wirtschaften, 6/2004.

Sisignano, Annamaria: Kommunikationsmanagement im Krankenhaus. So informieren Sie professionell und effizient. Neuwied 2001.

Storcks, Holger: *Hospital Branding. Krankenhäuser auf dem Weg zur Marke*, in: krankenhaus umschau 11/2003, S. 1096-1100.

Viedebantt, Klaus: Mitarbeiterzeitschriften. Inhalt, Konzeption, Gestaltung. Frankfurt/Main 2005.

Zorn, Werner: *Leistung und Gegenleistung. Zur Öffentlichkeitsarbeit eines Wirtschaftsunternehmens*, in: Mast, Claudia (Hg.): ABC des Journalisten. Ein Leitfaden für die Redaktionsarbeit. Konstanz 2000, S. 511-514.

Fußnoten

[1] Lotter, 6/2004, S. 62.

[2] brand eins, 6/2004.

[3] Rohlke, 2005.

[4] nach: Lotter, 6/2004, S. 62. Dierkes schrieb mit Kollegen das Buch „Leitbild und Technik", das als Grundlagenwerke zum Verständnis von Leitbildern gilt. Dierkes, Berlin, 1992.

[5] Lotter, 6/2004, S. 62.

[6] Hans-Jürgen Seelos, 6/2004, S. 620.

[7] http://www.helios-kliniken.de/de/Unternehmen/HELIOS_Kliniken_GmbH/Zusammenarbeit/Zentrale_Unterst_tzung/64004142804002tb, letzter Zugriff am 25.1.2007.

[8] Herbst, 2000.

[9] Pepels, 1997, S. 135.

[10] Herbst, 2000.

[11] Herbst, 2000.

[12] Herbst, 2000.

[13] James Gruning/Todd Hunt, 1984, nach: Deutsche Public Relations Gesellschaft, Öffentlichkeitsarbeit PR-Arbeit, Bonn 5. überarbeitete Auflage 2005, S. 8.

[14] Avenarius, 2000, S. 3.

[15] Pepels, 1997, S. 133.

[16] Dörrbecker, Fissenewert-Gossemann, 2003, S. 19.

[17] zur Auswahl von Agenturen vgl.: Knobel, 2006, S. 31-48.

[18] vgl. Knobel, 2006, S. 49, zu Details des Briefings S. 167-170.

[19] vgl. Dörrbecker, Fissenewert-Gossmann, 2003, S. 28.

[20] Der Begriff „Zielgruppe" stammt aus dem Marketing und wird oft in die PR-Arbeit übernommen. Dörrbecker/Fissenewert-Gossmann (2003, S. 63-64) schlagen für die PR-Arbeit als zutreffendere Bezeichnung „Dialoggruppen" vor, die Zielrichtung von PR verdeutlicht, mit Teilen der Öffentlichkeiten in den Dialog treten zu wollen. Deren Rückmeldungen ermöglichen oft erst die Effizienzkontrolle von Kommunikationsmaßnahmen.

[21] vgl. Dörrbecker, Fissenewert-Gossmann, 2003, S. 39 und 207.

[22] zitiert nach: Kommunikationsberatung Kornberger: *Das Kommunikationsmanagement von connexx.av*, o. J., S. 22, unter www.kornberger.com/common/media/connexx_image.PDF, letzter Zugriff 2.2.2007.

[23] vgl. Dörrbecker, Fissenewert-Gossmann, 2003, S. 71.

[24] vgl. Dörrbecker, Fissenewert-Gossmann, 2003, S. 75.

[25] Marktforschungsumfrage der Agentur Nielsen/Netratings von 2005, nach: Geisendorf, 2006, S. 40.

[26] www.br-online.de/br-intern/medienforschung/onlinenutzung/onlinestudie/presse2006.shtml, letzter Zugriff: 6.10.2006.

[27] Geisendorf, 2006, S. 42.

[28] Mayer, 2006, S. 7.

[29] siehe: www.kma-online.de und www.novartis.de; zum Webseiten-Check: http://www.novartispharma.de/praxiswebsite/index.shtml?highLightLeft=100 und http://www.arzt.medical-tribune.de/arztbereich/. Bei letzterem gibt es auch einen Webseiten-Guide mit Tipps zum Erstellen von Internetseiten.

[30] Gaede, 2005, S. 50.

[31] Bärbel Döhring: *Dem Kranken die Welt ans Bett bringen*, www.gesundheitswirtschaft.info vom 14.3.2006, unter www.gesundheitswirtschaft.info/component/option,com_mamblog/task,show/action,view/id,1577/Itemid,273/, letzter Zugriff am 2.2.2007.

[32] www.krankenhausradio-elmshorn.de.

[33] Gaede, 2005, S. 50.

[34] Das ergibt sich aus Paragraph 137, Absatz 1, Satz 3 des Sozialgesetzbuches.

[35] Schmidt, 2000, S. 1.

[36] Mayer, 2006, S. 13.

[37] Mayer, 2006, S. 8.

[38] vgl. Zorn, 2000, S. 511.

[39] Rota, 2002, S. 261.

[40] siehe Falkenberg, 2006, S. 91.

[41] Graf Hohental, 1997, S. 9.

[42] Falkenberg, 2006, S. 56.

[43] Herbst, 1997, S. 60.

[44] übernommen aus Falkenberg, 1999, S. 17.

[45] nach Falkenberg, 2000, S. 38-39.

[46] Lothar Rolke (Hg.): Studie Produkt- und Unternehmenskommunikation im Umbruch. Was Marketer und PR-Manager in Zukunft erwarten. Frankfurt/Main 2003.

[47] vgl. Mast/Fiedler, S. 18.

[48] Schüller, Dumont, 2006, S. 15.

[49] Viedebantt, 2005, S. 7.

[50] Decker, 2006.

[51] vgl. Viedebantt, 2005, S. 60-61.

[52] www.inkom-grandprix.de.

[53] vgl. Lüttecke, 2004, S. 146.

[54] vgl. Lüttecke, 2004, S. 151.

[55] Reineke/Eisele, 2000, S. 244.

[56] Lüttecke, 2004, S. 150.

[57] Avenarius, 2000, S. 248.

[58] Avenarius, 2000, S. 251.

[59] vgl. Avenarius, 2000, S. 248.

[60] vgl. Nutzungsrechte einholen, in: Falkenberg, 2004, S. 97-118.

[61] nach: www.mediafon.net/empfehlungen_empfehlungen.php3#431475a9, letzter Zugriff 19.7.2006.

[62] Deutsche Krankenhausgesellschaft, 2003.

[63] ebd. S. 10.

[64] Sisignano, 2001, S. 225.

[65] Deutsche Krankenhausgesellschaft, 2003, S. 15.

[66] Internetseite des AOK-Bundesverbandes, unter http://www.aok-bv.de/politik/gesetze/index_03905.html, letzter Zugriff: 19.7.2006.

[67] Anhaltspunkte dafür, welche Begriffe allgemein gebräuchlich sind, bietet der „Deutsche Wortschatz unter http://wortschatz.uni-leipzig.de.

[68] Elste, 2004, S. 66. Die Musterberufsordnung steht unter www.bundesaerzte kammer.de/30/Berufsordnung/12Arztwerbung.html, letzter Zugriff am 21.9.2006.

[69] Deutsches Ärzteblatt 101 zum Urteil des Bundesverfassungsgerichts vom 23.7.2001 mit dem Aktenzeichen BvR 873/00, Rd.-Nr. 17.

[70] vgl. Deutsches Ärzteblatt 101.

[71] Gesetz gegen den unlauteren Wettbewerb in der Fassung vom 23.7.2002, nach Falkenberg, 2004, S. 157.

[72] nach Elste, 2004, S. 103.

[73] Deutsche Krankenhausgesellschaft, 2003, S. 35.

[74] vgl. Deutsche Krankenhausgesellschaft, 2003, S. 36.

[75] vgl. Falkenberg, 2004, S. 50-51.

[76] Richtlinie 8.2 und 8.4 des Pressekodex in der Fassung vom 20.6.2001, in: Deutscher Presserat, 2001, S. 59. Einsehbar auch im Internet unter www. presserat.de/Pressekodex.8.0.html, letzter Zugriff am 26.1.2007.

[77] nach: Falkenberg, 2004, S. 113.

[78] In Deutschland hat jedes Bundesland ein Landespressegesetz, die einander weitgehend ähneln.

[79] Falkenberg, 1999, S. 97.

[80] Für die öffentlich-rechtlichen Anstalten sind dies die Rundfunkräte, für Privatsender die Landesmedienanstalten.

[81] siehe www.teledienstgesetz.de. Ein Verzeichnis von über 500 Entscheidungen zum Internet- und Medienrecht gibt es unter www. netlaw.de.

[82] vgl. Elste, 2004, S. 110.

[83] vgl. Avenarius, 2000, S. 128-129.

[84] Rota, 2002, S. 303.

[85] vgl. Falkenberg, 2000, S. 167.

[86] Popp, 2005, S. 5.

[87] ebd.

[88] Agentur Kohl & Partner 9/2006, unter www.kohl-pr.de/de/aktuelles/aktuel-les-2006-09-05/0609-kpr-oea-in-kliniken-umfrage-ergebnisse.pdf, letzter Zugriff 30.10.2006.

[89] vgl. Falkenberg, 2004, S. 97-109 sowie im Internet unter www.vgwort.de, www.bildkunst.de sowie www.kuenstlersozialkasse.de.

[90] Ein jährlich aktualisierter Honorarkatalog ist bei der Deutschen Public Relations Gesellschaft zu beziehen.

[91] Falkenberg, 1999, S. 131.

[92] Knobel, 2006, S. 61.

[93] Knobel, 2006, S. 63.

[94] Lüttecke, 2004, S. 166.

[95] Falkenberg, 1999, S. 135.

[96] Herbst,1997, S. 9.

[97] Falkenberg, 1999, S. 137.

[98] o. A.: PR-Trendmonitor, S. 7.

[99] depak Navigator 5/2006, S. 2.

[100] Falkenberg, 1999, S. 136.

[101] Lüttecke, 2004, S. 168.

[102] Falkenberg, 1999, S. 138.

[103] o. A.: PR-Trendmonitor, S. 7.

[104] Rota, 2002, S. 303.

[105] Dresdner Horizonte 1/2006, S. 4.

[106] Viedebantt, 2005, S. 38.

[107] Rager, 2000.

[108] Untersuchung der Universität Eichstätt-Ingolstadt von 2003, nach: Viedebantt, 2005, S. 38.

[109] Dresdener Horizonte 1/2006, S. 4.

[110] Preusker, 2006, S. 6.

[111] vgl. Preusker, 2006, S. 6.

[112] Preusker, 2006, S. 8.

[113] Michael Beissert: *Markenführung getestet. Umfrage der wir design communications ag*, 2005, in: depak Navigator 5/2005, S. 6-8.

[114] vgl. Paragraph 3 des 1995 eingeführten Markengesetzes.

[115] Pepels, 1997, S. 112.

[116] Preusker, 2006, S. 10.

[117] Frädrich, 2004.

[118] Mayer, 2006, S. 48.

[119] Storcks, 2003, S. 1098.

[120] vgl. o. A., *Krankenhäuser wollen gemeinsam „Markenartikel" anbieten*, in: Ärzte Zeitung vom 19.3.2004.

[121] Preusker, 2006, S. 18.

[122] Mecklenbeck, 2006.

[123] Preusker, 2006, S. 18.

[124] Storcks, 2003, S. 1098.

[125] Hoppe, 2004.

[126] vgl. Elste, 2004, S. 36 und Schüller, Dumont, 2006, S. 5-6.

[127] Klinger u. a., 2002, S. 78.

[128] vgl. unter www.br-online.de/br-intern/medienforschung/onlinenutzung/onlinestudie/presse2006.shtml, letzter Zugriff: 6.10.2006.

[129] Nach eigenen Recherchen hatten 80 von 1.312 Ärzten, die in Bremen laut Tätigkeitsbericht der Ärztekammer Bremen niedergelassen sind, einen

Internetauftritt; vgl.: Tätigkeitsbericht 2005, S. 31, unter www.aekhb.de/pdf/TAETIGB05.pdf, letzter Zugriff am 6.10.2006.

[130] www.frauenaerztin-dr-koenig.de.

[131] www.eurobiker.de.

[132] beispielsweise bei „Ärzte für die Dritte Welt", siehe unter www.aerzte-dritte-welt.de.

[133] vgl. unter www.kbv.de/8096.html, letzter Zugriff am 6.10.2006.

[134] Zehnder, Adalbert: *In Zukunft zu McDoctor's*, in: krankenhaus & management, 8/2006, S. 32.

[135] Dreiminütiger Bericht am 18.1.2006, vgl. unter www.polikum.de, letzter Zugriff am 6.10.2006.

[136] Sommer, Christiane: *Die Medizin-Dienstleister*, in: brand eins, 6/2006, S. 124-127; vgl. auch unter www.dermatologikum.de.

[137] Sommer, Christiane: *Hormon-Kunde*, in: brand eins, 6/2006, S. 128-131; vgl. auch unter www.endokrinologikum.com.

[138] www.gesundheitpro.de/Wissenschaftlicher-Beirat—allgemein-A060915 MAHAP031901.html, letzter Zugriff am 21.9.2006.

[139] ebd.

[140] vgl. www.kvhb.de/pdf/presse/pm-kvmobil-14062006.pdf, letzter Zugriff am 6.10.2006.

[141] www.claridentis.de, letzter Zugriff am 6.10.2006.

[142] Report Mainz vom 6.2.2006; unter www.swr.de/report/archiv/sendungen/060206/01/frames.html, letzter Zugriff am 10.10.2006.

[143] Report München vom 13.3.2006; unter www.br-online.de/daserste/report/archiv/2006/00306/, letzter Zugriff am 10.10.2006.

[144] Breitscheidel, Markus: Abgezockt und totgepflegt. Alltag in deutschen Pflegeheimen. Berlin 2005.

[145] Kleine Zeitung, Schweiz, vom 5.10.2006; unter www.kleine.co.at/nachrichten/chronik/229747/index.do, letzter Zugriff am 10.10.2006.

[146] Nourney, 2006, S. 143.

[147] cpm (Autorenkürzel): *Der Pflegemarkt wächst rasant*, in: Frankfurter Allgemeine Zeitung vom 16.11.2006.

[148] ebd.

[149] Lier, 2000, S. 7.

[150] o. A.: *Kleiner und im Stadtteil verankert*.

[151] Rostocker Zentrum für Demografischen Wandel 1/2005.

[152] vgl. brand eins 6/2006, S. 104-106.

[153] Alexander Künzel, Bremer Heimstiftung, in: o. A.: *Kleiner und im Stadtteil verankert*.

[154] Lier, 2000, S. 13.

[155] o. A.: *TM sozial*, 2005.

[156] brand eins 6/2006, S. 108.

[157] Lier, 2000, S. 128.

[158] Lier, 2000, S. 137.

[159] o. A.: *TM sozial*, 2005.

[160] Haberer, 2005, S. 33.

[161] Ahlke, 2006, S. 18.

[162] Franz Stoffer in: Asmus Heß: *Herr Gloy lebt wieder*, in: Kölner Stadtanzeiger vom 30.9.2006.

[163] vgl.: Heß, Asmus: *Das System, das Geld und die Würde*, in: brand eins 6/2006, S. 102-108 sowie o. A.: *Das System, das Geld und die Würde*, in: ZDF infokanal 10/2006; ww.zdf.de/ZDFde/inhalt/22/0,1872,3984214, 00.html, letzter Zugriff am 3.11.2006.

[164] www.traumbox.de und www.martinsclub.de.

Die Autorin

Annika Urban ist examinierte Krankenschwester und arbeitet seit mehr als 15 Jahren in verschiedenen Gesundheitseinrichtungen. Sie studierte Diplom-Sozialwissenschaften in Oldenburg und Wirtschaftskommunikation in Bremen. Seit drei Jahren ist sie als Referentin für Presse- und Öffentlichkeitsarbeit in einem Bremer Krankenhaus tätig.

Stichwortverzeichnis

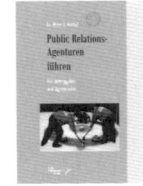
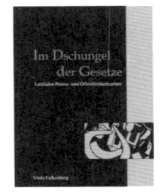
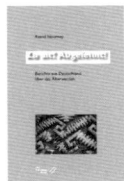